妇幼护理与保健

主编 ◎ 罗太珍　翟巾帼　高玲玲

U0344267

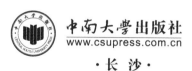

中南大学出版社
www.csupress.com.cn

·长沙·

图书在版编目(CIP)数据

妇幼护理与保健／罗太珍，翟巾帼，高玲玲主编.
—长沙：中南大学出版社，2021.6
百校千课共享联盟护理学专业融媒体教材
ISBN 978-7-5487-4085-8

Ⅰ. ①妇… Ⅱ. ①罗… ②翟… ③高… Ⅲ. ①妇产
科学—护理学—医学院校—教材②儿科学—护理学—
医学院校—教材 Ⅳ. ①R473.71②R473.72

中国版本图书馆 CIP 数据核字(2020)第 135971 号

妇幼护理与保健
FUYOU HULI YU BAOJIAN

主编 罗太珍 翟巾帼 高玲玲

□责任编辑	谢新元 王雁芳		
□责任印制	易红卫		
□出版发行	中南大学出版社		
	社址：长沙市麓山南路	邮编：410083	
	发行科电话：0731-88876770	传真：0731-88710482	
□印　　装	长沙印通印刷有限公司		

□开　　本	787 mm×1092 mm 1/16　□印张 20.25　□字数 492 千字
□互联网+图书	二维码内容　字数 17 千字　视频 22 分钟　PPT 692 张　图片 14 张
□版　　次	2021 年 6 月第 1 版　□2021 年 6 月第 1 次印刷
□书　　号	ISBN 978-7-5487-4085-8
□定　　价	58.00 元

图书出现印装问题，请与经销商调换

编委会

主　编　罗太珍(广州医科大学附属第三医院)
　　　　翟巾帼(南方医科大学)
　　　　高玲玲(中山大学)
副主编　夏华安(广州医科大学附属第三医院)
　　　　陈小荷(深圳市人民医院)
　　　　林文璇(广东省妇幼保健院)
　　　　李桂友(广州市荔湾区妇幼保健院)
编　委　(按姓氏音序排列)
　　　　陈丽华(广州医科大学附属第三医院)
　　　　陈丽华(深圳市妇幼保健院)
　　　　符白玲(广州市妇女儿童医疗中心)
　　　　郭琳复(复旦大学附属妇产科医院)
　　　　胡　静(广州医科大学附属第三医院)
　　　　黄　益(广州医科大学附属第三医院)
　　　　黄美凌(广州医科大学附属第三医院)
　　　　江紫妍(广州医科大学附属第三医院)
　　　　蒋玉蓉(深圳市人民医院)
　　　　卢德梅(佛山市妇幼保健院)
　　　　马凤兰(深圳市宝安区妇幼保健院)
　　　　倪胜莲(北京大学第三医院)
　　　　尚　剑(北京大学深圳医院)
　　　　王　芳(浙江医科大学附属妇产科医院)
　　　　王龙琼(重庆医科大学附属第一医院)
　　　　吴瑜瑜(南方医科大学南方医院)
　　　　颜斐斐(广东省妇幼保健院)
　　　　伊焕英(海南医学院国际护理学院)
　　　　钟演珠(广州医科大学附属第三医院)
　　　　周燕莉(南方医科大学南方医院)

百校千课共享联盟组织结构

理事会

理 事 长：严继昌　全国高校现代远程教育协作组秘书处　秘书长

副理事长：侯建军　全国高校现代远程教育协作组秘书处　常务副秘书长

副理事长：陶正苏　上海交通大学继续教育学院　院长

副理事长：马国刚　中国石油大学(华东)教育发展中心　党委书记

副理事长：张　震　北京网梯科技发展有限公司　总裁

专家委员会

主　任：陈　庚　全国高校现代远程教育协作组秘书处　副秘书长

副主任：吴湘华　中南大学出版社　社长

副主任：李　弘　中国工信出版传媒集团　出版科研部主任

副主任：武丽志　华南师范大学网络教育学院　副院长

副主任：陈　健　北京网梯科技发展有限公司　副总裁

秘书处

秘 书 长：武丽志　华南师范大学网络教育学院　副院长

副秘书长：王佳静　北京网梯科技发展有限公司高校产品线　总监

百校千课共享联盟护理学专业融媒体教材丛书编委会

主　　　任：唐四元　中南大学护理学院　院长

常务副主任：吴湘华　中南大学出版社　社长

副　主　任：章雅青　上海交通大学护理学院　院长

副　主　任：刘　理　南方医科大学继续教育学院　院长

副　主　任：李惠玲　苏州大学护理学院　院长

丛书序一

20世纪早期，熊彼特提出著名的"创造性毁灭"理论：一旦现有的技术受到竞争对手更新、效率更高的技术产品的猛烈冲击，创新就会毁灭现有的生产技术，改变传统的工作、生活和学习方式。今天，网络技术的影响波及全球，各种教育资源通过网络可以跨越时间、空间距离的限制，使学校教育成为超出校园向更广泛的地区辐射的开放式教育。而融媒体教材，正在以一种新型的出版形式影响着教育和教学。

随着社会的进步，人民大众对享有高质量的卫生保健需求日益增加，特别是目前国内外对高层次护理人才的需求增加，要求学校护理教育更快、更多地培育出高质量的护理人才。为加强高校优质课程资源共享，实现优势互补，共建共享高质量融媒体课程，推动我国护理专业教育质量的提升，针对远程教育的教学特点，我们组织全国三十余所高等院校有丰富教学经验的专家编写了这套"百校千课共享联盟护理学专业融媒体教材"。

融媒体教材建设的实质就是将纸质图书与多媒体资源进行链接，使资源的获取变得更加容易，使读者能高效、深度地获取知识。在本套教材中，我们以纸质教材为载体和服务入口，综合利用数字化技术，将纸质教材与数字服务相融合。学生可以随时随地利用电脑和手机等多个终端进行学习。纸质教材的权威、视频的直观以及其中设计的互动内容，可以让学习更生动有效。

另外，本套教材在编写中根据《国家中长期教育改革和发展规划纲要（2010—2020年）》《全国护理事业发展规划（2016—2020年）》提出的"坚持以岗位需求为导向""大力培养临床实用型人才""注重护理实践能力的提高""增强人文关怀意识"的要求，注重理论与实践相结合、人文社科学与护理学相结合，培养学生的实践能力、独立分析问题和解决问题的评判性思维能力。各章前后分别列有"阅读音频""学习目标""预习案例""本章(节)小结""学习检测",便于学生掌握重点,巩固所学知识。能切实满足培养从事临床护理、社区护理、护理教育、护理科研及护理管理等人才的需求。

由于书中涉及内容广泛,加之编者水平有限,不当之处在所难免,恳请专家、学者和广大师生批评指正,以便再版时修订完善。

2020 年 6 月

丛书序二

　　教材是学生学习一门功课最基本，也是最权威的学习资源。过去如此，"互联网+"时代的今天也不例外。国家教材委员会认为"课程教材是学校教育工作的核心内容，集中体现了教育思想和理念、人才培养的目标和内容"。习近平总书记在 2016 年全国高校思想政治工作会议上明确提出"教材建设是育人育才的重要依托"，在 2018 年全国教育大会上更是明确地指出"要把立德树人融入思想道德教育、文化知识教育、社会实践教育各环节，贯穿基础教育、职业教育、高等教育各领域，学科体系、教学体系、教材体系、管理体系要围绕这个目标来设计"。足见教材在回答教育"培养什么人""如何培养人""为谁培养人"这一根本问题中的重要根本价值。

　　教材之于高等教育(无论是全日制高等教育，还是非全日制高等教育，即高等学历继续教育)同样意义重大。2016 年 10 月 15 日，教育部陈宝生部长在武汉高等学校工作座谈会上首次提出高等教育要实现"四个回归"，分别是"回归常识""回归本分""回归初心""回归梦想"。当谈到"回归常识"时，他首先阐述的内涵就是"教育的常识就是读书"。当然，这里的"书"不仅仅是教材，还包括其他类型的"书"，甚至"社会书""国情书""基层书"，但首选是"教材"！这是毫无疑问的。

　　在高等学历继续教育领域，特别是师生多处于分离状态的远程高等教育领域，教材肩负着更加重要的使命——它不仅要呈现教的内容，而且要承担部分教师教的职能，也就是让学习者通过阅读教材产生"对话"，就仿佛学习者在与教师(编者)进行双向交流。这在远程教育领域叫作"有指导的教学会谈"。过去，由于教材受到表现形式的束缚，要实现这类"对话"，只能通过编写指导性文字的方式来实现。伴随以互联网为主的现代信息技术的发展，传统印刷教材可以通过二维码、配套学习卡等方式，与网络上的在线学习平台、微信小程序、多媒体资源、在线学习服务等建立链接。这不仅打破了传统图书内容封闭、无法更新的不足，还使学习者能通过教材获得相应的资源，服务更加便捷，获取知识更加高效、个性化，且更有深度。我们称这样的教材为"融媒体教材"。

显然，融媒体教材的编写不是一件简单的事情，编者既需要掌握扎实的学科专业知识，做到深入浅出；又需要丰富的媒体技术运用能力，尤其是要掌握在线学习资源的设计能力。融媒体教材已经不是简单的图文著述，而是变成了一个相对完整的教学资源系统的开发。除了传统教材所需要的文字、图表等内容外，还需要作者配套相应的授课微视频、测试题、学习活动(如投票、讨论等)、拓展学习资料等。根据课程特点，还可以有动画、音频、VR(AR、MR)等更加富有表现力的资源。因此，开发高质量的融媒体教材，需要专业化的团队合作。

2018年，为贯彻落实党的十九大提出的"办好继续教育"要求，推动我国远程与继续教育事业健康、可持续发展，由全国高校现代远程教育协作组发起，在全国范围力邀了一大批志同道合的高水平大学、出版社，与北京网梯(技术支持)共同组建了"百校千课共享联盟"。很荣幸，我任联盟理事长。我们成立这个联盟的初心就是以开发融媒体教材为突破口，加强高校优质课程资源的共建共享，避免低水平重复建设，打破高校、出版社、企业的合作壁垒，实现优势互补，共建共享高质量课程，推动我国在线教育质量的提升。可喜的是，联盟得到了会员单位，以及各方面的大力支持，迅速发展壮大，已经有不少学科专业组建了专业编委会，成立了教材研发团队，启动了相关教材编写、资源制作工作，将传统图书与网络资源相融合成新型立体化融媒体教材。这套丛书有如下特点。

一是立德树人，育人为本。丛书注重知识、技能与价值观的综合，将学科知识与人文知识、人文精神有效融合，坚持以文化人、以文育人。丛书编写注重增进文化自信，在具体内容的取舍上，既瞄准世界前沿，又紧密结合国情，坚持古为今用，推陈出新。

二是语言活泼，对话风格。丛书改变传统教科书刻板、艰涩的语言风格，倡导使用轻松活泼的语言，以对话的方式，深入浅出地将要教给学生的知识点、技能点呈现出来，帮助图书使用者更好地学习。

三是既有内容，也有活动。丛书绝不是知识点的简单罗列，而是将要教的内容与教学的活动在技术的支持下有机组合，以实现印刷教材与网络资源、学习平台的有效结合，实现学习者"学—练—测—评"一体化。

四是版面活泼，模块设计。丛书版面设计活泼，在适应读者阅读习惯基础上，注重提升读者的阅读舒适度和使用教材的便捷度(如可以方便地做笔记、扫码等)。此外，模块化的栏目设计让读者更容易区分不同内容的价值，有利于提升阅读。

五是链接资源，开放灵活。丛书通过二维码、学习卡等方式，实现了传统教材与在线学习课程、微信学习小程序的无缝链接。通过扫描教材内页的资源码，学习者能够轻松地访问配套学习资源。

丛书是多方面共同努力的结果和集体智慧的结晶。每一本融媒体教材的诞生，都有着至少 4 支队伍的共同贡献。第一支队伍是由主编带领的学科专业编写团队，这支团队往往由国内同领域多个大学的老师组成，共同编写、共同审校；第二支队伍是协助完成图书配套视频、动画、测试等资源建设的多媒体资源开发团队和北京网梯科技发展有限公司的平台、小程序研发团队，他们是立体化资源的建设者和技术研发者；第三支队伍是负责教材设计和图文资源审校的出版社工作团队，他们从出版的专业角度，为丛书的每一个细节进行把关；第四支队伍是"百校千课联盟"的所有成员单位及专家委员会，他们参与了需求研判、丛书设计、标准拟定、制作开发、推广应用等全过程。在此，一并表示衷心的感谢！

是以为序。

严继昌
2018 年 12 月于清华园

前　言

　　健康是促进人的全面发展的必然要求，是经济社会发展的基础条件，是民族昌盛和国家富强的重要标志，也是广大人民群众的共同追求。党的十八届五中全会明确提出推进健康中国建设，从"五位一体"总体布局和"四个全面"战略布局出发，对当前和今后一个时期更好保障人民健康作出了制度性安排。编制和实施"健康中国2030"规划纲要是贯彻落实党的十八届五中全会精神、保障人民健康的重人举措，对全面建成小康社会、加快推进社会主义现代化具有重大意义。同时，这也是我国积极参与全球健康治理、履行我国对联合国"2030可持续发展议程"承诺的重要举措。

　　推进健康中国建设，要坚持预防为主，推行健康文明的生活方式，营造绿色安全的健康环境，减少疾病发生。要调整优化健康服务体系，强化早诊断、早治疗、早康复，坚持保基本、强基层、建机制，更好满足人民群众健康需求。要坚持共建共享、全民健康，坚持政府主导，动员全社会参与，突出解决好妇女儿童等重点人群的健康问题。女人的强大，也意味着国家在进步，社会变得越来越开明。女人对国家的贡献和影响变得越来越大，越来越重要。

　　妇幼护理和保健离不开健康教育，我们通过传播、教育、干预为手段，帮助个体和群体改变不健康行为和建立健康行为是我们保障妇幼健康的重要策略。本书主要涵盖了妇幼保健的各项内容，以供临床工作者使用。

目录

第一章
绪论

绪论PPT

学习目标

1. 识记妇幼保健的概念、工作方针。
2. 识记妇幼保健工作展望。
3. 理解妇幼保健工作的内容、对象和特点。
4. 理解妇幼保健工作的三级保健网。
5. 运用儿童保健的内容及特点。
6. 运用妇女保健的内容及特点。
7. 运用妇幼保健的三级保健网及保健内容。

第一节 妇幼保健的概念、内容、对象和特点

一、妇幼保健的概念

妇幼保健是一门以儿童生长、发育、年龄特征和妇女生理特征为理论基础，以妇女儿童为服务对象，以保健为中心，综合运用预防医学、临床医学、心理学、社会学和管理学的理论和技术，保护和促进妇女儿童健康的新型学科。

在我国妇幼保健、临床医疗、疾病预防控制是卫生事业的三个重要组成部分。妇幼保健工作是一个社会系统工程，涉及面广（占人口的2/3），群众性和社会性强。

二、儿童保健的工作内容

儿童保健内容包括新生儿疾病筛查，儿童发育筛查，生长监测，合理喂养、口腔、听力及眼保健，预防接种，加强对特殊儿童和高危儿童管理，以达到促进儿童身心健康、预防疾病、提高儿童健康水平、减少疾病发生、降低儿童病死率的目的。

儿童保健服务需按三个级别的保健机构处理，一级儿童保健机构（村卫生室和社区卫生服务站）、二级儿童保健机构（乡、镇卫生院，社区卫生服务中心）和三级儿童保健机构（省、市、县妇幼保健机构，专科医院或医学院、研究所）。各级别的儿童保健机构有不同的职责与任务。

（一）一级儿童保健机构工作内容

1.儿童保健服务内容

定期健康检查是指对儿童按一定时间间隔进行的体格和神经心理发育的监测，是儿童保健工作的重要内容。定期健康检查能及早发现儿童发育偏离和异常的情况，针对家庭护理、喂养、教养和环境中存在的不良因素，采取相应措施进行预防和治疗，以促进儿童健康。

（1）定期健康检查时间 儿童定期健康检查的时间一般定为：出生后第1年，每3个月检查1次（一般为出生后1、3、6、9、12月龄各检查1次）；出生后第2~3年，每6个月检查1次（一般在出生后18、24、30、36月龄各检查1次）；3岁以上儿童，每年检查1次。农村儿童定期检查时间可定为：出生后1年内，每3个月检查1次；出生后第2年，每6个月检查1次；第3年后，每年检查1次。凡未开展小儿生长监测、定期检查的地区，对1岁内婴儿，要在儿童出生后的3、6、9及12月龄时各检查1次；1~3岁，每半年检查1次；3~7岁，每年检查1次。

（2）定期健康检查内容 定期健康检查包括询问个人史及既往史、体格测量及评估、全身各系统检查、常见病及生长发育相关疾病的辅助诊断检测。在检查儿童健康情况时，应根据各年龄期进行问诊：

1）新生儿期：母亲怀孕时年龄、健康和营养状况，是否近亲婚配，患病史；新生儿出生时有无窒息、产伤，出生后有无出血、感染、黄疸，出生时的体重和孕周；母乳喂养情况。

2）婴儿期喂养情况：喂养方式、喂养习惯、乳量是否充足，添加辅助食品的月龄、种类、数量，有无添加维生素D制剂；体格和发育情况：何时出牙，何时抬头、坐、爬、站、走，何时能笑、认人、讲单词，对周围人和物的反应，有无运动或感觉方面的障碍；养育情况，如睡眠、大小便、户外活动的状况和习惯；预防接种疫苗的种类和次数；曾患何种疾病，尤其是传染病。

3）幼儿期喂养情况：家庭饮食习惯、喂养行为，有无挑食、偏食等不良习惯；精神心理发育：大运动、精细运动、语言、情绪、自我意识、独立性等发育情况；生活习惯的培养，如睡眠、体格锻炼、大小便控制能力、口腔卫生等；预防接种完成情况；曾患何种疾病，尤其是传染病。

4)学龄前期：除与幼儿期大致相同外，还要询问卫生习惯，如早晚刷牙、餐后漱口、餐前便后洗手以及与其他小朋友的交往情况等。

5)体格测量：所有儿童均应测量身高和体重，2岁以内儿童还可增加头围和胸围的测量。每次测量按固定时间进行，测量工具、方法要统一，测量要力求准确。根据测量结果，医生按儿童的年龄对其体格生长情况进行评估，通过健康体检筛选出营养不良的儿童，进行重点管理。

6)全身体检：目测儿童发育、营养和精神状态，观察面部表情，对周围环境中人和物的反应。体格检查步骤：①头颅有无异常，6个月内婴儿有无颅骨软化症，对于婴幼儿还要检查前囟门的大小、张力和闭合情况；②眼睑是否正常，巩膜有无黄染，有无分泌物或斜视，眼距有无过宽，4岁以上儿童要检查视力是否正常；③外耳有无畸形、耳道有无分泌物，听力是否正常；④口腔黏膜及咽部有无充血，有无唇裂、腭裂，乳牙数目；⑤胸部有无鸡胸、漏斗胸、肋串珠，肺部听诊有无啰音，心脏有无杂音；⑥腹部有无异常包块、膨隆，肝脾是否肿大；⑦外生殖器有无畸形，男婴有无包茎、隐睾，有无鞘膜积液；女婴尿道及阴道有无分泌物，有无外阴黏连等；⑧脊柱和四肢有无畸形，有无先天性髋关节脱位，四肢肌张力有无异常；⑨全身浅表淋巴结有无肿大。

2.计划免疫工作

预防接种(vaccination)是提高人群免疫水平，防止传染病流行的重要措施，按国家计划免疫要求落实各种免疫接种工作。

3.常规保健工作内容

(1)生长监测　定期连续测量个体儿童的体格发育指标，并记录在生长发育图中，根据其相应指标在生长发育图的走向，结合儿童生活史分析儿童营养状况及生长发育状况的过程。通过生长监测，可以指导家长正确认识儿童生长发育状况和发育规律，科学喂养；这些有利于早期发现生长偏离，采取相应的干预措施，促使小儿充分地生长。

(2)指导母乳喂养　告诉妈妈母乳喂养的好处，教会每位妈妈母乳喂养的技巧，帮助解决母乳喂养过程中的问题。建议婴儿在出生后1小时内开始母乳喂养，在此之前不应喂养任何食物或饮料；婴儿出生后最初6个月内应纯母乳喂养；婴儿6个月后应及时添加辅食，在添加辅食基础上继续母乳喂养至2岁或2岁以上。

(3)婴儿喂养指导　了解婴儿期喂养情况：喂养方式、喂养习惯、乳量是否充足，添加辅助食品的月龄、种类、数量，有无添加维生素D制剂。

4.高危儿保健

对高危儿进行定期的随访管理：早产儿、双胎儿、重度窒息儿、低出生体重儿，以及先天性心脏病、癫痫病、神经精神发育迟缓、活动期维生素D缺乏病(佝偻病)、中度或重度贫血、中度或重度营养不良、连续两次测量体重未见增加或者下降、反复感染(反复呼吸道感染每个月1~2次)，体质虚弱的儿童应加强生长监测，给予个体化的处理，严重者转至三级儿童保健医疗机构。

5.转诊

对于高危儿连续两次测量体重未见增加或者下降，随访2个月体重仍在2个标准差或第20百分位以下的儿童要转至二级、三级保健医疗机构诊治。

(二) 二级儿童保健机构工作内容

1. 掌握辖区内儿童健康基本情况

坚持定期收集辖区一级保健机构的儿童健康报表状况，做好数量的统计与分析，为政府提供科学有效的健康报告，以制定出促进辖区儿童健康发展的方案和措施，对辖区儿童家长进行健康促进教育活动。

2. 指导和质量控制

二级儿童保健机构每年对辖区一级儿童保健机构及人员提供必要的专业技术培训与质量指导，每季度到一级儿童保健机构进行技术与质量督导。

3. 筛查与初步干预

(1) 新生儿疾病筛查　我国目前主要筛查先天性甲状腺功能减退症(CH)、苯丙氨酸血症(PKU)、葡萄糖-6-磷酸脱氢酶(G-6-PD)缺乏症 3 种。

(2) 儿童发育障碍的筛查　包括新生儿眼病筛查及儿童视力筛查、听力筛查、智力发育筛查、儿童神经运动能力发育筛查、语言发育筛查、孤独症筛查等。特别重视婴幼儿视听发育、运动发育、智力发育、语言发育、广泛性发育障碍等方面的筛查，儿童发育障碍可对儿童一生的发展造成深远影响。

儿童发育筛查的结果只能作为是否需要进一步检查的依据，绝不能作为诊断的依据。筛查、诊断以后还要采取措施进行早期干预、训练、教育和治疗，否则筛查就失去了意义。诊断不是目的而是手段，如果筛查出有儿童被诊断为智力可疑落后或智力发育落后，要及时给予干预，应进行登记入册、跟踪观察，并了解干预后的效果。

(3) 早期干预

1) 早期干预对象分两种：①有器质性疾病的儿童(其发育迟缓或偏差主要由原发病引起)；②非器质性病变的儿童(其发育过程中的问题主要与环境因素、家庭因素、父母及保育人员因素等有关)。

2) 干预策略：针对儿童的直接干预(集中干预)；针对父母的间接干预(家庭干预，如提高父母养育技能、改善家庭环境条件等)和综合干预。

3) 干预的完整步骤：第一步是对儿童进行评估，包括发育水平、问题、产生的原因和影响因素；第二步是制订干预方案，包括干预重点、内容和措施；第三步是组织实施；第四步是进行再评估；包括效果、实施中的问题等。

4) 干预的主要领域：世界卫生组织(WHO)提出七个干预的领域：①支持孕产妇和新生儿健康；②改善营养和喂养方法；③预防和管理传染性疾病；④预防和管理损伤及暴力；⑤降低环境危害；⑥支持青少年健康；⑦促进心理行为发育等。

4. 转诊

对于早产儿、双胎儿、重度窒息儿、低出生体重儿的体弱儿，以及先天性心脏病、癫痫、神经精神发育迟缓、活动期维生素 D 缺乏病、中度或重度贫血、中度或重度营养不良、连续两次测量体重不见增加或者下降、反复感染(反复呼吸道感染每个月 1~2 次)、体质虚弱的儿童应列入体弱儿范畴。体弱儿应加强生长监测，给予个体化的处理，严重者转至三级儿童保健医疗机构。对于筛查到儿童听力障碍、视力障碍、智力障碍、运动障碍、心理情绪障碍等多方面情况，经过初步干预有明显效果的要转至三级儿童保健医疗机构进一步确诊和治疗。

目前，我国儿童保健采取的是三级网络系统管理，儿童的系统保健都是在社区卫生服务中心进行的，社区卫生服务中心儿童保健门诊部（第一级）为儿童提供系统保健服务，在儿童的各年龄段都有相应的保健项目，在儿童每次体检时进行。目前，由于第一级（基层）儿童保健门诊力量薄弱，而儿童发育筛查涉及营养学、发育儿科学、神经科学、耳鼻喉科学、康复医学、教育学、心理学等多个学科，加上各学科之间相互渗透、相互交叉，因此基层儿童保健门诊发育筛查出的异常或可疑异常儿童，应转诊到区、县儿童保健门诊（第二级）进一步筛查，最后由省、市级儿童保健院（第三级）或市级专科医院予以确诊。

（三）三级儿童保健机构工作内容

1. 三级儿童保健机构工作重点

三级儿童保健机构工作重点是对下级儿童保健机构的人员定期进行业务培训和技术指导，每年对下级儿童保健机构进行工作质量评估。

2. 评估生长发育不良的高危儿

生长发育不良的高危儿评估内容包括以下几点：①体重。早产儿、极低体重儿体重是否少于 1500 g，有无宫内发育迟缓。②神经系统。有无新生儿缺血性脑病伴抽搐、新生儿惊厥、颅内出血，多次头颅 B 超、CT、MRI 检查是否显示异常，如脑室扩张或不对称、脑室周围白质软化、大脑畸形、小脑畸形等。③呼吸系统。是否使用过体外膜肺氧合（ECMO）、呼吸机辅助治疗等。④其他。有无持续性喂养不良问题，持续性低血糖，高胆红素血症并发症等。不同类型的高危儿常需要不同重点的监测和管理。同时，在第 1~2 年内，仍需专科医生的治疗和管理。

3. 为高危儿提供服务

三级儿童保健医疗机构应为高危儿提供咨询、评估和诊断治疗，包括：①与其疾病相关的健康问题，如神经系统、呼吸系统、视觉、听力等相关问题预后的咨询。②喂养咨询和体格生长评估。③语言、心理行为发育的评估。④有关社会经济或家庭养育环境的咨询和评估。⑤对高危儿所患有的疾病和某些特殊的问题，如持续惊厥、早产儿视网膜病、慢性肺部疾病等，要提供积极的诊断治疗，如不能确诊或治疗的高危儿，应提供转诊至专门设立的儿童医院或多学科的二级甲等综合医院诊断治疗。

4. 提供智力障碍与神经系统疾病的诊治

三级儿童保健医疗机构应提供对智力发育障碍儿童的诊治、儿童神经运动能力发育障碍的诊治、孤独症的筛查诊治，能开展 52 项神经运动检查，可以发现运动、反射、肌张力和姿势异常，能够作出早期脑瘫诊断，并对脑瘫患者做康复治疗等。

5. 具备教学与科研能力

三级儿童保健医疗机构具有专业教学与培训功能，能开展培养优秀人员。同时，机构内还有很强的科研能力与创新能力。

课程思政

少年强则国强

少年智则国智，少年富则国富，少年强则国强，少年独立则国独立，少年自由则国自由，少年进步则国进步，少年胜于欧洲则国胜于欧洲，少年雄于地球则国雄于地球。

我们要以梁启超的这句话为目标，注重幼儿健康发育，为民族复兴而努力！实现中国梦！

二、妇女保健的工作内容

(一)妇女一生各时期和特殊阶段的保健

1.妇女一生的保健时期

(1)青春期保健。

(2)围孕产期保健。

(3)围绝经期(更年期)保健。

2.女性群体生殖期保健与流行病感染问题

女性群体正常生理生殖期健康维护与流行病感染调查研究问题在本章省略。

(二)提高女性群体生殖健康水平的技术、对策、组织、管理及其运作功能

妇女保健是具有公共卫生理念的临床保健医学，它整合了临床和公共卫生两个一级学科以及多项临床的二级学科服务于妇女的健康，它不仅治疗女性疾病，更注重预防女性疾病，包括由疾病状态逆转成亚健康状态。妇女保健可归纳为三个方面内容，即健康评估、常见病预防与控制、健康教育和健康促进。

1.健康评估

健康评估常通过健康检查、健康筛查等方法进行。

(1)健康检查　健康检查是妇幼保健医生应用科学的方法，实施生理和心理检查。健康检查是一种积极的保健方法，通过健康检查达到早期发现疾病并予以适当治疗的目的。通过妇幼保健医生和传播媒介，使妇女熟悉健康检查的目的、过程与结果，可使她们养成乐于接受和寻求健康检查的习惯，也有助于培养她们终生重视健康的态度与行为。

(2)健康筛查　健康筛查是通过简单、易行的测验或检查方法早期发现可疑的患者，以达到早期诊断和治疗的目的。筛查方法必须简单，易于实施，重复性高，同时对疾病和发育障碍筛查要达到较高的灵敏度(真正患者被发现的比例)、特异度(被筛查阴性者诊断为无疾病的比例)和阳性预测值(被筛查阳性者是真正患者的比例)。例如，可通过测量身高、体重筛查出低体重、消瘦和慢性严重营养不良等。

2.常见病预防与控制

随着疾病谱的变化，常见病预防和控制的重点也有所转移。处于生命不同阶段的妇女，其常见病防治的重点有所不同。例如，女性婴儿期应特别注意防治儿童肺炎、腹泻、维生素 D 缺乏和缺铁性贫血等，早期筛查脑瘫、智力障碍、听力障碍、视力障碍。

3.健康教育和健康促进

（1）健康教育　　健康教育是运用多学科（医学、行为科学、心理学、教育学、传播学等）的理论与方法通过多种途径（学校、家庭、社会），采用多种手段（书籍、影视、公益广告、宣传橱窗）向公众普及卫生知识，增进她们的健康意识，引导她们改变不良的卫生习惯，掌握自我保健技能。通过有计划、有组织、有系统的教育活动，使妇女在心理和行为方面向有利于健康的方面发展。妇女健康教育的实施，既要有专题，更应该与日常妇女保健工作结合进行。妇女保健工作者运用专业知识与技能，利用婚前体检、围生保健检查、住院分娩等时机，适时传播保健知识，指导妇女和她们的家人掌握基本的和可操作的保健技能；利用医护人员的专业素质和影响力，改变她们不利于健康的行为和生活方式；用社区妇幼卫生服务网络和传播媒介进行社区与社会健康教育，形成有利于妇女健康的生活与社会环境。

（2）健康促进　　健康促进是促使人们维护和提高妇女自身健康的过程，是协调人类与环境之间的战略。它规定个人与社会对健康各自所负的责任。美国健康教育学家劳伦斯卫格林指出："健康促进是指一切能促使行为和生活条件向有益于健康改变的教育和环境支持的综合体。"其中环境包括社会环境、政治环境、经济环境和自然环境。优生优育涉及婚前时期乃至儿童时期和青少年时期，包括遗传咨询、围婚期、围生保健期、新生儿筛查、儿童保健和早期教育等。优生优育可提高儿童的遗传素质，减少出生缺陷，防止儿童疾病的发生与发展。

课程思政

优生优育是计划生育具体内涵的延伸，是新的历史条件下对计划生育的具体化体现。我国是人口大国，如人口素质不高就会制约着社会的发展，故做好优生优育对未来社会整个民族的发展有着重要的作用。大家应该要坚持做好优生优育，为子孙后代的良性发展创造有利条件。

三、妇幼保健的对象

妇幼保健的业务范围由三大部分组成，通常也称为三大中心，即妇女保健中心（含计划生育技术）、孕产保健中心和儿童保健中心，服务对象分别对应非孕期妇女、孕产妇以及儿童三大人群。这种业务结构属于典型的以患者为中心的服务模式。

妇幼保健院学科体系建设

四、妇幼保健的特点

妇幼保健特点是以健康为中心，大于传统的公共卫生或治疗疾病的概念。妇幼保健横跨健康与疾病，覆盖全体妇幼人群的生理和生命周期，率先提出全方位、全周期保护妇女儿童健康的理念。妇幼保健的特点有以下几个方面。

妇幼保健三大中心

（一）公共卫生的公益性

妇女儿童健康具有宏伟的公益性。妇女儿童健康始终是我国需要解决的重大公共卫生问题，政府和卫生管理部门应加强管理与指导，给予巨大关爱。妇幼保健机构属公共卫生机构，享受公共卫生机构的有关政策。

（二）妇女儿童保健工作的性质

妇女儿童以保健为中心，以促进妇女儿童健康、提高生命质量和发挥生命潜能为目标，而不仅仅以解除病痛为目的。婚前保健、孕产妇保健、儿童保健、新生儿疾病筛查，以及对5岁以下儿童死亡、孕产妇死亡、出生缺陷监测和产前诊断等技术服务都充分体现了以保健为中心的性质。妇幼保健工作不同于临床工作，不完全等同于卫生防疫工作。妇幼保健工作的对象既有健康人群，又有患者；妇幼保健工作者临床专业知识越丰富，技能越强，早期发现妇女儿童疾患的能力也就越强。临床工作者重视预防保健工作，就能摆脱被动局面，提高服务质量。妇幼保健部门对群体的健康问题进行监测，及时将信息反馈给临床部门，并提出研究问题，临床部门通过研究，总结防治经验，寻找适宜技术，反馈给妇幼保健部门，以采取群体性的防治措施，有效保护妇女儿童健康。

（三）面向群体、面向基层

妇女儿童占人口的2/3，为了提高他们的健康水平，需要通过卫生保健知识的广泛宣传教育，提高这一群体的自我保健意识，改变不良的卫生习惯和有害健康的行为，寻求健康的生活方式。同时，通过定期健康检查和疾病筛查，早期发现疾病，及早治疗，减少不良预后的发生。

（四）以服务生殖健康为目的

妇女以保障生殖健康为目的，涵盖婚前、孕前、孕产、产后、儿童等5个时期，主要包括婚前保健、孕前保健、早孕建册、产前检查、产前筛查与诊断、住院分娩、产后访视、预防疾病母婴传播、新生儿疾病筛查、儿童健康管理、儿童营养改善、预防接种、计划生育技术服务等13个服务项目，通过服务的整合，为妇女提供系统、规范的优生优育全程服务，打造"一条龙"服务链。

课程思政

我国妇幼健康事业自中华人民共和国成立后，经历了极不平凡的历程，从无到有，从成长到成熟，在中国共产党的领导下，制定并实施了正确的妇幼卫生工作方针，坚定妇幼卫生道路自信、理论自信、制度自信、文化自信，走中国特色的妇幼保健发展道路，充分保障了妇女儿童的生存权、健康权和发展权，对出生人口素质和全民健康水平的提升，促进经济社会可持续发展，推进健康中国战略实施做出了突出贡献。

第二节 妇幼卫生组织机构管理

妇幼卫生组织机构分为妇幼卫生行政和业务工作两部分。妇幼保健机构承担妇女儿童的保健服务任务，而妇幼卫生组织机构主要承担制定妇幼卫生政策、组织领导和社会动员等工作。

(一)妇幼保健院的资源配置

妇幼健康服务机构是具有公共卫生性质、不以营利为目的的公益性事业单位。按照全生命周期和三级预防的理念，以一级预防和二级预防为重点，为妇女儿童提供从出生到老年的全程服务，内容涵盖生理和心理的主动、连续的服务与管理，以适应妇女儿童的实际健康需求。同时，除了提供妇幼健康服务，还受卫生和计划生育行政部门委托，承担辖区妇幼健康业务工作管理，实行上下联动、分级管理，并与辖区内基层医疗卫生机构建立稳定的业务指导和双向转诊关系。

(二)妇幼工作三级保健网

1. 三级保健网络的布局

妇幼工作三级保健网是指以省、市妇幼保健机构为龙头(三级网)，区(县)级妇幼保健机构为枢纽(二级网)，镇(村)级医疗卫生机构和社区卫生服务机构为网底(一级网)，省、市级综合医疗机构和相关科研教学机构为技术补充的妇幼保健三级服务网络，建立健全妇幼保健三级网是做好妇幼保健工作的基础。

2. 各级妇幼健康机构的关系

县级，辖区管理，人群服务，基层指导；地市级，接受转诊，技术分中心；省级，区域业务规划、科学研究、技术培训、信息分析利用、技术推广、指导监督评价。

3. 妇幼健康服务网络管理

(1)协助卫生计划生育行政部门健全辖区内妇幼健康服务网络，收集网络运行信息并进行分析。

(2)受卫生计划生育行政部门委托，建立辖区内各级各类医疗卫生机构分工和协作机制，向辖区提供妇幼健康服务支撑，并对其开展的服务进行技术指导和质量控制。

(3)建立辖区孕产妇和新生儿急危重症转诊网络。

第三节　妇幼卫生工作的政策、方针和方法

一、妇幼卫生的工作方针

妇幼卫生工作方针的核心是以保健为中心，以保障生殖健康为目的，以预防为主导，保健工作与临床工作相结合，面向群体、面向基层服务。理念是预防为主；目标是妇幼健康；工作重心是生殖健康；策略是面向群众，面向基层，保健与临床相结合方针。

二、妇幼保健的工作方法

1. 工作重点

多部门合作，全社会参与妇女和儿童的健康是工作的重点，妇幼保健工作很容易受社会和文化因素的影响，需要家庭、各级政府部门、社会团体的共同参与和支持。妇幼保健部门要主动与有关部门合作，寻求全社会的广泛参与和支持。

2. 建好三个级别网络，加强培训

加强网络建设，培训专业队伍，完善三个级别的妇幼保健网络，加强妇幼卫生信息网络建设，医学院校要加强妇幼保健专业课程的教学，二级、三级妇幼保健机构和高等医学院校应加强专业技术人员的继续教育，培养技术骨干。推广应用妇幼保健适宜技术，如母乳喂养、预防接种、生长监测、产后出血防治、新生儿复苏技术等，以降低儿童和孕产妇病死率，提高妇女儿童的健康水平。

3. 提高教育水平

广泛开展健康教育，开展婚前检查、孕产期保健、优生优育、儿童保健等知识的教育，增强妇女的自我保健能力和保健意识，提高科学育儿水平。

4. 深入调查研究

妇幼保健部门要经常性地开展流行病学调查研究，分析当地流行病与妇女儿童健康的主要问题，探讨影响因素和可干预的途径，作出妇女儿童健康问题和妇幼保健服务状况的"社区诊断"，为各级党政部门做好参谋。

5. 因地制宜，分类指导

我国各地经济文化发展极不平衡，妇幼保健网络和妇幼保健服务能力地区差异较大。要因地制宜，在为妇女儿童提供基本保健服务的同时，积极吸纳现代医学成果，扩大妇幼保健服务内涵，提高服务能力。

6. 提出合理指标，加强督促管理，衡量妇幼保健质量的指标

妇女儿童健康指标也是妇幼保健质量指标，反映妇女儿童保健内容常用的指标有新生儿访视率、7岁以下儿童保健管理率、3岁以下儿童系统管理率、婴儿病死率、5岁以下儿童病死率、产前检查率、孕产期保健系统管理率、孕产妇病死率、住院分娩率、产后访视率、婚前医学检查率、妇女常见病筛查率、宫颈癌病死率等。应根据实际情况，结合各个阶段的工作重点，选择主要指标确保妇幼保健工作到位。

7. 建立以健康为中心的工作方法

发展社区妇幼卫生服务，以社区人群为中心的社区卫生服务，顺应了医学模式由

生物-医学模式向生物-心理-社会医学模式的转变，也顺应了卫生服务以疾病为中心向以健康为中心，提供预防、保健、医疗、康复、健康教育、计划生育等综合服务的转变。妇幼保健服务顺应时代的要求，把妇幼保健服务纳入社区卫生服务之中。妇幼保健工作者要调查社区妇女儿童健康状况，了解社区资源，分析社区妇幼卫生问题的严重程度、成因和解决问题的可能性，对社区妇幼卫生问题提出"社区诊断"，在此基础上，根据国家和地区妇幼卫生的发展目标，制定切实可行的社区妇幼卫生服务计划，对社区妇幼卫生服务计划进行指导、监督、监测和评价，落实社区妇幼卫生服务计划，规范服务行为，提高服务水平。

课程思政

党和政府高度重视妇幼保健工作，1994年10月全国人大常委会审议通过了《中华人民共和国母婴保健法》，标志着中国妇幼卫生工作进入了法制化管理的新阶段。《母婴保健法》《婚姻法》《妇女权益保障法》《人口与计划生育法》《未成年人保护法》等法律法规为保护妇女儿童健康提供了法律保障。

第四节 妇幼保健工作展望

2000年以来省、市、县均由政府主办各设置了一所标准化的妇幼保健机构，全国妇幼保健机构基础设施明显改善，形象面貌焕然一新。

1. 业务发展上水平

以一个中心(保健为中心)，两个基本点(妇幼健康服务、辖区业务管理)。以三大健康人群为中心，保健与临床医疗相结合，面向妇女儿童提供了全生命周期的健康管理服务。

(1)妇女和儿童健康得到保障 突出儿童保健与孕产妇保健的有效衔接，大力发展新生儿保健、儿童生长发育、营养、心理卫生、五官保健、儿童康复等。

(2)妇女的两种重要癌症将得到有效控制 以农村妇女两癌检查项目为土壤，培训与建立乳腺癌、宫颈癌防控人员和机构，降低两种癌症的发病率。妇科等重点专科，以身高促进门诊为切入点，培育青春期保健科室，加快妇女保健业务发展。

(3)计划生育指导 做好计划生育技术服务，并根据计划生育政策做好转型升级。

2. 管理改革出效益

(1)改革重组，实现三融合 以"大保健"的思维，以"妇女儿童健康为中心"的理念，按照保健与临床相结合原则，推进内部业务部门改革重组，打通临床部和保健部分别设置的部门格局，按照服务人群优化服务流程，整合服务内容，组建孕产保健部、儿童保健部、妇女保健部(含计划生育技术)，真正实现防和治的实质融合、群体保健和个体保健有机融合、公共卫生和临床医疗人才交流融合。

(2)优化机构管理 以等级评审、专科建设为抓手，优化机构内部管理和服务流程，丰富服务内涵，加强妇幼保健专科建设，指导各级机构健康发展。

3.创新发展添亮点

（1）拓展保健内涵　在实现基本功能任务的基础上，应根据自身发展情况选择优势领域，加强妇幼保健专科建设，促进妇幼保健专科发展。以群众需求为导向，拓展妇幼健康服务内涵，积极开展产后保健、儿童早期发展、青春期保健、围绝经期保健、中医药妇幼保健等服务。

（2）拓展网络现代化管理　运用大数据、云计算、可穿戴设备等技术，推进"互联网+妇幼健康"，改善就诊体验，促进群众健康管理。

> **课程思政**
>
> 　　《中国妇女发展纲要》《中国儿童发展纲要》《国民经济和社会发展第十三个五年规划纲要》《"健康中国 2030"规划纲要》《中共中央国务院关于打赢脱贫攻坚战的决定》等重要文件中将妇女和儿童健康纳入党和国家重要政策和规划，作为优先发展的领域之一。完善《关于妇幼健康服务机构标准化建设与规范化管理的指导意见》《妇幼保健专科建设和管理指南（试行）》等妇幼健康相关规范和标准，为妇幼保健发展道路指明了方向。

本章小结

> 　　妇幼保健是一门以儿童生长发育年龄特征和妇女生理特征为理论基础，以妇女儿童为服务对象，以保健为中心，综合运用预防医学、临床医学、心理学、社会学和管理学的理论和技术，保护和促进妇女儿童健康的新型学科。
>
> 　　妇幼保健的工作方针：以保健为中心、以保障生殖健康为目的，保健与临床相结合，以预防为主，面向基层、面向群体服务。
>
> 　　妇幼工作三级保健网：指以省、市妇幼保健机构为龙头（三级网）、区（县）级妇幼保健机构为枢纽（二级网）、镇（村）级医疗卫生机构和社区卫生服务机构为网底（一级网），省、市级综合医疗机构和相关科研教学机构为技术补充的妇幼保健三级服务网络，建立健全妇幼保健三级网络是做好妇幼保健工作的基础。

客观题测验

主观题测验

第二章

儿童保健

儿童保健PPT

学习目标

1. 识记儿童保健的内容。
2. 识记儿童康复治疗的目的及方法。
3. 识记不同年龄段儿童牙列的发育及口腔保健指导。
4. 理解儿童发育理论。
5. 理解妇女保健的内容及特点。
6. 理解婴幼儿运动发育情况及特点。
7. 理解儿童视力功能发育特点及常见视力异常的矫治方法。
8. 运用儿童预防接种的内容。
9. 运用儿童营养评估方法及喂养方式。

第一节　儿童预防接种

预习案例

李某，曾检测 HBsAg（+），孕 34 周分娩一男婴，体重 2 100 g，出生后转入新生儿科，住院 15 日出院。

问题：

1. 如果该名新生儿生命体征平稳，能够在出生后 24 小时内接种乙肝疫苗吗？

2. 该新生儿目前能够接种卡介苗吗？

3. 该新生儿 15 日龄办理出院手续时，护士应该指导家长何时到何处进行预防接种？

一、概述

(一)预防接种

预防接种(vaccination)是指用人工制备的疫苗类制剂(抗原)或免疫血清制剂(抗体),通过适当的途径接种到机体,使机体或群体对某种传染病产生的自动免疫或被动免疫。就广义而言,预防接种包括所有疫苗的人群使用,如儿童计划免疫、成人常规接种和应急接种;免疫血清类制品的临床治疗和免疫预防;体内用诊断用品的使用方法等。预防接种是卫生事业成效最为显著、影响最为广泛的工作之一,也是预防控制传染病最主要的手段。通过预防接种,全球已经成功消灭了天花病;大多数国家和地区已经阻断了脊髓灰质炎(小儿麻痹)病毒传播;全球降低了因白喉、百日咳、破伤风和麻疹导致的发病率、致残率与病死率。1986年起我国将每年的4月25日定为全国儿童预防接种日。

1. 预防接种分类

(1)常规接种 指接种单位按照国家免疫规划疫苗儿童免疫程序、疫苗使用指导原则、疫苗使用说明书,在相对固定的接种服务周期时间内,为接种对象提供的预防接种服务。

(2)临时接种 在出现自然灾害、控制疫苗针对传染病流行等情况下,开展的应急接种或群体性预防接种。应急接种指在传染病疫情开始或有流行趋势时,为控制传染病疫情蔓延,对目标人群开展的预防接种服务。群体性预防接种指在特定范围和时间内,针对可能受某种传染病威胁的特定人群,有组织地集中实施预防接种活动。补充免疫(原称为"强化免疫")是一种较常采用的群体性预防接种形式。

2. 预防接种点设置

(1)预防接种门诊 城镇及地区社区卫生服务中心、乡(镇)卫生院应按要求设置预防接种门诊;农村地区设置村级接种单位。

(2)产科接种单位 满足条件的医疗卫生机构应承担新生儿出生时首针乙肝疫苗及卡介苗的预防接种服务,并为新生儿办理预防接种证或告知新生儿监护人尽快到居住地接种单位建立预防接种证、卡(簿)。

(3)其他接种单位 主要指成人接种门诊、狂犬疫苗接种门诊等。交通不便的边远山区、牧区、海岛等地区,可采取入户方式进行预防接种。

(二)免疫规划

我国的免疫规划(1978年前称为预防接种,2000年前称为计划免疫)起始于1978年,免疫规划是指按照国家或者省、自治区、直辖市确定的疫苗品种、免疫程序或者接种方案,在人群中有计划地进行预防接种,以预防和控制特定传染病的发生和流行。早在1950年,我国便实行"预防为主"的卫生方针,为儿童免费接种卡介苗、百白破混合疫苗,20世纪60年代普及接种麻疹疫苗,20世纪70年代普及口服脊髓灰质炎疫苗,2002年,新生儿乙肝疫苗被纳入国家免疫规划之后,我国从乙肝高发国家降到乙肝中等发病国家,5 岁以下儿童感染乙肝的概率降到极低,因接种乙肝疫苗减少乙肝病毒慢性感染者 3000 多万人;2008 年,扩大国家免疫规划(以下简称扩免)将甲型肝炎疫苗、流行性脑脊髓膜炎疫苗等纳入接种,实现 12 种国家免疫规划疫苗预防 15 种疾病。国家免疫规划的实施,使我国儿童能够及时获得各种疫苗的接种服务,有效控制了严重威胁儿童健康的多种传染病,并创造了明显的经济效益和社会效益。目前我国已建立了一套高效的预防接种服务体系,基层从事预防接种工作的医护人员在这个体系的终端按照有关法规政策参加有关培训获取相应上岗资格后,在接种单位为广大儿童及其家长提供疫苗接种服务及履行相应管理职责。

2004 年起,按照国家《传染病防治法》"对儿童实行预防接种证制度"的规定,儿童注射疫苗必须持正式登记本(儿童预防接种证)。2006 年起,按照《疫苗流通和预防接种管理条例》,儿童入托/入学前需接受《儿童预防接种证》查验,及时发现并补种漏种疫苗,提高免疫规划内疫苗接种率,有效降低托幼机构和学校的传染病发生率。

> **课程思政**
>
> 　　免疫规划其内涵和外延比计划免疫更宽泛,一方面要不断将安全有效的疫苗纳入国家免疫规划,另一方面要扩大预防接种的受益人群。因此,免疫规划是对儿童计划免疫的完善与发展,有利于更好地控制我国疫苗可预防的传染病。

表 2-1 为 2016 年版国家免疫规划疫苗儿童免疫程序。在此基础上,按照国家 2016 年颁发《预防接种工作规范》的要求,省级人民政府在执行国家免疫规划时,可根据辖区传染病的流行情况、人群免疫状况等因素,增加免费向公民提供接种的疫苗种类和剂次,疫苗使用原则依照有关部门制订的方案执行,并报国务院卫生计生部门备案。不同国家或地区的免疫规划会随着疾病谱的变化、疾病流行规律的改变以及新型疫苗的批准上市等,进行适宜的调整,而不是一成不变的。各地区具体免疫规划方案可在地区疾病控制中心官方网站上查询。

表 2-1　国家免疫规划疫苗儿童免疫程序表(2016 年版)

| 疫苗种类 | | 接种年(个月)龄 | | | | | | | | | | | | | | |
名称	缩写	出生时	1月	2月	3月	4月	5月	6月	8月	9月	18月	2岁	3岁	4岁	5岁	6岁
乙肝疫苗	HepB	1	2					3								
卡介苗	BCG	1														
脊灰灭活疫苗	IPV			1												
脊灰减毒活疫苗	OPV				1	2								3		
百白破疫苗	DTaP				1	2	3				4					
白破疫苗	DT															1

续表 2-1

| 疫苗种类 | | 接种年(个月)龄 | | | | | | | | | | | | | | |
名称	缩写	出生时	1月	2月	3月	4月	5月	6月	8月	9月	18月	2岁	3岁	4岁	5岁	6岁
麻风疫苗	MR								1							
麻腮风疫苗	MMR										1					
乙脑减毒活疫苗 或乙脑灭活疫苗①	JE-L								1			2				
	JE-I								1、2			3				4
A 群流脑多糖疫苗	MPSV-A							1		2						
A 群 C 群流脑多糖疫苗	MPSV-AC												1			2
甲肝减毒活疫苗 或甲肝灭活疫苗②	HepA-L										1					
	HepA-I										1	2				

注：①选择乙脑减毒活疫苗接种时，采用两剂次接种程序。选择乙脑灭活疫苗接种时，采用四剂次接种程序；乙脑灭活疫苗第1、2剂间隔7~10天；②选择甲肝减毒活疫苗接种时，采用一剂次接种程序。选择甲肝灭活疫苗接种时，采用两剂次接种程序

中国疾控动态微信公众号

中国疾病预防控制中心官方网站

2017年中国（北京、上海）、美国的免疫规划表

(三)个体免疫防御

免疫防御(immune defense)是宿主抵御、清除入侵病原微生物的免疫防护作用，也就是通常所指的抗感染免疫，是免疫系统最基本的功能。免疫防御根据免疫学机制可分为主动免疫和被动免疫(图 2-1)。

1. 主动免疫

主动免疫(active immunization)是指通过抗原物质刺激机体产生免疫反应。主动免疫分为天然主动免疫和人工主动免疫。

(1)天然主动免疫　其免疫时间持续长，免疫效果好，如麻疹患者产生对麻疹病毒的免疫力，终身不再患麻疹。

(2)人工主动免疫　其免疫制剂具有抗原性，机体接种后产生特异性自动免疫力，

包括灭活疫苗、减毒活疫苗以及组分疫苗（亚单位疫苗、基因工程疫苗、合成疫苗）。疫苗引起类似于自然患病所获得的免疫记忆，但受种者不发生疾病及潜在的并发症。

如接种麻疹疫苗使机体产生抗麻疹的抗体则属于人工主动特异性免疫。疫苗接种引起的免疫反应受到许多因素的影响，包括母体抗体、抗原的性质和剂量、接种途径、佐剂等，机体因素如年龄、营养状况、遗传以及潜在疾病等。

2. 被动免疫

被动免疫（passive immunity）是指机体被动接受抗体、致敏淋巴细胞或其产物获得特异性免疫的能力。被动免疫效应快，但维持时间短，也分为天然被动免疫和人工被动免疫。

（1）天然被动免疫（natural passive immunity）　如妊娠后期母亲抗体通过胎盘传递给胎儿，以及新生儿通过母乳从母亲处获得抗体，这可以使婴儿在出生后早期（0~6 月龄）免于某些感染性疾病。

（2）人工被动免疫（artificial passive immunization）　是指采用抗原或病原特异性免疫效应制剂作用于机体以预防疾病发生。被动免疫制剂属特异性免疫球蛋白，具有抗体属性，使机体产生被动免疫力以达到预防疾病的目的，包括抗毒素、异体高价免疫血清和特异性免疫球蛋白（免疫球蛋白制剂、人高价免疫球蛋白）等。人工被动免疫多用于需配合主动特异性免疫措施的高危人群，如免疫球蛋白制剂主要用于甲型肝炎和麻疹暴露后的预防和某些先天性免疫球蛋白不足的治疗；人高价免疫球蛋白用于疾病暴露后的预防，如乙型肝炎、狂犬病、破伤风和水痘；异体高价免疫血清也被称为抗毒素，用于治疗肉毒中毒和白喉等。

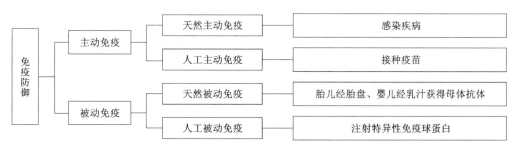

图 2-1　免疫防御

二、疫苗

（一）按疫苗的性质分类

1. 减毒活疫苗

减毒活疫苗（live attenuated vaccine）是实验室传代培养野生型或致病性病毒或细菌使致病性减弱，将有免疫原性、减毒或无毒的病原生物制成的疫苗。减毒活疫苗接种后微生物在体内生长繁殖，受种者产生足够抗原量刺激机体发生类似自然感染的免疫反应，但无野生型微生物致病反应，可获得长期或终生保护作用。减毒活疫苗接种后有可能出现疫苗不良反应,类似相应疾病表现,但症状较自然疾病轻微;同时具有潜在致病危险,如在人体内发生突变恢复毒力。减毒活疫苗有可能受到光和热,或受种者体内循环中相应抗体对疫苗在体内繁殖产生干扰,从而导致发生无免疫应答或无效接种;免疫缺陷患者接种减毒活疫苗后,病毒容易在机体内复制和繁殖失控,可导致严重或致命的反应,因此,免疫缺陷患者不宜接种减毒活疫苗。

2. 灭活疫苗

灭活疫苗(killed vaccines)是将培养的细菌和病毒加热或采用化学制剂(常用甲醛)灭活制成的疫苗。灭活疫苗可由全病毒或细菌或裂解片段组成,包括蛋白质疫苗、多糖疫苗和结合疫苗(多糖与蛋白质结合的疫苗)。灭活疫苗首剂不产生具有保护作用的免疫力,故需多次接种,接种第 2 剂次或第 3 剂次后产生保护性免疫反应。灭活抗原的抗体滴度逐渐下降,部分灭活疫苗需定期加强接种以提高或增强抗体滴度。目前均使用灭活的全病毒疫苗,不主张使用灭活全病毒流感疫苗和全细胞灭活细菌疫苗(百日咳、伤寒、霍乱和鼠疫)。灭活疫苗均可通过注射方式接种,免疫缺陷患者亦可谨慎使用。

3. 多糖疫苗

多糖疫苗(polysaccharide vaccine,PS)是唯一由某些细菌外膜的长链糖分子组成的灭活亚单位疫苗。目前纯化的多糖疫苗主要用来预防肺炎球菌、脑膜炎球菌和伤寒沙门杆菌引起的疾病。纯化多糖疫苗引起的免疫反应是典型的非 T 细胞依赖型免疫反应(独立 T 细胞抗原反应),即纯化多糖疫苗能无辅助 T 细胞的帮助刺激 B 细胞。

多数多糖疫苗免疫应答产生的抗体主要是 IgM 与少量 IgG,故多糖疫苗诱导的抗体比蛋白抗原诱导的抗体活性低,重复接种多糖疫苗不会令抗体滴度升高或效力增强。多糖疫苗包括 B 型流感嗜血杆菌疫苗(Hib)、肺炎球菌结合疫苗和脑膜炎结合疫苗。

4. 重组疫苗

重组疫苗(recombinant vaccines)是采用基因工程生产的疫苗。重组疫苗分为三大类:①应用重组 DNA 技术从酵母菌生产疫苗,即将病毒的基因片断插入到酵母细胞的基因后进行克隆扩增产生的 DNA 重组疫苗,如乙肝疫苗和人乳头瘤病毒疫苗(HPV);②消除和修饰病原微生物致病性基因制备疫苗,如轮状病毒疫苗、活伤寒疫苗(Ty2la)和减毒流感活疫苗(在鼻咽部黏膜内有效繁殖);③非致病性微生物,如病毒体内插入病原微生物某个基因,被修饰的病毒为携带者或载体表达病原微生物基因,诱导免疫反应,该技术目前正用于人体免疫缺陷病毒(HIV)疫苗研制。

按疫苗的性质分类可参考图 2-2 所示。

(二)按疫苗的应用分类

1. 第一类疫苗

第一类疫苗是指政府免费向公民提供,公民应当按照政府的规定接种的疫苗,也称为免疫规划疫苗或一类苗。其包括国家免疫规划确定的疫苗、省级人民政府在执行国家免疫规划时增加的疫苗,以及传染病暴发、流行时县级以上人民政府或其卫生行政各部门组织的应急接种或者群体性预防接种所使用的疫苗。

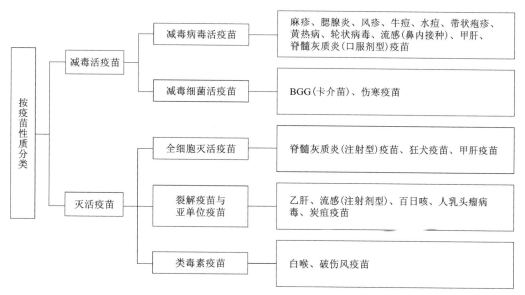

图 2-2　按疫苗性质分类

注：部分疫苗存在名称相同（预防同一疾病），但具有两种以上不同制作工艺的疫苗，如甲肝疫苗、脊髓灰质炎疫苗等

2. 第二类疫苗

公民自愿并且自费受种的疫苗统称为第二类疫苗，也称为二类苗。公民可以根据疾病流行情况、当地疫苗供应情况、自身经济水平、自我保健需求等因素自主选择。

第二类疫苗包括两种，即普通第二类疫苗（如流感疫苗、水痘疫苗、肺炎疫苗等）与替代第二类疫苗［如甲肝灭活疫苗（可替代甲肝减毒活疫苗）、结合 A+C 流脑疫苗（可替A 群流脑多糖疫苗）等］。其中，替代第二类疫苗在为公民提供更多健康选择的同时，由于其名称与第一类疫苗相近且为自费，容易引起儿童家长误解。因此，接种单位与工作人员应按照国家制定的第二类疫苗使用指导原则或国家、省级发布的接种第二类疫苗建议信息或疫苗使用说明书接种第二类疫苗。在充分保证受接种儿童或家长知情同意的前提下，理性宣传第二类疫苗，尤其是替代第二类疫苗的利弊，尊重儿童家长的自主选择权，最大化地为儿童健康提供保障。

（三）其他分类

除以上两种常见疫苗的分类外，疫苗按剂型还可分为液体疫苗和冻干疫苗；按成分可分为普通疫苗和提纯疫苗；按品种分为单价疫苗和多价疫苗；按用途可分为预防性疫苗和治疗性疫苗；按使用方法分为注射疫苗、划痕疫苗、口服疫苗和喷雾疫苗；按联合疫苗所包含疫苗种类数量分为二联疫苗、三联疫苗、四联疫苗、五联疫苗等。

（四）常见疫苗的使用说明

1. 重组乙型肝炎疫苗（乙肝疫苗，HepB）

（1）免疫程序与接种方法

1）接种对象及剂次：共接种 3 剂次，其中第 1 剂在新生儿出生后 24 小时内接种，第 2 剂在 1 月龄时接种，第 3 剂在 6 月龄时接种。

2）接种部位和接种途径：上臂外侧三角肌或大腿前外侧中部，肌内注射。

3）接种剂量：①重组（酵母）HepB 每剂次 10 μg，不论产妇乙型肝炎表面抗原（HBsAg）阳性或阴性，新生儿均接种 10 μg 的 HepB。②重组（CHO 细胞）HepB 每剂次 10 μg 或 20 μg，HBsAg 阴性产妇的新生儿接种 10 μg 的 HepB，HBsAg 阳性产妇的新生儿接种 20 μg 的 HepB。

（2）其他事项

1）在医院分娩的新生儿由出生所在医疗机构接种第 1 剂乙肝疫苗，由辖区预防接种单位完成后续剂次接种。未在医疗机构出生的儿童由辖区预防接种单位全程接种乙肝疫苗。

2）检测 HBsAg 阳性或检测结果不详的母亲所生新生儿应在出生后 24 小时内尽早接种第 1 剂乙肝疫苗；HBsAg 阳性或检测结果不详的母亲所生早产儿、低体重儿（体重<2 500 g）也应在出生后 24 小时内尽早接种第 1 剂乙肝疫苗，但在该早产儿或低体重儿满 1 月龄后，再按 0、1、6 月月龄程序完成 3 剂次乙肝疫苗进行免疫。

3）检测 HBsAg 阴性的母亲所生新生儿也应在出生后 24 小时内接种第 1 剂乙肝疫苗，最迟应在出院前完成。

4）危重症新生儿，如极低出生体重儿、严重出生缺陷、重度窒息、呼吸窘迫综合征等，应在生命体征平稳后尽早接种第 1 剂乙肝疫苗。

5）检测 HBsAg 阳性母亲所生新生儿，可按医嘱在出生后接种第 1 剂乙肝疫苗的同时，在不同（肢体）部位肌内注射 100 国际单位乙肝免疫球蛋白（HBIG）。

6）建议对检测 HBsAg 阳性母亲所生儿童接种第 3 剂乙肝疫苗 1~2 个月后进行 HBsAg 和抗-HBs 检测。若发现 HBsAg 阴性、抗-HBs<10 mIU/mL，可按照 0、1、6 月月龄免疫程序再接种 3 剂乙肝疫苗。

（3）补种原则

1）若出生 24 小时内未及时接种，应尽早接种。

2）对未完成全程免疫程序者，需尽早补种，补齐未接种剂次即可。

3）第 1 剂与第 2 剂间隔应≥28 天，第 2 剂与第 3 剂间隔应≥60 天。

2. 皮内注射用卡介苗（卡介苗，BCG）

（1）免疫程序与接种方法

1）接种对象及剂次：出生时接种 1 剂。

2）接种部位和接种途径：上臂外侧三角肌中部略下处，皮内注射。

3）接种剂量：0.1 mL。

（2）其他事项

1）严禁皮下注射或肌内注射。

2)禁忌证：体重 2 500 g 以下，生活能力不够成熟，早产儿或未成熟儿；难产分娩创伤并有显著临床症状者；病理性黄疸；伴有明显先天畸形和先天性疾病者；发热(体温>37.5℃)；有顽固性呕吐及严重消化不良者；有皮疹或脓皮病；感染性疾病等。

（3）补种原则

1)未接种卡介苗的<3 月龄儿童可直接补种。

2)3 月龄至 3 岁儿童对结核菌素纯蛋白衍生物(TB-PPD)或卡介菌蛋白衍生物(BCG-PPD)试验阴性者，应予补种；阳性者不予补种。

3)≥4 岁儿童不予补种。

4)已接种卡介苗的儿童，即使卡痕未形成也不再予以补种。

3.脊髓灰质炎(脊灰)减毒活疫苗(脊灰减毒活疫苗，OPV)、脊灰灭活疫苗(IPV)

卡介苗误种的紧急处理方案

（1）免疫程序与接种方法

1)接种对象及剂次：共接种 4 剂次，其中 2 月龄接种 1 剂脊灰灭活疫苗(IPV)，3 月龄、4 月龄、4 周岁各接种 1 剂脊灰减毒活疫苗(OPV)。

2)接种部位和接种途径：

IPV：上臂外侧三角肌或大腿前外侧中部，肌内注射。

OPV：口服接种。接种前后半小时禁热水热食。糖丸剂型应使用冷开水与洁净容器研碎送服，大儿童可直接咀嚼服用。

3)接种剂量：

IPV：0.5 mL。

OPV：糖丸剂型每次 1 粒；液体剂型每次 2 滴，约 0.1 mL。

（2）其他事项

1)2016 年 5 月 1 日开始使用二价 OPV(bOPV)，停用三价 OPV(tOPV)。

2)以下人群建议按照说明书全程使用 IPV：原发性免疫缺陷、胸腺疾病、有症状的 HIV 感染或 CD4$^+$T 细胞计数低、正在接受化疗的恶性肿瘤、近期接受造血干细胞移植、正在使用具有免疫抑制或免疫调节作用的药物(例如，大剂量全身皮质类固醇激素、烷化剂、抗代谢药物、TNF-α 抑制剂、IL-1 阻滞剂或其他免疫细胞靶向单克隆抗体治疗)、目前或近期曾接受免疫细胞靶向放射治疗。

3)如果儿童已按疫苗说明书接种过 IPV 或含脊灰疫苗成分的联合疫苗，可视为完成相应剂次的脊灰疫苗接种(如接种 DTaP-HIB-IPV 五联苗等替代第二类疫苗)。

（3）补种原则

1)对于脊灰疫苗迟种、漏种儿童，补种相应剂次即可，无须重新开始全程接种。<4 岁儿童未达到 3 剂(含补充免疫等)，应补种完成 3 剂；≥4 岁儿童未达到 4 剂(含补充免疫等)，应补种完成 4 剂。补种时两剂次脊灰疫苗之间间隔≥28 天。

2)IPV 疫苗纳入国家免疫规划以后，无论在补充免疫、查漏补种或者常规免疫中发现脊灰疫苗为 0 剂次的目标儿童，首剂接种 IPV。

3)2016 年 5 月 1 日后，对于仅有 bOPV 接种史(无 IPV 或 tOPV 接种史)的儿童，补种 1 剂 IPV。

4)既往已有 tOPV 免疫史(无论剂次数)而无 IPV 免疫史的迟种、漏种儿童,用现行免疫规划 OPV 补种即可,不再补种 IPV。

4.吸附无细胞百白破联合疫苗(百白破疫苗,DTaP)

(1)免疫程序与接种方法

1)接种对象及剂次:共接种 4 剂次,分别于 3 月龄、4 月龄、5 月龄、18 月龄各接种1 剂。

2)接种部位和接种途径:上臂外侧三角肌或臀部,肌内注射。

3)接种剂量:0.5 mL。

(2)其他事项　如儿童已按疫苗说明书接种含百白破疫苗成分的其他联合疫苗,可视为完成相应剂次的 DTaP 接种(如接种 DTaP-HIB 四联苗或 DTaP-HIB-IPV 五联苗等替代第二类疫苗)。

(3)补种原则

1)3 月龄至 5 岁未完成 DTaP 规定剂次的儿童,需补种未完成的剂次,前 3 剂每剂次间隔≥28 天,第 4 剂与第 3 剂间隔≥6 个月。

2)≥6 岁接种 DTaP 和白破疫苗累计<3 剂的儿童,用白破疫苗补齐 3 剂;第 2 剂与第 1 剂间隔 1~2 月,第 3 剂与第 2 剂间隔 6~12 个月。

3)根据补种时的年龄选择疫苗种类,3 月龄~5 岁使用 DTaP,6~11 岁使用吸附白喉破伤风联合疫苗(儿童用),≥12 岁使用吸附白喉破伤风联合疫苗(成人及青少年用)。

5.吸附白喉破伤风联合疫苗(白破疫苗,DT)

(1)免疫程序与接种方法

1)接种对象及剂次:6 周岁时接种 1 剂。

2)接种部位和接种途径:上臂外侧三角肌,肌内注射。

3)接种剂量:0.5 mL。

(2)其他事项　6~11 岁使用吸附白喉破伤风联合疫苗(儿童用),≥12 岁使用吸附白喉破伤风联合疫苗(成人及青少年用)。

(3)补种原则

1)>6 岁未接种白破疫苗的儿童,补种 1 剂。

2)其他参照无细胞百白破疫苗的补种原则。

6.麻疹风疹联合减毒活疫苗(麻风疫苗,MR)

(1)免疫程序与接种方法

1)接种对象及剂次:8 月龄接种 1 剂。

2)接种部位和接种途径:上臂外侧三角肌下缘,皮下注射。

3)接种剂量:0.5 mL。

(2)其他事项

1)满 8 月龄儿童应尽早接种 MR。

2)如果接种时选用 MMR,可视为完成 MR 接种。

3)MR 可与其他的国家免疫规划疫苗按照免疫程序或补种原则在不同部位同时

接种。

4）如需接种多种疫苗但无法同时完成接种时，则优先接种 MR 疫苗，若未能与其他注射类减毒活疫苗同时接种，则需间隔≥28 天。

5）注射免疫球蛋白者应间隔≥3 个月接种 MR，接种 MR 后 2 周内避免使用免疫球蛋白。

6）当针对麻疹疫情开展应急接种时，可根据疫情流行病学特征考虑对疫情波及范围内的 6~7 月龄儿童接种 1 剂 MR，但不计入常规免疫剂次。

（3）补种原则

1）2007 年国家扩大免疫规划前出生的≤14 岁儿童，如果未完成 2 剂含麻疹成分疫苗接种，使用 MR 或 MMR 补齐。

2）扩免后出生的≤14 岁适龄儿童，应至少接种 2 剂含麻疹成分疫苗、1 剂含风疹成分疫苗和 1 剂含腮腺炎成分疫苗，对未完成上述接种剂次者，使用 MR 或 MMR 补齐。

7. 麻疹腮腺炎风疹联合减毒活疫苗（麻腮风疫苗，MMR）

（1）免疫程序与接种方法

1）接种对象及剂次：18 月龄接种 1 剂。

2）接种部位和接种途径：上臂外侧三角肌下缘，皮下注射。

3）接种剂量：0.5 mL。

（2）其他事项

1）满 18 月龄儿童应尽早接种 MMR 疫苗。

2）MMR 疫苗可与其他的国家免疫规划疫苗同时、不同部位接种，特别是免疫月龄有交叉的甲肝疫苗、百白破疫苗等。

3）如需接种多种疫苗但无法同时完成接种时，则优先接种 MMR 疫苗，若未能与其他注射类减毒活疫苗同时接种，则需间隔≥28 天。

4）注射免疫球蛋白者应间隔≥3 个月接种 MMR，接种 MMR 后 2 周内避免使用免疫球蛋白。

（3）补种原则

1）参照 MR 的补种原则。

2）如果需补种两剂次含麻疹成分疫苗，接种间隔≥28 天。

8. 乙型脑炎减毒活疫苗（乙脑减毒活疫苗，JE-L）

（1）免疫程序与接种方法

1）接种对象及剂次：共接种 2 剂次。8 月龄、2 周岁各接种 1 剂。

2）接种部位和接种途径：上臂外侧三角肌下缘，皮下注射。

3）接种剂量：0.5 mL。

（2）其他事项

1）青海、新疆和西藏地区无免疫史的居民迁居其他省份或在乙脑流行季节前往其他省份旅行时，建议接种 1 剂乙脑减毒活疫苗。

2）注射免疫球蛋白者应间隔≥3 个月接种 JE-L。

（3）补种原则 扩免后出生的≤14 岁适龄儿童，未接种乙脑疫苗者，如果使用乙脑减毒疫苗进行补种,应补齐2剂,接种间隔≥12个月。

9. A群脑膜炎球菌多糖疫苗(A群流脑多糖疫苗,MPSV-A)、A群C群脑膜炎球菌多糖疫苗(A群C群流脑多糖疫苗,MPSV-AC)

(1)免疫程序与接种方法

1)接种对象及剂次:A群流脑多糖疫苗接种2剂次,分别于6月龄、9月龄各接种1剂。A群C群流脑多糖疫苗接种2剂次,分别于3周岁、6周岁各接种1剂。

2)接种部位和接种途径:上臂外侧三角肌下缘,皮下注射。

3)接种剂量:0.5 mL。

(2)其他事项

1)A群流脑多糖疫苗2剂次间隔≥3个月。

2)A群C群流脑多糖疫苗第1剂与A群流脑多糖疫苗第2剂,间隔≥12个月。

3)A群C群流脑多糖疫苗2剂次间隔≥3年。3年内避免重复接种。

4)当针对流脑疫情开展应急接种时,应根据引起疫情的菌群和流行病学特征,选择相应种类流脑疫苗。

5)对于≤18月龄儿童,如已按流脑结合疫苗说明书接种了规定的剂次,可视为完成流脑疫苗基础免疫;加强免疫应在3岁和6岁时各接种1剂流脑多糖疫苗。

(3)补种原则 扩免后出生的≤14岁适龄儿童,未接种流脑疫苗或未完成规定剂次的,根据补种时的年龄选择流脑疫苗的种类:

1)<24月龄儿童补齐A群流脑多糖疫苗剂次。

2)≥24月龄儿童补齐A群C群流脑多糖疫苗剂次,不再补种A群流脑多糖疫苗。

3)补种剂次间隔参照本疫苗其他事项要求执行。

10. 甲型肝炎减毒活疫苗(甲肝减毒活疫苗,HepA-L)

(1)免疫程序与接种方法

1)接种对象及剂次:18月龄接种1剂。

2)接种部位和接种途径:上臂外侧三角肌下缘,皮下注射。

3)接种剂量:0.5 mL或1.0 mL,按照疫苗说明书使用。

(2)其他事项

1)甲肝减毒活疫苗不推荐加强免疫。

2)注射免疫球蛋白者应间隔≥3个月接种HepA-L。

(3)补种原则 扩免后出生的≤14岁适龄儿童,未接种甲肝疫苗者,如果使用甲肝减毒活疫苗进行补种,补种1剂。

11. 乙型脑炎灭活疫苗(乙脑灭活疫苗,JE-I)

(1)免疫程序与接种方法

1)接种对象及剂次:共接种4剂次。8月龄接种2剂,间隔7~10天;2周岁和6周岁各接种1剂。

2)接种部位和接种途径:上臂外侧三角肌下缘,皮下注射。

3)接种剂量:0.5 mL。

(2)其他事项 无。

（3）补种原则　扩免后出生的≤14岁适龄儿童，未接种乙脑疫苗者，如果使用乙脑灭活疫苗进行补种，应补齐4剂，第1剂与第2剂接种间隔为7~10天，第2剂与第3剂接种间隔为1~12个月，第3剂与第4剂接种间隔≥3年。

12.甲型肝炎灭活疫苗(甲肝灭活疫苗,HepA-I)

（1）免疫程序与接种方法

1）接种对象及剂次：共接种2剂次，18月龄和24月龄各接种1剂。

2）接种部位和接种途径：上臂外侧三角肌，肌内注射。

3）接种剂量：0.5 mL。

（2）其他事项　如果接种2剂次及以上含甲肝灭活疫苗成分的联合疫苗，可视为完成甲肝灭活疫苗免疫程序。

（3）补种原则

1）扩免后出生的≤14岁适龄儿童，未接种甲肝疫苗者，如果使用甲肝灭活疫苗进行补种，应补齐2剂，接种间隔≥6个月。

儿童可以接种宫颈癌疫苗吗？

2）如已接种过1剂次甲肝灭活疫苗，但无条件接种第2剂甲肝灭活疫苗时，可接种1剂甲肝减毒活疫苗完成补种。

（五）安全接种

1.接种前

（1）护士　在实施接种前，应当告知受种者或者其监护人所接种疫苗的品种、作用、禁忌证、不良反应以及注意事项，询问受种者的健康状况以及是否有接种禁忌证等情况，如实记录告知和询问情况并请家长签署知情告知书。

（2）受种者或者其监护人　应当了解预防接种的相关知识，并如实提供受种者的健康状况和接种禁忌证等情况。

（3）三种告知形式

1）公示：在接种场所的显著位置公示第一类疫苗的品种和接种方法。

2）当面告知。

3）书面告知。

2.接种过程

（1）"三查"　指检查受种者健康状况和接种禁忌证，查对预防接种卡(簿)与儿童预防接种证，检查疫苗、注射器外观与批号、效期。

（2）"七对"　指核对受种对象姓名、年龄、疫苗品名、规格、剂量、接种部位、接种途径。

（3）"三准确"　指给药部位准确、深度准确、剂量准确。注射时使用75%乙醇严格消毒，使用前充分检查、摇匀。

3.接种结束后

（1）剩余疫苗处理　废弃已开启疫苗瓶的疫苗；冷藏容器内未开启的疫苗做好标记，放冰箱保存，于有效期内在下次接种时优先使用。

（2）接种后的记录和预约　严格按照要求登记，包括预防接种证、预防接种登记大表（或联网系统）、医嘱等；并按照免疫规划程序为受种者预约下次预防接种时间。

（六）疫苗的储存与运输

疫苗的研制、生产、经营、运输和使用以及监督管理，都必须遵循中华人民共和国《药品管理法》《疫苗流通和预防接种管理条例》和《疫苗储存和运输管理规范》。按照有关规定，疫苗需要通过省级公共资源交易平台采购后，通过单一闭合式的渠道下发至接种单位。疫苗流通的各个环节，均需对疫苗的品种、剂型、数量、规格、批号、有效期、供货单位、生产企业、储存运输条件等内容进行交接核对、登记备查。

由于疫苗及其他生物制品的有效成分是蛋白质，或由脂类、多糖和蛋白质复合物组成，有的是活的微生物，它们多不稳定，受光、热、冷冻的作用后可引起变性或多糖降解，影响免疫效果，甚至出现不良反应。因此，为了保障疫苗质量，疫苗从生产企业到达接种单位，全程均需要在规定的温度条件下储存、运输和使用，此称为冷链。常用的冷链设备包括冷藏车、冷库、冰箱、冷藏箱、冷藏包、冰排和冷链温度检测设备等。冷链设备需要定点存放、专物专用、专人管理、定期保养、密切监控，并按有关规定做好记录备查。

大部分疫苗在2℃~8℃避光运输，保存较为稳定。有些疫苗不能低于0℃保存，如液体麻疹疫苗、液体卡介苗、乙型肝炎疫苗、狂犬病疫苗、丙种球蛋白及破伤风抗毒素等，一旦冻结后再溶化能使菌体溶解、蛋白质变性，出现摇不散的颗粒及絮状沉淀。这一类疫苗应避免靠近冰块放置以及放置在冰箱制冷出风口，更不能存放在冰箱冷冻层（具体保存温度条件根据各疫苗说明书规定）。需报废疫苗统一回收至县级以上疾控机构，在同级食品药品监督管理部门和国家卫生行政部门监督下销毁，并保留记录5年。对于包装无法识别、超过有效期、来源不明等疫苗应当逐级上报，其中第一类疫苗上报至省级疾控机构，第二类疫苗上报至县级疾控机构。

三、特殊儿童的预防接种

（一）早产儿/低出生体重儿

冷链示意图与常用冷链设备

美国儿科学会（AAP）和免疫工作咨询委员会（ACIP）认为体重并不影响接种，建议按早产儿实际年龄接种与正常同龄儿童相同类型、剂量的疫苗。但是考虑出生体重<2000 g可能影响乙肝抗体产生，故建议体重≥2000 g时再接种乙肝疫苗（详细见"重组乙肝疫苗使用说明"）。

建议早产儿6月龄后接种流感疫苗，家庭成员也及早接种流感疫苗，为早产儿提供更加全面的保护。

（二）疾病状态下的儿童

通常，受种者只有在身体健康的情况下接种疫苗才能产生良好的免疫应答，产生较高的抗体水平，起到预防疾病的作用。当机体处于某些疾病或特殊状态下，接种疫苗会增加发生不良反应的概率。对此，不同疫苗的说明书都有做出详细的说明。接种单位工作人员应仔细排查出不适宜接种的儿童，并将疫苗知情告知书于接种疫苗前给予儿童家长阅读签字。一般情况下，接种疫苗的禁忌证主要有以下几种：

（1）已知对前一次接种该疫苗或所含任何成分过敏。

（2）患急性疾病、严重慢性疾病、慢性疾病急性发作期和发热。

（3）脑病、未控制癫痫和其他进行性神经系统疾病。

（4）免疫功能缺陷、免疫功能低下和正在接受免疫抑制治疗不予接种减毒活疫苗。

其中，发热、各种疾病的急性发作期和某种原因导致的暂时免疫功能低下仅需要暂缓接种；患严重慢性疾病、有严重过敏史、有癫痫史、个人或家族有惊厥史、严重营养不良、近期使用过被动免疫制剂等情况，需要医生根据具体情况进行评估判定后慎重接种。因禁忌不能及时接种疫苗的儿童，应积极治疗原发疾病，增强体质的同时加强个人防护。

（三）人类免疫缺陷病毒（HIV）感染母亲所生儿童

对于人类免疫缺陷病毒（HIV）感染母亲所生儿童的 HIV 感染状况分 3 种：①HIV 感染儿童；②HIV 感染状况不详儿童；③HIV 未感染儿童（以医疗机构出具的诊断为准）。HIV 感染母亲所生<18 月龄婴儿在接种前不必进行 HIV 抗体筛查，按 HIV 感染状况不详儿童进行接种。

（1）HIV 感染母亲所生儿童在出生后暂缓接种卡介苗，当确认儿童未感染 HIV 后再予以补种；当确认儿童 HIV 感染，不予接种卡介苗。

（2）HIV 感染母亲所生儿童如经医疗机构诊断出现艾滋病相关症状或免疫抑制症状，不予接种含麻疹成分疫苗；如无艾滋病相关症状，可接种含麻疹成分疫苗。

（3）HIV 感染母亲所生儿童可按照免疫程序接种乙肝疫苗、百白破疫苗、A 群流脑多糖疫苗、A 群 C 群流脑多糖疫苗和白破疫苗等。

（4）HIV 感染母亲所生儿童除非已明确未感染 HIV，否则不予接种乙脑减毒活疫苗、甲肝减毒活疫苗、脊灰减毒活疫苗，可按照免疫程序接种乙脑灭活疫苗、甲肝灭活疫苗、脊灰灭活疫苗。

（5）非 HIV 感染母亲所生儿童，接种疫苗前无须常规开展 HIV 筛查。如果有其他暴露风险，确诊为 HIV 感染的，后续疫苗接种按照表 2-2 中 HIV 感染儿童的接种建议。

表 2-2 HIV 感染儿童的接种建议

疫苗	HIV 感染儿童		HIV 感染状况不详儿童		HIV 未感染儿童
	有症状或有免疫抑制	无症状和无免疫抑制	有症状或有免疫抑制	无症状	
乙肝疫苗	√	√	√	√	√
卡介苗	×	×	暂缓接种	暂缓接种	√
脊灰灭活疫苗	√	√	√	√	√

续表 2-2

疫苗	HIV 感染儿童		HIV 感染状况不详儿童		HIV 未感染儿童
	有症状或有免疫抑制	无症状和无免疫抑制	有症状或有免疫抑制	无症状	
脊灰减毒活疫苗	×	×	×	×	√
百白破疫苗	√	√	√	√	√
白破疫苗	√	√	√	√	√
麻风疫苗	×	√	×	√	√
麻腮风疫苗	×	√	×	√	√
乙脑灭活疫苗	√	√	√	√	√
乙脑减毒活疫苗	×	√	×	√	√
A 群流脑多糖疫苗	√	√	√	√	√
A 群 C 群流脑多糖疫苗	√	√	√	√	√
甲肝减毒活疫苗	×	×	×	×	√
甲肝灭活疫苗	√	√	√	√	√

注:"暂缓接种"表示"当确认儿童 HIV 抗体阴性后再补种",确认 HIV 抗体阳性儿童不予接种;"√"表示"无特殊禁忌","×"表示"禁止接种"

四、疑似预防接种异常反应

(一)疑似预防接种异常反应

疑似预防接种异常反应(adverse event following immunization,AEFI)是指在预防接种后发生的怀疑与预防接种有关的反应或事件。疫苗接种安全一直是国家卫生行政部门重点关注问题。2010 年,国家卫生部(现国家卫健委)和国家食品药品监督局组织制定《全国疑似预防接种异常反应监测方案》以规范预防接种异常反应监测工作,调查预防接种异常反应原因。所有 AEFI 均需要由医疗机构、接种单位、疾控机构、药品不良反应监测机构、疫苗生产企业及其执行职务的人员作为责任报告单位和报告人,按照有关规定及程序进行报告,开展调查诊断包括核实报告、组织调查、收集资料、病历诊断、书写调查报告,审核分析数据以及后续处置。因疫苗质量不合格给受种者造成健康损害的,以及因接种单位违反预防接种工作规范、免疫程序、疫苗使用指导原则、预防接种方案给受种者造成健康损害的,依照中华人民共和国《药品管理法》及《医疗事故处理条例》有关规定处理。

(二)AEFI 的原因分类

AEFI 的原因按表 2-3 所述内容分类。

表 2-3　AEFI

分类	定义	
不良反应	合格的疫苗在实施规范预防接种后，发生的与预防接种目的无关或意外的反应，包括一般反应和异常反应	
	一般反应：在预防接种后发生的，由疫苗本身所固有的特性引起的，对机体只会造成一过性生理功能障碍的反应，主要有发热和局部红肿，同时可能伴有全身不适、倦怠、食欲不振、乏力等综合症状	异常反应：合格的疫苗在实施规范预防接种过程中或者实施规范预防接种后造成受种者机体组织器官、功能损害，相关各方均无过错的药品不良反应
疫苗质量事故	由于疫苗质量不合格，预防接种后造成受种者机体组织器官、功能损害，较少见	
预防接种事故	由于在预防接种实施过程中违反预防接种工作规范、免疫程序、疫苗使用指导原则、预防接种方案，造成受种者机体组织器官、功能损害，可以预防杜绝	
心因性反应	在预防接种实施过程中或预防接种后因受种者心理因素发生的个体或者群体的反应	
耦合事件	受种者在预防接种时正处于某种疾病的潜伏期或者前驱期，预防接种后巧合发病。与预防接种无关	

(三)常见一般不良反应的处置

接种人员对较为轻微的全身性一般反应和接种局部的一般反应，可给予一般的处理指导；对接种后现场留观期间出现的急性严重过敏反应等，应立即组织紧急抢救。对于其他较为严重的 AEFI，应建议及时到规范的医疗机构就诊。

1. 全身性一般反应

少数受种者接种灭活疫苗后 24 小时内可能出现发热，一般持续 1~2 天，很少超过 3 天；个别受种者在接种疫苗后 2~4 小时即有发热，6~12 小时达高峰；接种减毒活疫苗后，出现发热的时间比接种灭活疫苗稍晚，如接种麻疹疫苗后 6~10 天可能会出现发热，个别受种者可伴有轻型麻疹样症状。少数受种者接种疫苗后，除出现发热症状外，还可能出现头痛、头晕乏力、全身不适等情况，一般持续 1~2 天。个别受种者可出现恶心、呕吐、腹泻等胃肠道症状，一般以接种当天多见，很少超过 3 天。

(1)体温在≤37.5℃时，应加强观察，适当休息，多饮水，防止继发其他疾病。

(2)体温>37.5℃或体温≤37.5℃并伴有其他全身症状、异常哭闹等情况，应及时到医院诊治。

2. 局部一般反应

少数受种者在接种疫苗后数小时至 24 小时或稍后，局部出现红肿伴疼痛。红肿范围一般不大，仅有少数人红肿直径>30 mm，一般在 24~48 小时逐步消退。接种卡介苗 2 周左右，局部可出现红肿浸润，随后化脓，形成小溃疡，大多在 8~12 周后结痂(也称卡疤），一般不需处理，但要注意局部清洁，防止继发感染。部分受种者接种含吸附剂的疫苗，会出现因注射部位吸附剂未完全吸收，刺激结缔组织增生，而形成硬结。

（1）红肿和硬结直径<15 mm 的局部反应，一般不需任何处理。

（2）红肿和硬结直径在 15～30 mm 的局部反应，可用干净的毛巾先冷敷，出现硬结者可热敷，每日数次，每次 10～15 分钟。

（3）红肿和硬结直径≥30 mm 的局部反应，应及时到医院就诊。

（4）接种卡介苗出现的局部红肿，不能热敷。

3. 罕见或严重不良反应及处置

多由疫苗本身所固有的特性引起的相对罕见、严重的不良反应，常与疫苗毒株、纯度、生产工艺、疫苗附加物（防腐剂、稳定剂、佐剂等）等有关。严重异常反应包括过敏性休克、过敏性喉头水肿、过敏性紫癜、血小板减少性紫癜、局部过敏坏死反应（Arthus反应）、热性惊厥、癫痫、臂丛神经炎、多发性神经炎、吉兰—巴雷综合征、脑病、脑炎和脑膜炎、疫苗相关麻痹型脊髓灰质炎、卡介苗骨髓炎、全身播散性卡介苗感染等。

（1）若疑为过敏性休克，则立即平卧、头稍低，皮下注射 1∶1000 肾上腺素，剂量是每次 0.01～0.03 mg/kg，同时使用糖皮质激素等药物进行急救。

（2）偶有因空腹、精神紧张的儿童发生晕厥，一旦发生，应让儿童立即平卧，密切观察脉搏、心率、呼吸、血压，服温开水或糖水，一般可在短时间内恢复正常。

各级疾病预防控制中心及预防接种机构应开展预防接种异常反应科普知识的宣传，做好与受种者或其监护人的沟通，增进公众对疫苗安全性的信任。同时不断健全媒体沟通机制，积极、主动、及时、客观回应媒体和公众对预防接种异常反应的关切。

五、实际工作中常见问题

（一）起始免疫年（月）龄与最佳完成免疫年（月）龄

免疫程序表所列各疫苗剂次的接种时间，是指可以接种该剂次疫苗的最小接种年（月）龄。儿童年（月）龄达到相应疫苗的起始接种年（月）龄时，应尽早接种，建议在下述推荐的年龄之前完成国家免疫规划疫苗相应剂次的接种。

（1）乙肝疫苗第 1 剂　出生后 24 小时内完成。

（2）卡介苗　<3 月龄完成。

（3）乙肝疫苗第 3 剂、脊灰疫苗第 3 剂、百白破疫苗第 3 剂、麻风疫苗、乙脑减毒活疫苗第 1 剂或乙脑灭活疫苗第 2 剂　<12 月龄完成。

（4）A 群流脑多糖疫苗第 2 剂　<18 月龄完成。

（5）麻腮风疫苗、甲肝减毒活疫苗或甲肝灭活疫苗第 1 剂、百白破疫苗第 4 剂<24 月龄完成。

（6）乙脑减毒活疫苗第 2 剂或乙脑灭活疫苗第 3 剂、甲肝灭活疫苗第 2 剂　<3 周岁完成。

（7）A 群 C 群流脑多糖疫苗第 1 剂　<4 周岁完成。

（8）脊灰疫苗第 4 剂　<5 周岁完成。

（9）白破疫苗、A 群 C 群流脑多糖疫苗第 2 剂、乙脑灭活疫苗第 4 剂　<7 周岁完成。

如果儿童未按照上述推荐的年龄及时完成接种，应根据下述疫苗补种通用原则和每种疫苗的具体补种要求尽早进行补种。

（二）国家免疫规划疫苗补种通用原则

未按照推荐年龄完成国家免疫规划规定剂次接种的 14 岁以下的儿童，应尽早进行补种，在补种时掌握以下原则：

（1）对未曾接种某种国家免疫规划疫苗的儿童，根据儿童当时的年龄，按照该疫苗的免疫程序，以及下文对该种疫苗的具体补种原则中规定的疫苗种类、接种间隔和剂次进行补种。

（2）未完成国家免疫规划规定剂次的儿童，只需补种未完成的剂次，无须重新开始全程接种。

（3）应优先保证儿童及时完成国家免疫规划疫苗的全程接种，当遇到无法使用同一厂家疫苗完成全程接种情况时，可使用不同厂家的同品种疫苗完成后续接种（含补种）。疫苗使用说明书中有特别说明的情况除外。

（4）针对每种疫苗的具体补种建议以及扩免后新增疫苗的补种原则，详见下列具体疫苗的补种原则部分。

（三）国家免疫规划疫苗同时需新增补种原则

（1）不同疫苗同时接种　现阶段的国家免疫规划疫苗均可按照免疫程序或补种原则同时接种，两种及以上注射类疫苗应在不同部位接种。严禁将两种或多种疫苗混合吸入同一支注射器内接种。

（2）不同疫苗接种间隔　两种及以上国家免疫规划使用的注射类减毒活疫苗，如果未同时接种，应间隔≥28 天进行接种。国家免疫规划使用的灭活疫苗和口服脊灰减毒活疫苗，如果与其他种类国家免疫规划疫苗（包括减毒和灭活）未同时接种，对接种间隔不做限制。

（3）接触时间冲突　如果第一类疫苗和第二类疫苗接种时间发生冲突时，应优先保证第一类疫苗的接种。但在特殊情况下，用于预防紧急疾病风险的非国家免疫规划疫苗，如狂犬病疫苗、黄热病疫苗或其他需应急接种的疫苗，可优先接种。

（四）流行季节疫苗接种建议

国家免疫规划使用的疫苗都可以按照免疫程序和预防接种方案的要求，全年（包括流行季节）开展常规接种，或根据需要开展补充免疫和应急接种。

第二节　儿童营养

一、儿童营养学导论

(一)儿童营养学概述

儿童营养(childhood nutrition)是指小儿摄取体外物质,供给能量和各种营养素以保证小儿机体维持生命,进行正常生理代谢活动,增生新组织,修补旧组织,进行生长发育。出生后的婴儿主要由消化器官(口、胃、肠)摄入适宜的食物供应。营养是小儿维持生命和身心健康极为重要的因素之一。

人体从饮食中获得各种营养素维持身体基本功能。人体应尽可能合理的平衡膳食,以获得身体需要的各种营养素。人体的营养需要存在个体差异,与年龄、性别、生理及体力活动状况有关,也与营养素消化、吸收、利用和体内代谢状态有关。婴幼儿时期机体生长发育十分迅速,如约60%的体格成长在这个时期内完成,而脏器的形成和功能也不断发育成熟,特别是统领全身的脑和神经系统在生命最初2~3年内发育最快也十分重要。早期营养供应不当不仅影响小生命的延续也导致身心健康障碍,甚至引起成年后的一些疾病,如身材矮小、肥胖症、糖尿病、高血压等。患病儿童更需要合适的营养,才能促进恢复健康。

儿童正处于发育成长阶段,特别是婴幼儿一切生活安排离不开亲人家长的照顾安排,饮食供应喂食的实施完全依靠父母祖辈等成人。儿童营养好坏与合理喂养是完全分不开的,只有抚育者掌握了必需的营养知识和相关的喂食技术,才能通过喂食途径使儿童得到所需的平衡营养,确保小儿机体获得生理需要,促进不断生长发育,保持健康水平,保证体智潜能得到充分发展。世界卫生组织(WHO)和联合国儿童基金会(UNICEF)共同制定了婴幼儿喂养全球战略,以推进全球各国在儿童营养方面的工作,建设和加强社会、社区的支持保障系统。

> **课程思政**
>
> 宝宝自出生至2周岁,是构成生命早期1000天关键窗口期中的2/3,这个阶段良好的营养和科学喂养与宝宝体格生长、智力发育、免疫功能等近期及后续健康持续有着密切的关系。

(二)能量需要和代谢

能量需要量的组成包括基础代谢、热动力作用、活动、生长消耗和排泄。

人体一切生命活动需要消耗能量,所需能量来自饮食中摄取的供能营养素即蛋白质、糖类(碳水化合物)和脂类。供能营养素在人体细胞线粒体内经生物氧化,由化学能转化为能量供人体所需。除去食物在消化过程中的损失外，每克蛋白质供能 16.7 kJ（4 kcal）；每克脂肪供能 37.7 kJ（9 kcal）以及每克糖类供能 16.7 kJ（4 kcal）。国际上常用焦耳（Joule，J）为单位表示能量，如用千焦（kJ）和兆焦（MJ），以往常用卡（cal）表示能量单位，如千卡（kcal）和兆卡（Mcal），1 cal＝4.184 J。

1. 儿童能量代谢特点

儿童能量的需要与年龄和生理状态有关。儿童总的能量消耗包括基础代谢率、食物的热力作用、组织生长合成、活动和排泄过程的能量消耗。人体一切生命活动需要消耗能量，小儿所需能量来自饮食中摄取的供能营养素即蛋白质、糖类和脂类。

（1）基础代谢率　基础代谢率 20℃（18℃～25℃）室温下，餐后 10～14 小时，清醒、安静状态下测量维持身体基本生命活动所需的最低能量为基础代谢（basal metabolic rate，BMR）。BMR 与年龄、性别、环境温度、健康情况、肌肉组织多少、营养状况等因素有关。婴儿重要器官的代谢率与其重量成比例。新生儿脑发育的能量为 BMR 的 70%，婴儿为 60%～65%。儿童 BMR 的较成人高，随年龄增长、体表面积的增加逐渐减少。如婴儿 BMR 约为 55 kcal/（kg·d），7 岁时 BMR 为 44 kcal/（kg·d），12 岁时约为 30 kcal/（kg·d），成人为 25～30 kcal/（kg·d）。

（2）食物的特殊动力作用　代谢过程为人体提供能量，同时在消化、吸收过程中出现能量消耗额外增加的现象，即消耗能量，称为食物的热力作用（thermal effect of food，TEF）指摄取食物后 6～8 小时体内能量消耗增加，主要用于食物消化、吸收、转运、代谢利用和储存。不同食物引起的这种能量所需不一样，蛋白质约为所供能量的 30%，而脂肪和碳水化合物仅为 4%～6%。婴儿时期以食奶为主，蛋白质较高，所以这方面所需能量为总能量的 7%～8%，年幼儿童进食混合饮食时则降至 5% 左右。

2. 组织生长合成所需能量

组织生长合成所消耗的能量为儿童特有。生长所需能量（for growth）与儿童生长的速度呈正比，即随年龄增长而逐渐减少。如 1 月龄婴儿能量摄入的 35% 用于生长，1 岁时为 3%，3 岁为 2%；直至青春期第 2 个生长高峰前均维持较低水平，青春期为 4%。

3. 活动消耗

活动消耗为儿童活动消耗的能量（for physical activity），与儿童体格生长水平、活动强度、活动时间、活动类型有关。故活动所需能量波动较大，并随年龄增加而增加，如 3 月龄婴儿活动所需的能量为 0.2 BMR，6 月龄时增加到 0.4 BMR。1 岁以内婴儿每千克体重消耗 62.8～81.7 kJ（15～20 kcal），12～13 岁时可达 125.5 kJ（30 kcal）左右。

4. 排泄消耗的能量

不能完全消化吸收的食物剩余部分经肠道排出，以及营养素被机体利用后的代谢产物从体内排出均含有能量，在摄取混合饮食的婴幼儿这方面损失能量占总能量 10% 以下，每千克体重损失 33～46 kJ（8～11 kcal）。

（三）营养素的需要和代谢

人体必需营养素（essential nutrients）有以下七类：蛋白质、脂类、糖类三类为供能营养素；维生素、矿物质（宏量元素及微量元素）、水、膳食纤维虽不供能，但参与体内各种生理生化活动,调节代谢对人体十分重要。

1. 蛋白质

儿童生长发育迅速,所需蛋白质量相对较多,新生儿期蛋白质需要量最高,以后随年龄增长逐步下降,1岁以内婴儿蛋白质的推荐摄入量为 1.5~3 g/(kg·d)。婴儿蛋白质需要量(g/kg)与优质蛋白质需要量均较成人多。蛋白质参与体液的渗透压调控,供能占总能量的 8%~15%。蛋白质长期摄入不足或过多均可影响碳水化合物、脂肪代谢,导致生长发育迟滞、组织功能异常,甚至威胁生命。

蛋白质主要由 20 种基本氨基酸组成,儿童除需要与成人相同的 9 种必需氨基酸(essential amino acids)外,如亮氨酸(leucine)、异亮氨酸(isoleucine)、缬氨酸(valine)、苏氨酸(threonine)、蛋氨酸(methionine)、苯丙氨酸(phenylalanine)、色氨酸(tryptophan)、赖氨酸(lysine)、组氨酸(histidine),还有半胱氨酸(cysteine)、酪氨酸(tyrosine)、精氨酸(arginine)和牛磺酸(taurine)等为儿童期的条件必需氨基酸(conditionally essential amino acids),即对特殊儿童人群尚需外源性供给。不同食物的合理搭配可相互补充必需氨基酸的不足,提高蛋白质的生物利用价值,即蛋白质互补作用。如米、麦、玉米中的蛋白质缺乏赖氨酸,若配以富含赖氨酸的豆类,则可大大提高其蛋白质的利用率。食物加工,如豆制品的制作可使蛋白质与纤维素分开,消化率从整粒食用的 60% 提高到 90% 以上。

婴幼儿正处于旺盛的生长发育阶段,较年长儿及成人需要更多优质蛋白质。随其摄入食物种类不同,蛋白质需要量也有所不同。当食物中蛋白质供应不足时,人体可临时分解自身组织蛋白质以供所需,引起体重减轻和蛋白质营养不良。当总能量供应不足时,人体可利用蛋白质以供能,从而减少了用于修补及新添新组织的蛋白质,阻碍小儿生长发育;相反,如总能量供给充足,则可节省供能蛋白质,保证了生长发育所需。

2. 脂类

脂类(lipid)包括脂肪和类脂。在常温下呈固态称脂,呈液态为油,不溶于水,溶于有机溶剂,脂肪由碳、氢、氧组成,类脂包括磷脂、糖脂、固醇、脂蛋白等,如卵磷脂、脑磷脂、胆固醇和脂蛋白等。脂肪酸组成脂肪,为人体所吸收利用,可分为三类:①饱和脂肪酸;②单不饱和脂肪酸;③多不饱和脂肪酸。

(1)脂肪对人体的营养价值取决于以下几方面

1)含必需脂肪酸多营养较好。植物油中亚油酸、亚麻酸含量高,故其营养价值优于动物脂肪。

2)含不饱和脂肪酸多者熔点低消化率高,故一般植物油容易消化。

3)含脂溶性的维生素含量高,并能促进其吸收者为好。

(2)脂类的生理功能

1)供给能量:每克脂肪供能 38 kJ(9kcal),脂肪不能给大脑及神经细胞和血细胞供能。

2)构成人体重要组织。

3)促进脂溶性维生素 A、D、E、K 等的吸收。

4)维持体温:皮下脂肪起保温隔热作用。

5)保护体内脏器起固定内脏、缓冲外界冲击力的作用。

6)膳食中脂肪和油类呈现香味,刺激食欲,进食后有饱腹感。

3. 糖类

糖类(carbohydrate,CHO)为碳、氢、氧三种元素组成,也称碳水化合物,分为单糖如葡萄糖、果糖、半乳糖;双糖如乳糖、蔗糖、麦芽糖等;以及多糖如淀粉、糊精、糖原、纤维素及果胶等。糖类的主要生理功能包括以下方面。

(1)供给能量 血液中葡萄糖是神经组织唯一能量来源,心脏搏动也靠葡萄糖和糖原供能,肌肉活动也由肌糖原供能。

(2)供给神经组织生长 为神经组织重要成分,DNA不能缺乏核糖。

(3)肝脏的生理 保护肝脏,糖原储备丰富,维持肝解毒功能。

(4)脂肪的生理生化机能 体内脂肪氧化依靠糖类供能,摄取充分的糖类可防止脂肪氧化不全产生过多酮体引起酸中毒。

婴幼儿对糖类的需要量比成人相对较多,1岁以内婴儿约需每日12 g/kg体重;2岁后约每日10 g/kg体重,所供能量占总能量35%~65%。婴儿以乳汁为主食,碳水化合物主要来自乳汁中的乳糖,乳糖易被婴儿消化吸收。蔗糖也易为婴幼儿消化,但太甜的食物不宜多食。婴儿添加泥糊状食物后,也由米、面、薯、根、茎类及蔬菜、水果中淀粉供给糖类。蛋白质、脂肪、糖类的功能缺乏、过多等影响、需要量及来源见表3-2。6个月龄内婴儿的糖类主要是乳糖、蔗糖等,2岁以上儿童膳食中,糖类所产生的能量应占总能量的50%~65%,若糖类产能>80%或<40%则都不利于健康。

4. 维生素

维生素(vitamin)为一类有机化合物,是维持人体生命活动所必需的营养素,虽不供能却具有以下共同特点:

(1)不能在人体合成或合成不足(除维生素D以外),故人体必须由外界供给。

(2)食物中存在维生素或其前体,含量甚微。

(3)人体需要量很少,但绝对不能缺少。

(4)各种维生素有不同生理代谢功能,与酶的作用关系密切,但并不构成人体组织成分。与儿童营养有关的维生素主要有12种,包括4种脂溶性维生素和8种水溶性维生素:①4种脂溶性维生素。维生素A、维生素D、维生素E、维生素K。②8种水溶性维生素。维生素B_1(硫胺素)、维生素B_2(核黄素)、维生素B_3(烟酸)、维生素B_6、泛酸、叶酸、维生素B_{12}、维生素C(抗坏血酸)。

5. 矿物盐(宏量元素和微量元素)

人体内除去碳、氢、氧、氮以外的元素称矿物质(mineral substance),包括无机盐和微量元素,占人体总重量0.01%以上者称宏量元素;占体重0.01%以下者称微量元素。宏量元素有钙、磷、镁、钾、钠、氯、硫7种;必需的微量元素有14种:铁、锌、铜、碘、硒、氟、钼、锰、铬、镍、矾、锡、硅、钴。各种矿物质、微量元素在体内不供能量,主要功能为构造人体物质和调节人体内生理生化功能。儿科营养方面至关重要的元素有钙、磷、镁、钠、钾、氯、硫、铁、锌、铜、碘、硒等。

6.膳食纤维

膳食纤维(dietary fiber)多为糖类,主要为多糖,如纤维素、半纤维素小-葡萄糖、果胶、树胶,而木质素属非多糖结构。膳食纤维为食物可食部分,但一般不能被人体吸收利用,然而它们也为人类所必需,能发挥作用对人体健康有利。

膳食纤维主要功能如下:

(1)降低血脂预防胆石症,食物纤维降低胆汁和血清中胆固醇,故能降低血脂,防治心血管病;并可使胆汁胆固醇饱和度下降,有利于防止胆石症。

(2)使餐后血糖上升幅度降低。

(3)预防肠癌,食物纤维抑制肠道内厌氧菌活动,促嗜氧菌生长,减少胆酸等致癌物;且纤维素吸水能稀释有毒物,又可使粪便变软,快速排出,减少致癌物与肠黏膜接触时间;并能减少肠内压力,防憩室症。

(4)防止能量过剩及肥胖,纤维素增加食物黏度和体积,使胃排空延迟而有饱腹感,可减少进食量和速度,降低能量摄入,控制肥胖。

7. 水

水(water)为人体不可缺乏的物质,重要性仅次于空气。儿童体内水分相对较成人为多,发挥重要生理功能:

(1)构成全身组织细胞的重要成分。

(2)调节人体体温。

(3)参与人体新陈代谢化学反应。

(4)承担各种营养素的吸收、运输、利用和排泄中的携带物,即使不溶于水的脂肪、蛋白质也以胶体形式混悬于体液中。

(5)协助维持和参加体内一切体液的正常渗透压。

(6)发挥良好的滑润作用:如胸腹腔内浆液、消化道和呼吸道中黏液;以及唾液、泪液、关节滑液等。

人体水的来源主要为摄食的液体,以及来自固体食物中的水分以及食物氧化、组织细胞代谢所产生的水分。水主要从肾脏排尿,以及由肺呼吸和皮肤排汗排出体外,粪中排水不多,除非腹泻时。婴儿新陈代谢旺盛,水的需求量相对较多[150 mL/(kg·d)],以后每3年减少约25 mL/(kg·d)。不同时期生长发育中的小儿体内要潴留0.5%~3%的水分。

二、婴儿喂养

(一)婴儿消化与进食特点

1.消化系统发育

婴幼儿口腔小、黏膜娇嫩,血管丰富、易受损伤。新生儿唾液腺发育差,唾液少,口腔较干,3~4个月时唾液渐多,淀粉酶也增加,5~6个月时唾液更多,由于吞咽功能尚差,唾液常流出口外。吸吮能力与生俱来,两颊内侧脂肪垫发达也利于吸吮。一般4~6个月开始萌出乳牙,但切割咬嚼能力差,要通过训练才能学会,故小婴儿适宜进食流汁。

婴儿食管短，管壁弹力纤维和腺体发育不完善，吞咽时口腔肌肉协调差，进食易发生呛咳窒息。胃呈水平位、容积小，足月儿 25～30 mL，10 天增至约 100 mL，6 个月达300 mL。贲门肌弱，幽门肌较紧张，胃内食物易反流引起溢乳。胃酸低，消化酶活性低功能差胃排空水仅需 1～2 小时，人乳需 2～3 小时，牛奶则需 3～4 小时。婴儿肠道相对成人为长，有利于食物消化吸收，但其各种消化酶功能不足，如淀粉酶、胰酶、胆盐都较少，肠蠕动也不稳定，易引起呕吐腹泻。婴儿消化功能及神经调控功能均在逐渐成熟中，而又需进食比成人相对较多食物，胃肠道负担较重，神经心理发展要求较高，故必须重视婴儿喂养的难度，予以精心照顾。

2. 进食能力成长

婴幼儿摄食能力的发展与其感知觉发育密切相关。胎儿期已对母体和羊水的气味能辨认，出生后通过熟悉乳母气味寻找母乳头，婴儿早期有嗅觉记忆，对不同气味的食物有不同反应，喜欢或拒食它。出生后新生儿即能分辨苦、甜，喜甜恶苦、酸，也能灵敏地分辨母亲乳头乳汁和人工乳头和乳制品，故母乳喂养转为配方乳用奶瓶喂养有不少困难。2～7 个月婴儿是味觉敏感期，也是接触乳类以外其他流质到半固体到固体的转变适应期，抚育者必须重视培育孩子良好的饮食行为习惯。

(二) 婴儿喂养

婴儿喂养的方式有三种：母乳喂养、混合喂养及人工喂养。

1. 母乳喂养

世界卫生组织(WHO)和联合国儿童基金会(UNICEF)于 2002 年制定了《婴幼儿喂养全球策略》，向全球公共卫生事业提出了"保护、促进和支持母乳喂养"的建议，要求足月出生的健康新生儿应于出生后 1 小时内开始母乳喂养(breast feeding, BF)，此前不应喂食任何食物或饮料，婴儿生后最初 6 个月内应纯母乳喂养，婴儿 6 个月后应及时添加泥糊状辅食，并在此基础上继续母乳喂养直至 2 岁或 2 岁以上。

(1) 对母乳喂养状况给予以下定义

1) 纯母乳喂养(exclusive BF)　指婴儿只哺母乳，不给任何液体或固体食物，甚至连水也不给喂。可服维生素或矿物质补充剂、药物滴剂或糖浆。

2) 几乎纯母乳喂养(almost exclusive BF)　指除母乳外，还给婴儿喂维生素、水、果汁等，但每日不超过 2 次，每次不超过几口。

3) 完全母乳喂养(completely BF)　指纯母乳喂养和几乎纯母乳喂养二者相加之和。

4) 部分母乳喂养(partial BF)　指除母乳以外，还给婴儿喂其他乳制品及谷类食物。

(2) 母乳喂养的好处

1) 对哺乳母亲的好处：有利于母亲产后康复，婴儿吸吮乳房可促进母亲分泌泌产素，加强子宫收缩，使之早日复常，又可防止产后子宫出血。哺乳母亲月经复潮推迟，可能起一定节育作用，但不很可靠。哺乳母亲也较少发生乳腺癌、卵巢癌等疾病。近年研究发现，亲自哺乳母亲尚能减少老年智力障碍的发生。

2) 母乳喂养最适合婴儿需要：母乳所含营养素质量最适合婴儿需求，消化、吸收和利用率较高。

3)母乳喂养不易引起过敏：因母乳中蛋白质属人体蛋白质，而牛乳、羊乳的蛋白质为异种蛋白质可成为过敏原，引起肠道少量出血、婴儿湿疹等过敏症状。

4)母乳与牛乳比较：母乳较牛乳蛋白质含量低，矿物盐总量也低；因此对肾脏负担较牛乳为小；母乳增强婴儿抗病能力，因母乳含有大量具有活性的免疫因子；

5)母乳直接哺喂不需消毒，既方便又经济：母乳几乎无菌，直接哺喂不易污染，其温度适宜，随时可喂食，而且对哺乳母亲的好处是有利于母亲产后康复，婴儿吸吮乳房可促进母亲分泌缩宫素，加强子宫收缩，使之早日复常，又可防止产后子宫出血。

母乳喂养优点甚多，健康母亲绝大多数能顺利成功地喂哺自己的孩子。故应加强母乳喂养的健康教育，广泛宣传其优点，提高母乳喂养率，尤其对4~6个月以下的小婴儿，使其母乳喂养率达到80%以上，尤其对早产儿及小样儿等出生体重较低的新生儿尤为合适。

极个别由于母亲或婴儿的情况不能实施母乳喂养，其禁忌证只限于以下几种：①母亲患活动性结核病、重症心脏病或肾脏病、糖尿病或癌症或身体过于软弱，以及母亲患慢性疾病须长期用药者；②母亲患急性传染病或败血症；③乳头皲裂及发生乳房脓肿感染时，可暂停喂哺，按时挤出乳液以免病愈后无乳，不能恢复母乳喂哺；④早产及低体重婴儿或患唇裂、腭裂等先天性疾病，直接喂母乳确有困难时，可挤出母乳用滴管细心哺喂。

（3）正确的喂哺技巧　正确喂哺技巧包括刺激婴儿的口腔动力，有利于吸吮；唤起婴儿的最佳进奶状态(清醒状态、有饥饿感)，哺乳前让婴儿用鼻推压或用舌舔母亲的乳房，哺乳时婴儿的气味、身体的接触刺激乳母的射乳反射。采用最适当的哺乳姿势，使母亲与婴儿感到放松。如母亲可选择摇篮式、环抱式、侧卧式等不同的哺乳姿势见图2-3。

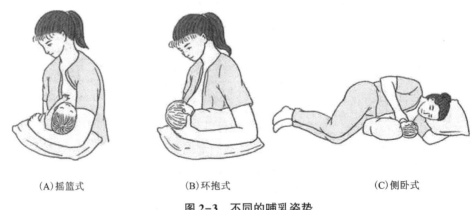

(A)摇篮式　　　　　　(B)环抱式　　　　　　(C)侧卧式

图2-3　不同的哺乳姿势

（4）哺乳次数与时间　适当的哺乳次数有助维持哺乳与增加乳汁分泌，纯母亲乳汁喂养的新生儿宜每日8~12次，一般白天不宜超过3小时、夜间不超过4小时哺乳。如新生儿仍在睡觉，需唤醒哺乳。随婴儿年龄增加，晚睡眠时间较长，夜间哺乳次数逐渐减少，日间增加哺乳量。当婴儿出现觅食反射、频繁吸吮手指、有些焦躁不安、欲哭表情、嘴发出"吧唧"声为婴儿饥饿的行为，即应哺乳。不宜等婴儿持续哭闹才哺乳，因哭闹已表示婴儿很饥饿。婴儿饥饿与饱足表现，见表2-4。

表 2-4　婴儿饥饿与饱足表现

月龄	饥饿表现	饱足表现
0~5	醒来或摇头	闭唇
	吸吮手拳头	头转开
	哭或烦恼	减少或停止吸吮
	等待喂养时间稍长时张嘴	吐出乳头或睡觉
~6	哭或烦恼	少或停止吸吮
	看见抚养者笑，或等待喂养时间稍长时发出咕咕声	吐出乳头
	头转向勺或欲抓食物到口	头转开
		分心或注意周围事物
5~9	抓勺或食物	进食速度减慢
	手指食物	紧闭嘴或推开食物
8~11	手抓食物	进食速度减慢
	手指食物	推开食物
	食物出现时很兴奋	
10~12	可用语言或声音表示要求进食某一特殊食物	摇头说"不要了"

（5）母乳喂养的常见问题是母乳量不足

1）估计乳汁量是否足够：①观察婴儿尿量多少，如每天在 10 次以上，每次量不少，则表示婴儿每天摄入的乳量不会太少；②每次哺乳后婴儿能安睡 2~3 小时，随月龄增大，夜间睡眠时间可长达 5~6 小时，则提示婴儿每次都能吃饱。③可测定每天哺乳量以估计乳量是否足够，因每次哺乳量常有波动，故最好测定 24 小时内每次哺乳量相加比较正确，连测 3 天取均数更好；④婴儿定时去儿童保健门诊测量体重身高，如体重增长良好，小儿平时也很少患病、健康活泼，则大多表示母乳分泌量是足够的。

2）维持母乳分泌量，防止乳量减少：①按时刺激乳房，饥饿的乳儿每隔 3~4 小时猛力吸吮一次，是最适宜的刺激，促使乳房泌乳；②鼓励乳母及其家人坚持母乳喂养，有信心自己喂哺，认识其优点，并积极学习相关知识；③试用催乳方法。

2. 混合喂养

（1）混合喂养的方法有两种

1）补授法：补授法（supplemental feeding）适用于 6 个月以下母乳不足的婴儿。补授的乳量可根据母乳量多少及婴儿的食欲大小来确定。先按小儿需求让他吃饱，几天后就能了解婴儿每次所需补充的乳量。这样先哺母乳有利于刺激母乳分泌，使母乳有再增多的机会。待母乳量增至已能满足婴儿需要时，可渐渐停止补授乳制品，恢复完全母乳喂养。

2）代授法：代授法（breast-bottle feeding）适用于母乳量充足，但因乳母有事不能按时给婴儿哺乳，只能应用乳制品或代乳品代替一次或几次母乳喂养。

3. 人工喂养

用牛乳、羊乳等或各式合适的代乳品喂哺婴儿，统称为人工喂养(artificial feeding)。最常用的兽乳是牛乳，其次为羊乳，除应用鲜乳外，尚可用理化方法改变它的性质，使之更适合于婴幼儿。牛乳可制成乳粉、酸乳、去脂乳等。目前以模仿人乳强化营养素的婴幼儿配方乳粉在国内外应用最广。缺乏乳制品时，豆浆或豆代乳粉等亦是比较符合婴儿营养需要的代乳品，亦曾使用蛋粉、鱼粉、鱼肌蛋白、花生蛋白以补充代乳品中蛋白质的不足。

人工喂养技术方法：乳液调配鲜牛乳喂哺新生儿应加水稀释。最初牛乳和开水比例为2:1，1~2周后渐改为3:1，再增至4:1，一般婴儿适应良好，满月后就可采用不稀释全乳。喂哺次数、间隔和每次喂乳量个体差异较大，应根据婴儿具体情况而定。一般新生儿一昼夜喂乳7~8次，日夜喂乳间隔相差不多，约3小时1次，后半夜稍长。喂乳用具准备和消毒奶瓶以大口直立式玻璃制品为是合适，便于清刷消毒。1~2个月小婴儿时用小奶瓶(100~120 mL)，以后都需用大奶瓶(200~240 mL)，备7~8个便于每日集中消毒，每次用一个，不清洗消毒不能重复用。哺乳方法基本同母乳哺养，喂奶前先将牛乳倒入消毒过的奶瓶装上奶头，用温水温热，家庭在喂养中起到不可代替的作用(表2-5)。

表 2-5　家庭在婴儿喂养中的作用

婴儿		
教育/态度	行为	健康状况
信任感 与父母关系密切 进食愉快	人乳喂养成功 配方喂养成功 补充其他食物顺利	原始反射发育正常 大运动与精细运动发育常 体格生长正常 身体健康
家庭		
与婴儿关系密切 乐意喂养婴儿 了解婴儿的营养需求 满足婴儿需要的成功感 了解健康的生活方式重要性，包括健康的进食行为和规律的活动	满足婴儿营养需求 能正确判断婴儿饥饿与饱足表现 抱婴儿喂养时有眼光交流 喂养时与婴儿有语言交流 提供愉快进食环境 有营养来源于营养程序 如发生问题会寻求帮助	健康状况良好

三、学龄前儿童营养

学龄前儿童消化道功能接近成人，食物制备与成人相同，进食安排与成人同步。学龄前儿童已有一定理解能力，可进行简单的营养教育。学龄前儿童生长发育平稳发展，但仍需充足营养素。2013年《中国居民膳食营养素参考摄入量》建议3~6岁学龄前儿童能量推荐摄入量为 1200~1400 kcal/d，男童高于女童。谷类所含有丰富的糖类是其能量的主要来源。蛋白质的推荐摄入量为 30~35 g/d，蛋白质供能占总能量的 14%~15%，50% 源于动物性食物蛋白质，可满足微量元素需要(如锌、铁、碘和维生素)；足量乳制品、豆制品摄入是维持丰富钙营养的有效方法。

(一)膳食建议

(1)食物选择　学龄前儿童口腔功能较成熟，消化功能逐渐接近成人，已可进食家庭成人食物。但需有营养的食物，如新鲜水果、蔬菜、低脂奶制品、瘦肉类(鸡、鸭、鱼、牛、猪、羊肉)、全谷类。正餐时少用汤类代替炒菜，稀饭代替米饭。尽量避免纯能量食物，如白糖、粉丝、凉粉、藕粉等，少吃零食，饮用清淡饮料。

品种多样，膳食平衡，膳食多样化，以满足儿童对各种营养成分的需要，如荤菜、素菜的合理搭配，粗粮、细粮的交替使用，保证蛋白质、脂肪、糖类之间的比例，以及足够的维生素、矿物质摄入。学龄前儿童功能性便秘发生率较高，需适量的膳食纤维，全麦面包、麦片粥、蔬菜是膳食纤维的主要来源。

(2)食物制备　食物制备与成人相同，但食物口味仍以清淡为主，不宜添加各类调味品；少油煎、油炸食物，避免刺多的鱼肉。儿童已能逐渐接受部分家庭食物习惯，如酸辣食物。

(3)餐次与进食能力　进食时间基本与成人同步，每天可安排 1~2 次点心。如幼儿园儿童晚餐时间过早，儿童回家应适当加餐，避免晨起低血糖发生。进食的能量比例宜早餐 20%~30%，午餐 30%~35%，点心 10%~15%，晚餐 25%~30%。4 岁儿童不再紧握勺或筷进食，能像成人一样熟练用勺或筷自己进食，喜欢参与餐前准备工作。

(4)学习进食礼仪　家长应教儿童餐桌仪表，如嘴里有食物不宜说话，学会用餐巾纸擦嘴，不越过别人餐盘取食物。家庭的共进餐习惯使儿童可学到更好的餐桌礼仪。比起言教，更重要的是家长的行为，因儿童行为是家长行为的镜子。每天应至少有一次愉快家庭进餐时间，儿童也可参与准备与结束清洁工作，有益儿童对食物的认识和选择，增进交流。

> **课程思政**
>
> **餐桌礼仪文化**
>
> 餐桌礼仪。顾名思义，就是指吃饭用餐时在餐桌上的礼仪常识。餐桌礼仪问题可谓源远流长，据文献记载，至少在周代，就已形成一套相当完善的制度，是孔子的称赞推崇而成为历朝历代表现大国之貌、礼仪之邦、文明之所的重要方面。中国人十分尊重吃的艺术及礼仪，他们认为，用餐不单是满足基本生理需要的方法，也是头等重要的社交经验。这些礼仪有助于宴饮活动圆满周全，使主客双方的修养得到全面展示。

(二)零食选择

零食是非正餐时间食用的各种少量的食物和(或)饮料(不包括水)。2007年中国居民零食专项调查显示60%以上的3~17岁儿童青少年每天晚上吃零食,均因为"好吃"选择零食。调查显示儿童青少年零食提供能量可占总能量的7.7%,接近幼儿点心提供的能量,零食尚提供部分膳食纤维(18.2%)、维生素C(17.9%)、钙(9.9%)、维生素E(9.7%)。因此,正确指导儿童青少年适当选择、控制零食过多摄入非常必要。2006—2007年中国疾病预防控制中心营养与食品安全所受卫生部疾病预防控制局委托,研究和编制《中国儿童青少年零食消费指南》,将零食分为"可经常食用""适当食用"和"限制食用"三种。提倡以营养与健康餐为主,不可以零食替代正餐。如需为儿童选择零食,建议家长参照零食消费分类指南选择"可经常食用"的零食,避免"限制食用"零食。注意培养良好饮食习惯,不挑食、不偏食,定时定量进食,不乱吃零食;学习遵守餐桌礼仪,注意口腔卫生。

四、儿童青少年营养

多数学龄儿童体格仍维持稳步的增长,除生殖系统外的其他器官、系统,包括脑的形态发育接近成人水平,肌肉发育较好。青少年生长发育为第二高峰,总能量和营养素需要高。学龄儿童、青少年膳食安排与成人相同,需保证足够的能量和蛋白质的摄入,主食宜选用可保留B族维生素加工粗糙的谷类,根据季节及供应情况做到食物种类多样,搭配合理,提高食物的营养成分;提供含钙丰富的食物。

教育学龄儿童、青少年有关预防营养性疾病的科普知识,使青少年能选择有益健康的食物。

(1)膳食平衡 教育儿童与家长了解"营养好"的概念。"营养好"不是以油荤食物多、价格贵、少见食物判断,也不是以食物的色香味判断,是摄入的食物营养素均衡。平衡膳食或营养素均衡是食物摄入丰富,适当搭配,满足能量及各种营养素的需求,身体健康,即可维持正常的体重、血脂、血压,无微量元素缺乏性疾病。注意同类食物互换,使膳食平衡又不单调。

(2)预防慢性非感染性疾病 肥胖症、糖尿病、心脏病、高血压和癌症等为慢性非感染性疾病。儿童青少年超重,肥胖使其在成人期发生慢性非感染性疾病危险性增加。选择含饱和脂肪及反式脂肪少的食物是预防慢性非感染性疾病的重要措施之一。自然食品中反式脂肪酸含量很少,多为植物油加工产生,即植物油脂液态不饱和脂肪加氢硬化成为固态或半固态的油脂,使食品口感更松脆美味。人造黄油、奶油蛋糕类的西式糕点、烘烤食物(饼干、薄脆饼、油酥饼、炸面包圈、薯片以及油炸薯条、炸鸡块)等食物含较多反式脂肪酸。

课程思政

中国饮食文化博大精深

在中国传统文化教育中的阴阳五行哲学思想、儒家伦理道德观念、中医营养摄生学说，还有文化艺术成就、饮食审美风尚、民族性格特征诸多因素的影响下，创造出彪炳史册的中国烹饪技艺，形成博大精深的中国饮食文化。

从外延看，中国饮食文化可以从时代与技法、地域与经济、民族与宗教、食品与食具、消费与层次、民俗与功能等多种角度进行分类，展示出不同的文化品味，体现出不同的使用价值，异彩纷呈。

第三节　常见营养相关性疾病

一、营养素缺乏的分类

20 世纪 80 年代英格兰阿伯丁大学学者 Michael H. N. Golden 提出发现人类营养素缺乏时，一部分营养素缺乏的儿童生长正常，营养素在组织中浓度下降，有特殊临床表现；另一部分营养素缺乏时组织中浓度正常，除生长速度下降外无特殊临床表现。Golden 据不同的营养素缺乏时有 2 种完全不同反应的事实，提出按营养素缺乏时身体出现 2 种基本不同病理生理反应的分类方法，将营养素分为 I 型营养素和 II 型营养素。

I 型营养素包括碘、铁、钙、铜、氟、锰、硒以及所有的维生素。身体的反应特点是 I 型营养素在组织中浓度下降，最早的表现是特殊的临床症状，但没有生长迟缓。如若持续时间长、严重时可继发生长障碍。I 型营养素缺乏多为单一营养素缺乏致病。最常见的 I 型营养素有：铁缺乏性贫血、维生素 A 缺乏性干眼症、碘缺乏性甲状腺肿与甲状腺功能低下症。

II 型营养素包括锌、氮、钾、磷、硫、镁、必需氨基酸及能量（脂肪与糖类），II 型营养缺乏的共同表现是身高、体重生长速度减慢，但 II 型营养在组织中的含量正常，无特殊临床症状与体征。但 II 型营养素互相关联，如锌、氮、钾、磷、硫、镁、氨基酸均为蛋白质的成分之一，缺乏时影响蛋白质合成。II 型营养素缺乏时常常伴有其他几种营养素同时缺乏，如锌、磷、硫缺乏，引起儿童生长发育障碍。

二、I型营养素缺乏

(一)维生素 A 缺乏

维生素 A 为脂溶性微营养素,与所有脊椎动物视觉、上皮组织、免疫系统、生殖等正常功能有关。维生素 A 包括视黄醇、视黄醛、视黄酯及视黄酸。体内视黄醛可氧化成视黄酸,但不可逆;视黄酸可促进动物生长,与视觉活性、生殖无关。"类维生素 A"术语包括天然和合成维生素 A,但合成维生素 A 不具备所有功能。维生素 A 缺乏症(Vitamin A deficiency Disorder,VAD)是身体维生素 A 不足导致的疾病,包括临床型维生素 A 缺乏(<0.7 μmoL/L)、亚临床型维生素 A 缺乏及可疑亚临床型维生素 A 缺乏(或边缘型维生素 A 缺乏)。临床型维生素 A 缺乏表现为特异的皮肤角化过度和眼干燥症;边缘型和亚临床型维生素 A 缺乏无特异临床表现,主要与反复呼吸道感染、腹泻和贫血等广泛影响有关,增加儿童的发病率和病死率。

1. 高危因素

(1)储存不足 早产儿、双胎儿、低出生体重儿等体内维生素 A 储量不足,生长发育迅速阶段易发生维生素 A 缺乏。

(2)摄入不足和需求增加 孕母维生素 A 缺乏致人乳维生素 A 浓度减少是发展中国家与地区婴儿维生素 A 摄入不足的常见原因。因贫困或缺乏营养知识,人乳不足或无人乳的母亲长期给婴儿纯淀粉类食物喂养,或断人乳后给脱脂乳、炼乳喂养,缺乏动物性食物及富含 P-胡萝卜素的成分蔬菜;水果摄入不足也可使婴幼儿维生素 A 缺乏。疾病状态使儿童体内维生素 A 的消耗增加,如慢性感染性疾病、肿瘤等也可同时出现维生素 A 缺乏症。

(3)吸收不良 消化系统疾病(如慢性痢疾、慢性肝炎、肠炎、先天性胆道梗阻等),或膳食脂肪过低影响维生素 A 及 β-胡萝卜素的吸收。

(4)代谢障碍 肝病、甲状腺功能低下、蛋白质营养不良导致视黄醇结合蛋白合成不足,锌营养缺乏等使维生素 A 转从肝脏转运障碍致血浆维生素 A 降低。

2. 临床表现

维生素 A 缺乏症的临床表现与缺乏阶段和程度有密切关系,可疑和亚临床缺乏阶段主要表现为非特异的临床表现,如感染增加和贫血等,重度缺乏阶段表现为维生素 A 缺乏的特异表现——干眼症。

(1)眼部 眼部的症状和体征是维生素 A 缺乏症最早被认识,预后最严重。夜盲或暗光中视物不清最早出现,持续数周后,开始出现干眼症的表现,外观眼结膜、角膜干燥,失去光泽,痒感,泪减少,眼部检查可见结膜近角膜边缘处干燥起皱褶,角化上皮堆积形成泡沫状白斑,为结膜斑或毕脱斑(Bitot's spots)。

(2)皮肤 早期仅感皮肤干燥、易脱屑,有痒感,渐至上皮角化增生,汗液减少,角化物充塞毛囊形成毛囊丘疹。

(3)感染发病和病死率增高 主要表现为反复呼吸道和消化道感染,且易迁延不愈,增加疾病发病率和病死率,多为 6 月龄至 2 岁儿童。

（4）贫血 边缘和亚临床维生素 A 缺乏可出现储存铁增加、外周血血清铁降低、类似于缺铁性贫血的小细胞低色素性轻度贫血。

3. 实验室检查

血清人乳视黄醇、血清视黄醇结合蛋白测定、血清视黄醇结合蛋白/运甲状腺素蛋白比率（RBP/TTR）测定。

4. 治疗

（1）一般治疗 调整饮食、祛除病因。提供富含维生素 A 的动物性食物或含胡萝卜素较多的深绿色蔬菜、黄红色水果及其他蔬菜；有条件的地方也可采用维生素 A 强化食品饮用，如婴儿配方。同时重视原发病的治疗。

（2）特异性治疗 采用维生素 A 制剂治疗（表 2-6）。

表 2-6 维生素 A 制剂治疗

年龄	治疗剂量[①]	预防剂量	频率
<6 月龄	50000IU	50000IU	10、14 和 16 周龄接种及脊髓灰质炎疫苗接种时
6~11 月龄	100000IU	100000IU	每 4~6 个月 1 次
>1 岁	200000IU	200000IU	每 4~6 个月 1 次
妇女[②]	200000IU	400000IU	产后 6 周内

注：①同年龄段人群，如确诊干眼症应立即给予单剂量，24 小时后第二次，2 周后第三次；确诊为麻疹儿童立即给予单剂量，24 小时后第二次；确诊蛋白-能量营养不良儿童给予单剂量，此后每日补充维持需要量的补充量。②确诊育龄期妇女（13~49 岁）为活动性的角膜损害的立即补充维生素 A 200000IU，24 小时后第二次，2 周后第三次；轻度眼部体征[夜盲症和（或）毕脱斑]的育龄期妇女补充维生素 A 10000IU/d 或 25000IU/w，至少 3 个月

（二）B 族维生素缺乏

B 族维生素是所有人体组织必不可少的营养素，有 12 种以上，被世界公认的人体必需 B 族维生素有 9 种，均是水溶性维生素，包括维生素 B_1（硫胺素，thiamin）、维生素 B_2（核黄素，riboflavin）、维生素 B_3（烟酸，niacinX）、维生素 B_5（泛酸，pantothenic acid）、维生素 B_6（吡哆醇，pyridoxine）、维生素 B_7（生物素，biotin）、维生素 B_9（叶酸，folic acid）、维生素 B_{12}（钴胺素，cobalamin）和胆碱（choline）。

1. 维生素 B_1 缺乏

维生素 B_1 又称硫胺素，是发现最早的维生素。

（1）生理功能 构成辅酶、抑制胆碱酯酶的活性。

（2）高危因素 摄入不足、吸收不良或消耗增加、需要量增加、先天性遗传代谢缺陷；治疗原则为积极补充维生素 B_1 尤其对于重症患儿应尽早大剂量维生素 B_1 治疗，同时治疗原发病或消除危险因素，治疗不良反应较少。

（3）预防

1）高危人群：有高危因素的人群是预防的重点对象，宜采取预防性治疗。妇女在妊娠第2~3期或妊娠后180天需补充维生素 B_1 22 mg(0.12 mg/d)；因维生素 B_1 从乳汁中分泌0.2 mg/d，建议哺乳母亲补充维生素 B_1 0.2 mg/d，以满足哺乳期能量增加的需要。

2）营养教育：摄入含维生素 B_1 谷物是我国居民维生素 B_1 的主要来源，改进谷物加工方法，同时纠正不合理的烹饪方法，避免谷物中维生素 B_1 的流失和破坏，是预防维生素 B_1 缺乏的重要手段。瘦肉、内脏、豆类、蔬菜和水果等也是维生素 B_1 的良好来源。强化米、面等谷物中的维生素 B_1 可提高摄入量。

2. 维生素 B_2 缺乏

维生素 B_2 又称核黄素(riboflavin)。

（1）生理功能　参与体内生物氧化与能量生成、参与其他B族维生素的代谢、抗氧化、与细胞色素P450结合，参与药物代谢等。

（2）高危因素　摄入不足、食物加工过程损失、继发性维生素 B_2 缺乏、医源性光照治疗破坏维生素 B_2 。

（3）临床表现　维生素 B_2 缺乏常与多种营养素缺乏同时存在，特别是B族维生素缺乏，少见单一维生素 B_2 缺乏。

1）眼：充血、畏光、流泪、烧灼感。

2）口腔：舌炎、唇炎、口角炎，可伴唇黏膜水肿、皲裂(cheilosis)，若累及咽部黏膜，则有咽痛、咽部充血水肿。

3）皮肤：四肢皮肤对光敏感。

4）皮脂排出障碍：会阴部皮肤与口周油性鳞片状皮疹。

5）神经系统症状：感觉迟钝。

（4）治疗　调整膳食，每日口服维生素 B_2 0.5 mg/kg 治疗，至症状消退；同时补充其他B族维生素。

（5）预防

1）高危人群预防：母亲有维生素 B_2 摄入不足时其母乳喂养婴儿也易出现维生素 B_2 缺乏。WHO建议，妊娠妇女应补充维生素 B_2 0.3 mg/d 以满足胎儿生长需要；哺乳母亲估计从乳汁分泌维生素 B_2 0.3 mg/d，因乳汁中的维生素 B_2 利用率为70%，则母亲应补充维生素 B_2 0.4 mg/d。婴儿食品强化维生素 B_2 ，如婴儿配方。新生儿黄疸蓝光治疗时需给新生儿补充维生素 B_2 。

2）营养教育：摄入富含维生素 B_2 食物。维生素 B_2 大量存在于动物肝肾、牛奶、奶酪、鸡蛋和绿叶蔬菜因维生素 B_2 对光敏感，牛奶出售宜纸盒包装。鸡蛋白与蛋黄含有与维生素 B_2 结合的特殊蛋白质，以储存游离维生素 B_2 供胚胎发育。2013年中国营养学会公布了婴儿、儿童、青少年维生素 B_2 的推荐需要量（表2-7）。

表 2-7　维生素 B_2 的推荐需要量

食物	核黄素含量（mg/kg）
牛奶	1.7
奶酪	4.3
牛肉	2.4
西蓝花	2.0
苹果	0.1

3.维生素 B_6 缺乏

维生素 B_6 缺乏包括食物中摄入不足、或药物所致维生素 B_6 缺乏症以及维生素 B_6 依赖症两种情况，维生素 B_6 依赖症为摄入正常的维生素 B_6 量仍出现维生素 B_6 不足的表现，为遗传性疾病。

（1）生理功能　参与氨基酸代谢，参与碳水化合物代谢、参与脂肪代谢、红细胞合成。

（2）高危因素

1）营养不良、药物：口服避孕药、药物（如异烟肼、环丝氨酸、肼苯哒嗪、青霉胺，以及阿司匹林、对乙酰氨基酚、吲哚美辛、萘普生等非选择性非甾体消炎药）致维生素 B_6 失活、消耗过多及需要量增加而导致维生素 B_6 缺乏。

2）疾病：肠道疾病伴有脂肪吸收；肝脏疾病以及酒精中毒损伤肝脏功能；白血病和慢性肾衰竭。

3）代谢异常。

（3）临床表现

1）轻度原发性维生素 B_6 缺乏：临床表现为非特异性，表现为舌炎、口角炎、唇干裂、易激惹、抑郁和呆滞等。

2）严重维生素 B_6 缺乏与维生素 B_6 依赖症：有四大临床表现（婴儿惊厥、周围神经皮炎、黏膜炎、贫血）。

（4）预防

1）高危人群预防：中国育龄妇女有吡哆醛缺乏的危险，可能与饮食习惯有关。因此，加强妊娠期妇女营养是预防的关键。

2）营养教育：平衡膳食是预防营养性疾病的关键。

4.维生素 B_{12} 缺乏

维生素 B_{12} 作为辅酶参与体内两个重要的代谢反应。

（1）生理功能　参与氨基酸合成、参与脂肪代谢。

（2）高危因素　摄入不足、吸收障碍、先天性维生素 B_{12} 代谢异常［如糖蛋白内因子（IF）缺乏、受体缺乏、维生素 B_{12} 转运蛋白缺乏、细胞内维生素 B_{12} 利用障碍以及药物不良反应]。

（3）预防

1）高危人群：鉴于食品中叶酸强化，应筛查正常红细胞性贫血者维生素 B_{12} 缺乏，而不宜等待发生巨细胞贫血出现后。对于实行严格素食的妊娠及哺乳母亲的母乳喂养婴儿，应预防性补充钴胺素。但需关注膳食中缺乏动物性食物的贫困地区儿童维生素 B_{12} 缺乏。

2）营养教育：平衡膳食。

5.维生素 B_9（叶酸）缺乏

维生素 B_9 又称叶酸（folic acid），由蝶啶、对氨基苯甲酸和谷氨酸残基组成的一种水溶性 B 族维生素，参与合成嘌呤和胸腺嘧啶。为身体细胞生长和繁殖所必需的物质，帮助蛋白质的代谢，与维生素 B_{12} 共同促进红细胞的生成和成熟。

（1）生理功能　四氢叶酸是叶酸在体内有生理活性的形式，是体内生化反应中一碳单位转移酶系的辅酶，是一碳单位传递体。

（2）高危因素

1）摄入不足：绿叶蔬菜和新鲜水果摄入不足，或摄入过多加工食物可导致叶酸缺乏。

2）吸收不良：消化道疾病，如慢性腹泻或炎症性肠病，可致叶酸吸收不良。

3）需要增加：代谢与造血增加的情况，如妊娠母亲、婴儿生长、肿瘤。

4）疾病：肝疾病、肾透析、维生素 B_{12} 缺乏增加叶酸排泄。

（3）预防

1）高危人群：叶酸是胎儿脊髓、脑发育的重要维生素，妊娠妇女均需补充叶酸可明显降低胎儿神经管缺陷的发生，服用抗惊厥药物的妇女怀孕前、整个妊娠期应补充叶酸 $1 \sim 5$ mg。

2）营养教育：新鲜绿叶蔬菜中含叶酸丰富，肝、肾、酵母和蘑菇叶酸含量也较多（表 2-8）。

表 2-8　2012 年 WHO 公布的《妊娠妇女补充铁和叶酸指南》

项目	妊娠妇女补充铁与叶酸建议
补充成分	元素铁 30～60 mg；叶酸 0.4 mg
方式	每日补充
目标人群	妊娠妇女、成年妇女
补充地点	所有机构

（三）维生素 C 缺乏

生物体内维生素 C 是一种抗氧化剂保护身体免于氧化剂的威胁。维生素 C 的主要作用是参与胶原蛋白的生物合成，此外还参与叶酸代谢、铁的吸收和转运等。维生素 C

缺乏可导致坏血病。维生素 C，即抗坏血酸(ascorbic acid)，是一种有效的还原剂，维生素 C 缺乏可引起坏血病(scurvy、scorbutus)。

(1)生理功能 维生素 C 在人体内有抗氧化，清除氧自由基；促进胶原合成，阻断亚硝胺在体内形成；促进肝内胆固醇代谢等作用；还原作用是维生素 C 的非特异的功能，在体内使氧化型谷胱甘肽还原为还原型谷胱甘肽，本身被氧化，而发挥抗氧化作用。其他维生素 C 具有解除重金属毒性，预防癌症，清除自由基等作用。

(2)高危因素

1)摄入不足：母亲妊娠期维生素 C 摄入充足，其婴儿出生时有充足的储存，脐带血浆中的维生素 C 含量为母亲的 2~4 倍。

2)需要量增加：妊娠、哺乳及甲状腺功能亢进时维生素 C 的需要量增加；急性和慢性炎症性疾病、发热、手术以及烧伤也显著增加维生素 C 的需要量；铁缺乏、寒冷以及蛋白质消耗时维生素 C 的需要量也可增加。

3)吸收障碍或丢失增加：腹泻时维生素 C 随粪便丢失量增加，胃酸缺乏则使维生素 C 吸收减少，冷或热应激增加维生素 C 的尿排泄。

4)其他：长期大剂量补充维生素 C，体内维生素 C 的分解代谢及肾脏排泄增加。

(3)临床表现 坏血病可发生于任何年龄，常见的发病年龄在 6~24 月龄，若母亲妊娠期维生素 C 摄入不足则新生儿期就可出现症状。临床表现与严重程度有关。

1)轻度 多为小婴儿早期的维生素 C 缺乏，临床表现无特异性，易误诊、漏诊为流感或其他自限性疾病。恶心；发热；腹泻；疲乏；食欲下降；无其他原因的不适；肌肉、关节痛；皮肤毛囊周围少量出血点。

2)严重缺乏 为维生素 C 严重缺乏的特征性临床表现：出血(皮肤出血、牙龈肿胀出血，牙齿松动、脱落；骨膜下出血，常见沿胫骨骨干肿胀、压痛、按压有凹陷；其他部位：偶见消化道、尿、关节腔出血，严重时可有颅内出血)。

肢体疼痛，婴儿下肢常处于髋外展、屈膝位，或"蛙状"以缓解骨膜下出血的疼痛；婴儿拒绝活动下肢，呈假性瘫痪状(pseudo paralysis)；伤口愈合慢。皮肤、毛发干燥；婴幼儿骨生长障碍；骨骼症状，部分婴儿可见第 6~8 肋骨肋软骨交界处膨大，与维生素 D 缺乏病的肋串珠相似，称为"坏血病串珠"(scorbutic rosary)。坏血病串珠产生原因不清楚，可能与呼吸时临时钙化带断裂有关。贫血，维生素 C 缺乏影响铁吸收，而长期出血或伴有叶酸缺乏亦可引起贫血。一般为正细胞性贫血，少数为巨幼红细胞贫血；免疫功能降低，易感染。

3)晚期：出现黄疸、发热、全身水肿、惊厥，致死性并发症为颅内出血或心包积血。

(4)治疗

1)调整膳食：增加新鲜水果和蔬菜的摄入，适当补充多种维生素。

2)护理骨骼病变明显的患儿：制动，防止骨折及骨衕脱位。牙龈出血者注意应注意口腔清洁。

3)抗坏血酸治疗：口服维生素 C 100 mg，每日 3~5 次，至总量达 4g 后减为 100 mg/d；或口服维生素 C 1 g，每日 3~5 次，后减速为 300~500 mg/d，持续 1 周，以后以推荐量维持。

4)贫血治疗：合并巨幼红细胞性贫血者应补充适量的叶酸或维生素 B_{12}。

（5）预防

1)高危人群需关注长期纯牛奶喂养婴儿、经济困难家庭饮食单一、妊娠与哺乳妇女、神经性厌食者、1 型糖尿病、消化道疾病、血液透析与腹膜透析患者的维生素 C 的补充。

2)营养教育人类 90% 的维生素 C 来源新鲜水果和蔬菜，特别是柑橘类水果维生素 C 含量丰富。因烹调过程可损失 20%~40% 的维生素 C，注意烹调方法，必要时补充维生素 C。营养状况良好母亲的母乳以及婴儿配方中的维生素 C 含量充足。

（四）维生素 D 缺乏

维生素 D 的需要量即是预防维生素 D 缺乏病(佝偻病)的最小剂量，人们需要重新认识维生素 D 对人体健康的作用，涉及对维生素 D 血浓度的认识。

1. 维生素 D 的生理功能

维生素 D 的活性形式有 25-羟维生素 D、1,25-二羟维生素 D、24,25-二羟维生素 D 等，其中以 1,25-二羟维生素 D(1,25-(OH)_2D) 为主要形式。1,25-(OH)_2D 主要通过作用于器官(肠、胃、骨)而发挥生理功能：①促小肠黏膜细胞合成一种特殊的钙结合蛋白(CaBP)，增加肠道吸收，磷也伴之吸收增加，1,25-(OH)_2D 可能有直接促进磷转运的作用；②增加肾小管对钙、磷重吸收，特别是磷的重吸收，提高血磷浓度，有利于骨的矿化作用；维生素 D 还可防止氨基酸通过肾脏时丢失，缺乏时可致尿中的氨基酸排泄量增加；③促进成骨细胞的增殖和破骨细胞分化，直接作用于骨的矿物质代谢(沉积与重吸收)。

2. 维生素 D 缺乏佝偻病

（1）概念 营养性维生素 D 缺乏病(rickets with nutritional Vitamin D deficiency)是由于儿童体内维生素 D 不足、磷代谢紊乱产生的一种以骨骼病变为特征的全身慢性营养性疾病。典型的表现是生长着的长骨干骺端和骨组织矿化不全致软骨和骨骼畸形，成熟骨矿化不全则表现为骨质软化症(osteomalacia)。

（2）高危因素

1)食物中未补充维生素 D：长期纯人乳喂养、牛奶蛋白过敏、乳糖不耐受、未补充维生素 D 是维生素 D 缺乏病发生的重要原因之一。

2)日光暴露不足：泛用防晒霜，室内活动过多(如幼儿园儿童)。

3)疾病因素：如消化道疾病可伴脂肪吸收不良，如炎症性肠病(IBD)、肝脏病、囊性纤维病、慢性肠炎、克罗恩病等致肠道食物中的脂肪吸收障碍降低维生素 D 的吸收。

4)其他医学情况：如减肥药(奥利司他)和降胆固醇药物(考来烯胺)可降低维生素 D 的吸收。

（3）临床表现 儿童维生素 D 缺乏主要表现生长最快部位的骨骼改变，亦可影响肌肉发育及神经兴奋性的改变，因此临床表现与年龄有关。重症维生素 D 缺乏病患儿可有消化和心肺功能障碍，并可影响行为发育和免疫功能。

（五）维生素 K 缺乏

维生素 K 是一种脂溶性维生素，主要能够调节凝血蛋白合成以及同骨组织中维生素 K 依赖蛋白，维生素 K 缺乏的高危因素与婴儿年龄有关。维生素 K 缺乏导致低凝血酶原血症和凝血异常，引起的新生儿出血性疾病，临床分型、严重程度与发病年龄有关。新生儿出血性疾病，静脉注射维生素 K，每次 1 mg，根据需要，每 8 小时一次。轻度凝血酶原不足，肌内注射维生素 K 1~2 mg；严重凝血酶原缺乏伴出血表现时，肌内注射维生素 K 15 mg。

（六）铁缺乏

除维生素 A、碘外，铁是儿童三种最容易缺乏的营养素之一，因铁缺乏时身体不能合成足够的血红蛋白而产生缺铁性贫血。缺铁性贫血是儿童中最常见的营养缺乏性疾病。铁在人体内参与血红蛋白和 DNA 合成以及能量代谢等重要生理过程。铁是人体最容易缺乏的营养素之一。

1. 铁元素的生理功能

（1）运输氧　氧与红细胞中的血红蛋白（hemoglobin）结合将氧从肺转运到身体其他部分。

（2）细胞呼吸　铁作为血红蛋白、肌红蛋白、细胞色素（cytochromes）以及一些呼吸酶的成分，参与体内氧与二氧化碳的转运、交换和组织呼吸过程。红细胞形成和成熟铁也与红细胞形成和成熟有关。

（3）参与免疫功能　铁水平与抗体的产生、杀菌酶活性、淋巴细胞转化率、吞噬细胞移动抑制因子、中性粒细胞吞噬功能等有关。

（4）其他　铁还参与催化促进，β-胡萝卜素转化为维生素 A、嘌呤与胶原的合成、脂类在血液中的转运以及药物在肝脏的解毒等。

2. 缺铁的高危因素

储存铁不足、铁摄入不足、铁的生物利用率低、生理性需要量增加、铁元素异常丢失，同时还应根据病史排除缺铁性贫血（iron deficiency anemia，IDA）或儿童失血性贫血，尤其是年长儿童（表2-9）。

表 2-9　贫血程度分类

年龄	血红蛋白（g/L）	
	6月龄至6岁	新生儿
轻度	>90	144~120
中度	60~90	90~120
重度	30~60	60~90
极重度	<30	<60

3.缺铁的治疗

（1）一般治疗　增加食物铁的摄入、提高食物铁的生物利用率，如增加含铁丰富的动物性食物、富含维生素C的新鲜蔬菜和水果。加强重症儿童护理，预防及治疗感染。

（2）铁剂治疗　口服铁剂治疗为主要途径。口服铁剂：常用各种亚铁盐，如硫酸亚铁、葡萄糖酸亚铁、富马酸亚铁等。铁剂治疗剂量以元素铁计算，如硫酸亚铁含20%的元素铁，富马酸亚铁含33%的元素铁。总量为3~6 mg/（kg·d）的元素铁，每日3次；

（3）其他维生素　可同时口服维生素C促进铁吸收，补充其他维生素和微量元素，如维生素 B_2、叶酸。

（七）碘缺乏

碘（iodine）是人体的必需微量元素之一，碘过多或缺乏都可致甲状腺疾病。碘缺乏会引致碘缺乏病影响甲状腺，健康成人体内的碘总量为30 mg（20~50 mg），其中70%~80%存在于甲状腺。碘是合成甲状腺素必不可少的成分，碘缺乏和碘缺乏病（iodine deficiency disorders，IDD）是全球公共卫生问题之一。碘在人体唯一生理功能是合成甲状腺激素。

1.碘缺乏的临床表现

临床表现缺碘对人体的损伤取决于缺碘的程度、缺碘的持续时间、身体所处的发育阶段以及身体对缺碘的反应等。

（1）新生儿　由新生儿甲状腺功能减退称地方性克汀病，主要有几种类型：神经型，智力落后、聋哑、斜视、痉挛性瘫痪；黏肿型，黏液性水肿、身材矮小、智力落后婴儿病死率增加。

（2）儿童和青春期　智力发育障碍、体格发育障碍、甲状腺肿大、亚临床型克汀病、碘诱导性甲状腺功能亢进。

（3）成人　甲状腺肿及其并发症甲状腺功能减退智力障碍、碘诱发性甲状腺功能亢进

2.碘缺乏的治疗

一般弥漫性甲状腺肿在有效补碘后的数月到数年内逐渐消退，巨大甲状腺肿或伴有压迫症状者可采用手术治疗；甲状腺萎缩或有甲状腺功能减退者需用甲状腺素替代治疗。

确诊IDD的婴儿应给予左甲状腺素，每天3 μg/kg，以尽快恢复甲状腺功能，随后继续补充碘化物。监测血浆促甲状腺激素（TSH）水平直至达到正常。

（八）钙缺乏

钙占人体体重的1.9%，是人体除氧、碳、氢、氮外的第5位基本成分。研究表明，儿童期的钙营养不足可增加成年后罹患各种慢性疾病的风险，如骨质疏松症、高血压、肿瘤、糖尿病以及其他代谢性疾病。

1.钙元素的生理功能

钙对保证骨骼正常生长和维持骨骼健康起着至关重要的作用。离子钙与细胞功能密

切相关，如参与调节神经、肌肉的兴奋性

2. 钙缺乏的临床表现

因缺乏评估钙营养状况的可靠生物化学指标，儿童钙营养状况在临床难以判断，即使钙摄入量较低临床往往无明显的症状与体征，多在中老年后出现骨质疏松、腰腿痛、骨折。临床上，常将与发生低钙血症（hypocalcemia）有关医学情况误诊为"钙缺乏"，如新生儿暂时性甲状旁腺功能不足，致低钙血症、维生素 D 缺乏性手足抽搐、输血后低钙血症以及长期抗惊厥药物治疗。

3. 缺钙的治疗

调整膳食，增加膳食钙的摄入是最基本的治疗方法。积极查找导致钙缺乏的高危因素及基础疾病，并采取有效干预措施。钙补充剂量以补足食物摄入不足部分为宜。只有无法从食物中摄入足量钙时，才使用钙补充剂。儿童钙缺乏或钙营养不足常同时存在其他微量营养素缺乏，如镁、磷、维生素 A、维生素 C、维生素 K 等，补充钙的同时宜补充其他相关微量营养素。

三、Ⅱ型营养素缺乏

（一）蛋白质、能量营养不良

近年来认为儿童营养不良不是单一疾病，而是一种异常的状态，包括营养低下（under nutrition）和营养过度（over nutrition）。营养低下是营养素不足的结果，而营养过度是摄入营养素失衡（imbalances）或过量的结果。

1. Ⅱ型营养不良的高危因素

（1）食物供给不足（原发性营养不良）　主要原因是因家长知识缺乏使儿童能量、蛋白质以及与能量、蛋白质有关的微量营养素摄入不足。

（2）疾病因素（继发性营养不良）　因胎儿期生长迟缓（fetal growth retardation）致低出生体重或小于胎龄儿、早产；慢性感染性疾病如结核、迁延性腹泻、艾滋病、肿瘤。

2. 营养不良处理（治疗）

中度、重度营养不良儿童的处理均包括治疗原发病、控制感染与其他合并症等对症治疗措施，以及补充富含营养素的食物，恢复儿童体内丢失的营养素。

儿童营养不良是可预防的疾病，包括科学喂养（提倡人乳喂养、其他食物引入）、合理安排生活制度、定期生长监测、预防各种传染病和矫正先天畸形等。

预防重点人群：5 岁内是发生营养不良的发年龄，而干预、预防中度营养不良是提高全球儿童健康水平的关键。

预防措施：直接干预行为包括改善母亲营养状况（补充叶酸、铁、多种微量营养素、补充钙、平衡蛋白质和能量的食物），促进人乳喂养、补充强化维生素 A 和锌；改善 6~24 月龄儿童的食物。人乳喂养至少至 6 月龄可最有效预防儿童早期营养不良。

（二）锌缺乏

锌缺乏包括营养性不足与遗传性锌缺乏。锌是重要的微量元素。食物中的锌多与动物蛋白质同时摄入，因此锌是与营养不良发病率有关的重要营养素。锌在人体内参与几乎所有的代谢过程，对儿童的体格、免疫、中枢神经系统生长和发展均具有重要作用。儿童锌缺乏或营养不足是一个全球性的公共卫生问题。2003 年，世界卫生组织将预防和治疗儿童锌缺乏作为减少 5 岁以下儿童患病率和病死率的重要措施之一。

1. 锌元素的生理功能

锌与细胞膜含硫、氮的配基结合形成牢固的复合物，维持细胞膜稳定。锌参与近 2000 种转录因子，调节基因表达，蛋白质合成；锌对细胞免疫调节有重要作用，有抗氧化、抗炎作用。

2. 缺锌的高危因素

摄入不足多见于 6~12 月龄婴儿，主要是膳食中锌摄入量不足。婴儿 6 月龄时，人乳锌浓度下降至<1 mg/L。故 6~12 月龄如未及时给予富含锌的食物可导致婴儿锌缺乏。储存不足，胎儿体内锌的储存主要在宫内后 3 个月[850 pg/(kg·d)]。因此，早产儿易发生锌缺乏；同时生后肾脏及肠道排泄锌增加、摄入量不足加重锌缺乏。疾病罹患乳糜泻、囊性纤维化等胃肠道和肝脏疾病的儿童肠道内源性锌排泄增加，肠道锌的吸收不足，使患儿锌缺乏的风险增加。

遗传因素基因突变可导致锌吸收障碍和乳汁分泌锌不足，从而导致肠病性肢端皮炎（AE）和暂时性新生儿锌缺乏（TNZD）。

3. 临床表现

缺锌主要表现为生长迟缓、性发育与骨发育延迟、皮炎、腹泻、反复呼吸道或胃肠道感染、食欲低下、味觉异常、脱发、行为改变等。

4. 缺锌的治疗

（1）调整膳食 以增加锌的摄入。

（2）补充锌 可选择葡萄糖酸锌、硫酸锌、甘草锌等制剂，以元素锌计算。2004 年 WHO 建议腹泻儿童口服补液盐同时给予锌补充，>6 月龄元素锌 20 mg/d，<6 月龄 10 mg/d，疗程为 2 周至 1 个月。支气管炎、肺炎等下呼吸道感染患儿补充锌剂也有减轻症状和缩短病程的效果。此外，大剂量锌补充可用于肝豆状核变性、镰状细胞贫血的治疗，以及预防黄斑变性所致失明。目前也有尝试以锌含片和鼻喷雾剂治疗病毒性感冒以缩短病程。

5. 缺锌的预防

高危人群除早产儿、患胃肠道、肝脏疾病的儿童外，婴儿、儿童、青少年、妊娠妇女是锌营养不足的高危人群；AE 或 TNZD 家族史阳性儿童也是锌缺乏的危险人群；营养教育儿童锌缺乏/不足的预防在于改善饮食，提高膳食锌的摄入。

第四节 儿童体质运动

预习案例

某教师设计与组织了一个幼儿园大班体育活动,该活动的核心目标之一是让幼儿掌握半侧身肩上挥臂准确投掷的基本动作。在活动中,教师提供了活动情景,为了让幼儿掌握动作要领,教师让幼儿安静观看其动作示范。示范两次之后,教师让幼儿依次尝试。在尝试过程中,幼儿只是用力地把投掷物从上往下"砸""甩""扔"(而非活动核心目标所要求的"投掷"),结果投掷物要么投得不远、要么投得不准。教师一个个评价就说:"俊俊,你的动作不正确!俊俊,你没有砸到!俊俊你姿势不对。老师再来教你们一次"于是,该教师又开始向幼儿示范半侧身肩上挥臂投掷的基本动作,并反复让幼儿做模仿练习。

在这个案例中,教师组织幼儿学习"半侧身肩上挥臂投掷"这一基本动作时,采用以讲解示范为主的方法是恰当的。因为该动作是幼儿不熟悉的,且难度较大,该动作的学习往往需要借助教师的示范讲解才能掌握。但教师在示范法运用上反映出教育观念的落后和存在着时间把握不当、教育评价方式不当等问题。教师在讲解示范动作之前可以先让幼儿进行自由探索活动,让幼儿结合自身的个体经验,去发现新的玩法。这不仅可以有效地激发幼儿活动的积极性,而且幼儿在探索中所获得新的身体姿势经验和运动经验,也是他们学习与建构新技能的前提与基础,为后面基本动作的学习奠定了基础。然而教师采用的是直接向幼儿做示范讲解。在评价幼儿活动时,教师直接指出说"你的动作不正确!"这显然是对幼儿探索结果的一种否定,幼儿在此时所获得的最真实的感受可能就是一种"无能感"或者说是"失败感"。

一、体质

体质(physical fitness)是指人体的质量,它是在遗传性和获得性的基础上表现出来的人体形态结构、生理功能和心理因素的综合和相对稳定的特征。体质是构成人体各要素的一种综合能力体现,体现出机体有效与高效执行自身功能的能力,也是机体适应环境的一种能力。体质在被认可受遗传、环境、营养、体育锻炼等因素影响的同时,强调其后天的可塑造性尤为重要，包括应该注重身心两方面的密切联系，提高有机体的基本生活适应能力、身体形态、人体生理功能、运动素质和心理素质的均衡发展水平。"体质"和"健康"的概念是不同的。同样是健康的人，其体质却千差万别，对一个人的体质强弱要从形态、功能、身体素质、对环境气候适应能力和抗病能力等多方面进行综合评价。具体包括以下5个方面：

（1）身体形态发育水平　即体格、体形、姿势、营养状况以及身体组成成分等。

（2）人体生理功能水平　即机体新陈代谢水平与各器官系统的工作效能等。

（3）身体素质和运动能力水平　即身体在运动中表现出来的速度、力量、灵敏性、柔韧性、耐力等素质以及走、跑、跳、投、攀、爬、负重等身体运动能力。

（4）心理素质水平　即人体本体感知能力、个体意志力、判断能力等。

（5）适应能力　即对外界环境条件的适应能力，包括抗寒、抗热能力和对各种疾病的抵抗能力等。

二、运动对体质的影响

身体活动是指由骨骼肌收缩引起的、导致能量消耗的所有身体运动；而通常所讲的运动是身体活动中的一种，以增强体质、促进健康及培养人的各种心理品质为目的。儿童运动除了具备骨骼肌收缩产生的活动和机体能量消耗增加的特征外，更强调是要产生高于基础代谢水平的能量消耗，且受脑神经系统调节的自主性活动。

运动可以全面提高体质，使身体保持合适的体重，对心肺功能、免疫功能和身体形态有良好的影响。第一，科学的运动健身可以促进人体生长发育，改善血液循环系统、呼吸系统、消化系统的功能状况，提高抗病能力，机体适应能力；改善神经系统的功能，提高神经系统对人体活动错综复杂变化的判断能力，并及时做出协调、准确、迅速的反应。第二，科学的运动健身能缓解心理压力，调节人体的紧张情绪，改善生理和心理状态，恢复体力和精神力，保持健康的心态，充分发挥个体的积极性、创造性和主动性，从而提高自信心和价值观，在团队中更好的发挥团结协助的精神。因此，正确进行运动，能促进儿童生长发育，增强体质，提高一般抵抗力及获得适应气候变化的能力，减少疾病，培养良好品格，提高健康水平。

课程思政

生命在于运动

法国思想家伏尔泰（Voltaire，1694.11.21—1778.05.30），原名弗朗索瓦-马利·阿鲁埃，提出了"生命在于运动"的格言。生命的产生在于运动，运动是生命诞生的前提条件，没有物质运动就不会有生命的产生；生命的存在在于运动，运动是生命存在的基础，要维持生命体存在，离不开物质运动；生命的发展也在于运动，运动又是生命发展的动力和源泉。可以说，没有了运动，人就活不下去。

三、不同年龄段儿童运动娱乐指导

儿童运动是根据月龄、年龄来逐步发展身体活动的。新生儿期以哭、笑、注视母亲吸引母亲爱抚的行为为主；1~8个月主要是平衡、捏弄等简单运动和依恋感情的初步建立；9~18个月是移动及手的技能和理解语言的发展；1~3岁是细运动及表达语言迅速发育和表现自我意识及想象力的阶段。幼儿、学龄前儿童运动分为"走、跑、跳"运动、模仿运动、增加体力运动、球类运动、跳绳运动、呼啦圈运动、轮胎运动、平衡木运动、垫子运动、跳箱运动、蹦床运动、吊绳运动、单杠运动、秋千运动、滑梯运动、攀登运动等多种类型。以上运动可分为移动篇的动作(走、跑、跳、蹦蹦跳、爬等)、操作篇的动作(投、踢、打、抓、停止等)、平衡篇的动作(转、扭、滚、保持平衡)3个基本运动技能。

按照国家运动和体育教学委员会的有关儿童活动指南要求，学步幼儿每天至少有30分钟的正式体力活动，学龄前儿童及学龄前以上儿童有60分钟的有组织的体力活动，久坐每次不宜超过60分钟。

(一)婴幼儿期

1.婴幼儿动作发展的顺序和规律

(1)从整体动作到分化动作　婴幼儿最初的动作是全身性的、笼统的、散漫的。比如，新生儿受到疼痛刺激后，边哭喊边全身乱动。以后，婴幼儿动作逐渐局部化、准确化和专门化。

(2)从上部动作到下部动作　婴幼儿最早的动作是俯卧抬头，至于俯撑、翻身、坐爬、站立乃至行走，则是按一定的顺序发展起来的。

(3)从大肌肉动作到小肌肉动作　婴幼儿首先出现的是躯体大肌肉动作，如头部动作、躯体动作、双臂动作、腿部动作等，以后才是灵巧的手部小肌肉动作，以及准确的视觉动作等。

(4)从中央部位动作到边缘部位动作　婴儿最早出现的是头的动作和躯干的动作，然后是双臂和腿部有规律的动作，最后才是手的精细动作。这种发展趋势可称为"远近规律"，即靠近头部和躯干的部位现发展，然后是远离身体中心部位动作的发展。

(5)从无意识动作到有意识动作　婴幼儿动作的发展越来越多的受心理、意识的支配，呈现出从无意识动作到有意识动作的发展趋势。

2.精细运动发育(fine motor development)

婴儿的发育和表达感知觉、情绪和认知在很大程度上是通过运动来实现的。2~3月龄的婴儿，其非对称紧张性颈反射的减弱和适应能力的增强使婴儿可以看手及玩手。抓物结合了视觉及触觉同步的信息，为以后视觉运动的发育奠定了基础。婴儿3月龄时，能够用放松的拳拍击物体，但该阶段，仅能拍击在眼前的物体。到6月龄时可伸手在中线处够物品，最初用双手，其后单手。

在视觉及自我意愿控制下，3~6月龄婴儿的抓和伸手的能力逐渐协调。在伸手够物品发展的最初阶段，抓物仅发生于手触及物体。6个月后，在即将触到物体前，婴儿就开始做出水平、垂直地抓物品动作。到9月龄，抓物品动作在伸手够物体前即可发生。

1 岁时，可调节手的方向去协调抓物。

当婴儿能可靠地获得物体，笨拙的全手抓物逐渐变得灵活。4 月龄，用手指和手掌一起参与抓物。5 月龄，拇指也参与进来。到 7 月龄，拇指和其他手指配合抓物可不需要手掌参与，这时候，婴儿可指向性地用拇指和示指抓小的物件。到 9 月龄，婴儿可熟练地使用拇指和示指径直利索地摄取小物件。婴儿在探索中容易发现隐藏的物件。生后第二年，幼儿发展手腕的运动，使其可以使用匙等工具。

3. 大运动发育(gross motor development)

肌肉伸屈的平衡，原始反射的消退，保护和平衡反应的进化，以上三个进程的演变使婴儿能保持直立姿势及四肢运动超过中线。首先，新生儿期肌肉以屈肌占主导地位，其后发展为伸肌和屈肌的平衡。新生儿屈曲的姿势直到 6 月龄时逐渐伸展，此时，婴儿可伸展双腿，将脚趾伸进嘴里。其次，原始反射(比如拥抱反射、非对称紧张性颈反射)的消退及整合形成自主运动，使婴儿有了更多的灵活运动。1 个月大的婴儿如果没有非对称紧张性颈反射，其不能向一侧看。当这一反射消失后，婴儿可以将手伸至中线。再有，婴儿必须建立起平衡及保护反应后才能坐和走。此反应使婴儿自动地改变躯干和肢体位置来保持平衡和阻止摔倒。举一个大家熟悉的 9 月龄婴儿降落伞反射作为保护性反应的例子，当掉到地上时会伸开双臂和双腿来保护自己。表 2-10 简述了部分大运动发育里程碑的年龄范围。

表 2-10 运动技能获得的年龄范围*

技能	年龄(月)	技能	年龄(月)
注视球不见了的地方	4~5	握笔最远端	8~12
全手抓物	3~6	可协调独走	10~16
可独坐玩玩具	6~9	可协调跑	14~25
拇指反拨弹珠	7~9	掷环时眼手协调	29~42
短暂支撑重量	8~9		

注：*引自：Black MM, Matula K. Essentials of Bayley Scales of Infant Development Ⅱ Assessment. New York：John Wily, 1999

如表 2-10 所示，大运动技能的正常发展，年龄跨度较大。为了促进儿童的正常发育，临床医师遵从的原则不是集中于大运动发展的刻板的时间表，而是关注于整个发展的前进过程。婴儿在自主地掌握新姿势前会经历数周至数月学习维持那个姿势的过程。许多 6 个月大的婴儿如果被摆成坐姿，他可无支撑地短坐片刻，但他(她)到了 8 个月才能自己主动从坐姿中掌握这动作。一个新姿势的协调发展则需要更长时间。许多儿童在学会拉着物体站起的姿势后 4~5 个月后才能独走。独走的发展因儿童气质和肌张力的不同而各异，气质活动水平低，适应性慢的儿童可能在神经功能具备这一能力之后很久才会尝试独走。相反，活动水平高的婴儿会站时就开始走了。在第 2 年，这些活动水平高的婴儿如果能跑，就很少走。

在正常变异范围内，大运动获得时的年龄与智力无关，当了解这一点后，父母通常就没有那么焦虑了。没有任何单一的运动技能可作为神经发育及功能不良的指标。通常，当大运动发育迟缓合并以下情况，如广泛性发育迟缓、角弓反张、持续的握拳、持续肢体或侧身体失用、婴儿原始反射消退延迟或持续存在、1岁仍不能对指，那么临床医师应进一步检查。

4. 婴幼儿体操

（1）婴儿被动操　适合于2~6个月的婴儿。婴儿完全在成人帮助下进行四肢伸屈运动。每日1~2次。被动操可促进婴儿大运动的发育，改善全身血液循环。

（2）婴儿主动操　7~12个月的婴儿有部分主动动作，在成人的适当扶持下，可以进行爬、坐、仰卧起身、扶站、扶走、双手取物等动作。主动操可以扩大婴儿的视野，促进其智力的发展。

（3）幼儿体操　12~18个月尚走不稳的幼儿在成人的扶持下进行有节奏的活动，主要锻炼走、前进、后退、平衡、扶物过障碍物等动作，如竹竿操。内容由简到繁，每天1~2次。模仿操适用于18个月至3岁的幼儿，此年龄阶段的幼儿模仿性强，可配合儿歌或音乐进行有节奏的运动。

（二）学龄前期

学龄前期儿童，运动和认知能力发展迅速，为实现入学后系统化地学习知识奠定了重要基础：动作发育倾向成熟，开始有较好的平衡能力，两足交替步登楼梯，能模仿绘画或临摹横、直线和基本几何图形。行为控制能力大大增强，能更多地进行各种运动和活动。除保证定时进食、睡眠外，还要合理安排户外活动、锻炼、游戏、室内手工作业、绘画等，要培养坐立、看书绘画的正确姿势。

1. 精细运动发育

3岁时，能单手拿杯子，能模仿画圆形和"十"字，用剪刀，搭10层积木。4岁时，模仿画方形，至少能画出人的三个部位。5岁时会临摹自己的名字，画一个开放的方形和相切的圆。

2. 大运动发育

3岁时，幼儿的大肌肉已有较大的发展，比小肌肉的发展快。肌肉的发育为运动和耐力的发展打下了基础。大动作和手操作能力的发展见表2-11。

表 2-11　学龄前儿童动作发育进程

年龄	（双脚）移位性能力	非移位性能力	（手）操作能力
3~4岁	单足上楼梯；双脚跳跃；用脚尖走路	骑三轮车；手拉着大玩具四周走；将球举过头顶扔出，准确投球，投掷时能扭转身体，但仍只会用胳膊；向前踢球	单手拿杯子；系上并解开扣子；张开双臂接球；用剪刀剪纸；用拇指和示指、中指持笔

续表 2-11

年龄	（双脚）移位性能力	非移位性能力	（手）操作能力
4~5 岁	单足下楼梯；用脚尖站立、跑和走得很好	投掷姿势成熟（用身体和胳膊）；前后摇摆着踢腿	能用手抓住小球；用线穿珠子；握笔熟练；用铅笔模仿画三角形
5~6 岁	交替双足跳跃；走窄的直线；滑行；原地向上跳的姿势成熟	多数儿童投掷和踢球的姿势已成熟	抓住的姿势成熟；用针穿线，会缝针

如表 2-11 所示，3 岁时，会交替着单足上楼梯，会骑三轮车，能从 40 cm 的高处跳下，会向上跳，会用脚尖走路。3.5 岁时，能将球举过头顶扔出，准确地将球扔向目标，投掷时能扭转身体但仍然只会用手臂，而且不会用双腿协助发力做出协调的投掷姿势；能双脚跳跃；向前踢球；能足跟对着足尖走直线；骑三轮车；在帮助下穿衣服；在帮助下上厕所。4~5 岁时，能交替着单足下楼梯，可用脚尖站立。5 岁时，会自己荡秋千，大多数儿童能学会单足跳和跳绳，能学会其他更复杂的大运动技能，如学会轮滑、骑两轮车、跳舞等。

学龄前儿童的运动应符合其身心发育特点，应以愉快的游戏为主要形式，在保证活动时间和活动强度的前提下，以发展基本动作技能为核心目标，兼顾该阶段快速发展的多种身体素质；同时鼓励增加日常生活中的身体活动，在培养生活能力的同时提高体质健康水平。托儿所及幼儿园可以组织小体育课，采用活动性游戏方式如赛跑、扔沙包、滚球、丢手绢、立定跳远等。年长儿可利用器械进行锻炼，如木马、滑梯，还可以由老师组织各种田径、球类、舞蹈、跳绳等活动。

（三）学龄期

学龄期儿童的运动协调性得到了最为明显的发展。在学龄早期，儿童的肌肉更加发达，大肌肉的协调性继续发展，大运动越来越灵活、熟练。例如，骑自行车更熟练，能用手和身体保持平衡。同时体能也在稳步增强，随着运动记忆能力的发展，他们将视觉、听觉信息转化为本体运动的能力也随之增强。

学龄期儿童，神经运动的控制明显提高，表现为执行任务的速度和精确性的提高，如重复性手的运动、序列性手指运动。6 岁、7 岁儿童已经能比较好地组织复杂的动作，完成包含有多个步骤或连续性的动作组合，例如跳绳、游泳、滑冰、舞蹈和体操等技能。9 岁、10 岁以后的儿童不仅在运动中掌握了更多的技能，而且更具有组织性和合作性，他们普遍能参加有规则的、集体的运动并进行比赛，如跑步、跳远、跳高、游泳和球类等运动。运动对儿童的骨骼和肌肉发育、增强体质和社会相互关系等多方面均有显著的好处，恰当的大运动能增强儿童的体质，提高学习效率，而且集体运动可以增强伙伴关系。大运动能力的强弱对自信和伙伴关系会带来较明显的影响，可以促进自尊、自信以及受伙伴欢迎的程度。应重视发展学龄儿童的大运动，建议每天的运动时间应不少于 1

小时。

与学前儿童相比，学龄儿童的视觉输入、脑信息加工和本体运动通路的发育更成熟，输入和传出的协调性更好，因而精细运动的反应速度更快、精确性更高。6岁、7岁儿童的小肌肉群尚未很好发育，手脚并不太灵活，约到8岁时可熟练地进行小肌肉的精细运动。小肌肉的协调发展使儿童能进行更复杂的手工操作或工艺性活动，例如书写、绘画、使用剪刀和乐器等很多能力都迅速发展起来。

总体而言，男孩的运动速度和强度优于女孩，女孩的运动灵活性优于男孩，运动中性别差异随年龄的增长愈发明显。学龄期儿童的运动在速度、强度和协调性上仍未达到青少年和成人的水平，四肢大运动的协调和手眼协调性尚未达到很好的水平，因此与青少年相比，显得反应速度和运动速度较慢、动作笨拙、投掷不够准确。学龄儿童应每天进行户外活动和体格锻炼。系统的体育锻炼，如体操、跑步、球类活动、游戏等均能促进儿童体力、耐力的发展。课间参加户外活动还可清醒头脑，缓解躯体疲劳。

（四）青春期

青春期是儿童第二个生长发育高峰，学习和掌握运动技能的能力最强。青少年参加体育锻炼不仅可以增强体质，提高身体健康水平，还有利于开发智力和提高学习成绩。青春期肌肉比青春期前明显强壮，厚而结实。男孩比女孩的肌肉发育更为突出。肌肉发育的性别差异与性激素有很大关系，其次是运动的结果。

青少年最好每天都进行有氧运动，可以根据兴趣爱好选择如健步走、远足、游泳、骑车、爬山、轮滑等中等强度的有氧运动。青少年还需要着重发展肌肉力量。力量练习是青少年身体机能全面发展的重要组成部分，应该重视起来。力量练习不仅可以增加肌肉量和肌力，还可以促进骨骼发育和心肺功能的提高。儿童不建议进行专门的器械力量练习，可以选择一些具有力量练习特点的大强度有氧运动，包括跑步、健美操、跳绳、篮球、足球等。还可以选择一些儿童专用的拉力带等，每次练习的时长不宜超过10分钟，每周1~2次为宜。青少年应确保每天都能进行体育运动，每天至少累计达到60分钟的中高强度身体活动，包括每周至少3天的高强度身体活动和增强肌肉力量骨骼健康的抗阻活动，更多的身体活动会带来更大的健康收益；每天屏幕时间限制在2小时内，鼓励儿童青少年更多地动起来，这可以非常有效地提高青少年的体质。跑步虽然比较单调，趣味性不高，但是可以全面提高青少年的身体素质，具有非常多的好处，青少年应该长期坚持。

青少年精力充沛，喜爱大运动量的活动，但由于肌肉的发展尚未完全成熟，力量和耐力均比成人差，比成人容易疲劳，因此不能承受过大、过重的运动量和劳动量，不适应长时间的紧张状态。大约在身高停止生长后1年，肌肉的力量达到了正常成人的水平，应逐渐加强锻炼，注意劳逸结合。运动时注意自身感觉来控制运动的强度，使自己的运动状态发挥到最佳，达到较好的运动效果。为了规避风险，建议青少年参加运动比赛或者重要的运动项目前，先进行相关医学检查和运动能力测试。初次参加运动锻炼或身体素质较差的青少年不要急于求成，要循序渐进地进行。青少年运动时容易产生疲劳的感受，但是也容易消除，这是由青少年心理特点所决定的。如果感到非常累，可以有意识地降低运动强度或者暂作休息，等身体机能恢复后再继续进行。

四、运动的效果评价

儿童运动效果主要表现在以下三个方面：

（1）生理功能的改善指标　包括心率、呼吸频率、血压、红细胞计数和血红蛋白含量、肺活量等以及臂力、握力、耐力等。

（2）体格发育指标　包括体重、身高、头围、胸围、上臂围等是否处于本年龄阶段的较高水平。

（3）多发病　主要是呼吸道疾病的发病率和缺勤率下降。

1998年，北京市体育运动委员会、北京市教育委员会和北京市卫生局颁布了《北京市3~6岁儿童体质测定标准》，测试内容除包括传统的儿童体格测试指标身高、体重外，儿童需进行一整套的运动，包括往返跑、立定跳远、垒球掷远、双脚持续跳跃、走平衡木、圆周单脚持续跳跃等在内的测试项目。体质测试可以更全面的评价一个小儿体格锻炼效果和健康状况，同时在制定体格锻炼方案时可以更有效的放矢，突出个性化。对于非专业人员，可以采用脉搏测量或者主观运动强度等级（RPE）量表对儿童青少年身体活动强度进行评估。

脉搏测量：正常人的脉搏和心率是一致的。运动结束即刻计数10秒钟桡动脉或颈动脉脉搏，乘以6换算成每分钟心率。根据公式计算不同年龄的最大心率百分比。

最大心率百分比＝负荷后即刻心率/［220-年龄（岁）］×100%。

RPE量表是身体活动中测量自我感觉运动强度的常用方法，RPE量表等级为6~20级。表2-12显示了RPE量表等级与主观运动对应强度分类及最大心率百分比。研究显示，量表与测量强度的客观指标和运动负荷强度之间有较高的相关性。使用RPE量表辅助生理指标的测试，能够对运动时人体机能的变化作出科学和准确的分析，还能够简单有效地推断运动能力、判定运动强度，并可进行医疗监督。

表2-12　主观运动等级强度量表

等级	主观运动感觉	运动强度分类	最大心率百分比/%
6	安静、不费力	静息	/
7	极其轻松	非常低	<50
8			
9	很轻松		
10	轻松	低强度	~63
11			
12	有点吃力	中等强度	~76
13			

续表 2-12

等级	主观运动感觉	运动强度分类	最大心率百分比
14	吃力	高强度	~93
15			
16			
17	非常吃力	超高强度	≥94
18			
19	极其吃力		
20	精疲力竭	最高强度	100

五、运动娱乐中的注意事项

儿童运动娱乐形式多种多样，必须根据其生理解剖特点安排适宜的锻炼内容、运动量、环境及用具。应充分利用自然因素，如阳光、空气和水进行锻炼。

（1）穿衣要适宜，避免穿得过多。要随气候的变化而增减衣物穿着，经常少穿一些也是一种锻炼，可以从小开始养成习惯，使皮肤更好地适应外界气温的变化。空气质量指数与身体活动的建议见表 2-13。

（2）根据孩子的年龄、性别及健康状选择合适的项目。运动可与游戏结合，亦可亲子共同参与，以达到增加乐趣的目的。

（3）循序渐进，运动量符合小儿运动的特点。安排各种不同的运动，项目由少到多，时间由短到长，活动量由小到大，中间要有休息时间，仔细观察小儿对锻炼的反应。

（4）做好运动前的准备活动和运动后的整理活动。出汗要擦干，湿衣要换掉，适当喝一些白开水或运动饮料。

（5）持之以恒。只有长期坚持，才能增强体质。

（6）是注意安全。身体不适时要暂停运动，有的项目要穿戴相应的防护用具，有的项目要注意禁忌人群。

（7）要有合理的生活制度配合。

表 2-13　空气质量指数及身体活动建议

空气质量指数	空气质量指数类别	健康效应	身体活动建议
0~50	优	空气质量令人满意，基本无空气污染	推荐进行户外身体活动
~100	良	空气质量可接受，但某些污染物可能对极少数异常敏感儿童青少年健康有较弱影响	

续表 2-13

空气质量指数	空气质量指数类别	健康效应	身体活动建议
~150	轻度污染	儿童青少年出现刺激症状，呼吸道症状轻度加剧	减少户外身体活动
~200	中度污染	儿童青少年症状加剧，对心脏及呼吸系统可能产生影响	
~300	重度污染	儿童青少年普遍出现呼吸系统症状，心血管疾病或呼吸系统疾病患儿症状显著加剧	避免户外身体活动
>300	严重污染	儿童青少年出现明显的呼吸道症状，心血管疾病或呼吸系统疾病患儿死亡风险增加	

课程思政

体育精神

体育作为人类的一种社会活动，是在人们的社会生产和生活中产生和演变的。它与社会的政治、经济、科学、文化、教育、军事等密切相关。它以人的全面发展为研究对象，通过身体锻炼增强人的体质，通过体育的社会实践促进社会发展和文明进步。在体育运动中不断产生和积淀的规范人类行为和思想的体育文化是体育工作的指导思想和灵魂，是社会主义精神文明建设的重要组成部分。对提升人的道德素质、提高社会文明起到非常重要的作用。

扩展一：运动对体质的影响

(1)运动健身对改善血液循环系统的作用　血液循环为身体的各个器官输送氧气和各种营养物质，维持它们的生命活动。运动时人体需要更多的氧气及能量物质，在这个过程当中心脏需要通过加压提高血液的循环量，来提供更多的养分。长期的运动健身能让心脏得到更好的锻炼，改善循环系统的状况，让心肌变得更加强健，从而降低患心血管疾病的概率。运动健身，可让血管更富弹性，输送血液的能力更强。运动通过消耗脂肪和降低体重，可以降低血液低密度脂蛋白，升高具有保护力的高密度脂蛋白，延缓血管狭窄的发展，维持血管弹性及通畅度，降低血压，有效地降低患中风和冠心病的风险。

(2)运动健身对提高循环呼吸功能的作用　运动时，人体的呼吸和心跳都会加快，心脏输出的血量增加，肺吸入的气体量也随之增加。肺泡活动增强，使更多的肺泡参与气体交换，血液含氧量增加，促进了新陈代谢，提高了人体对环境的适应能力和抗病能力。同时，由于呼吸效率越高，呼吸频率越慢，呼吸肌就能够得到充分的休息，从而更进一步提高工作效率。这意味着在机体的衰老过程中，心肺功能的退行性变化更加缓慢，可以维持更高的体力活动能力。而推迟呼吸系统的老化，可更好地防御循环呼吸系统疾病的损耗。

（3）运动健身对消化系统的促进作用　首先，运动健身增加体内营养物质的消耗，提高机体代谢率，从而促进食欲。这是因为经常而适当的运动可以增强神经体液调节系统和血液循环的功能，深而慢的呼吸又造成膈肌大幅度升降和腹肌的配合活动，对胃肠和肝脾产生良好的按摩作用。所以，经常参加体育锻炼，能促进消化系统的功能，对食物的消化、营养物质的吸收会更加充分和顺利，从而为健康长寿提供良好的物质保证。其次，运动对调节新陈代谢起重要作用的垂体肾上腺系统以及胰腺等消化腺的功能，影响更大。坚持长期锻炼将令身体结构和功能产生良好变化。运动能改善糖代谢，防治糖尿病；运动能降低血胆固醇，防止动脉硬化；运动能促进多余脂肪的利用，防止发胖。在自己体质和体力允许的情况下，更长时间、更费力的运动健身消耗能量更多，对保持体重更有利。一方面通过各种运动增加能量消耗，使身体的能量平衡向负的方向倾斜；另一方面通过肌肉力量训练，保持肌肉和骨骼这些重要的瘦体重成分。

（4）运动健身对肌肉的强化作用　运动系统由骨骼、关节、肌肉三部分组成，它们的健康依赖于科学的健身锻炼。骨骼是人身体的支撑框架，运动时，要承受肌肉收缩产生的拉力。长期运动的人骨密度会增加。骨密度越高，骨骼能承受的重力、拉力和其他受力的综合作用的能力就越强，骨骼就越不容易发生折损。

关节由各种骨骼、肌肉、韧带和关节软骨构成，其存在就是为了运动。不同关节的活动方向和范围不同，各种关节的组合为我们身体的运动提供了无限的可能。关节的功能只能在运动中维持，关节不运动就会丧失功能，变得僵硬，甚至难以恢复。人体的骨骼肌共有600多块。每块肌肉一般都可分为肌腹和肌腱两部分。肌肉的生理特性包括兴奋性、传导性和收缩性。肌肉在其收缩前，先产生兴奋。在一定生理范围内，肌肉的兴奋性越高，肌肉收缩时产生的力量就越大。运动健身中力量锻炼对肌肉有强化作用。力量锻炼会使肌肉体积增加。比如举重等力量性项目运动员的肌肉块明显大于一般正常人，这说明力量锻炼和运动训练可以使肌肉体积增大，而且练什么肌肉，什么肌肉的体积就增大。力量锻炼会使肌肉力量增加，数周的力量练习就会引起肌肉力量的明显增加。力量锻炼还会使肌肉弹性增加。有良好力量锻炼习惯的人，在运动时经常伴随一些牵拉性练习，从而可使肌肉的弹性增加，这样可以避免人体在日常活动和体育锻炼过程中由于肌肉的剧烈收缩而造成各种运动损伤。

（5）运动健身对促进心理健康的作用　长期的运动健身，是对自己运动能力的肯定，让自己拥有更强的自信心，也有助于化解不愉快的负面情绪。医学专家认为，长期参加体育和娱乐活动，能使锻炼者的健康水平和心理承受能力都处在较高水平，为提高心理水平奠定了基础。体育锻炼及比赛过程中的应激锻炼，是对付日常生活中应激事件的最佳方法。运动还能够促进神经系统的发育，运动技能的学习也可以提高大脑的认知能力，有助于大脑的全面发展。长期运动健身者，运动是他们体验享受的一个过程，在这过程当中增强自信和快乐的情绪。所以，体育健身不仅能让身体受益，还可以在运动锻炼的过程中获得舒畅的心情，使得大脑清醒，思路敏捷，工作效率得以更好地提高。

（6）运动健身对青少年生长发育的作用　青少年最注重的就是体力与智力的全面发

展。青少年时期多参加运动锻炼，增加体力活动，学习多种运动技能，养成良好的体育锻炼习惯，对他们的生长发育和身心健康都有很好的促进作用。多运动锻炼，对身体骨骼发育起了很关键的作用，骨骼的生长有赖于运动对骨骼形成的力量刺激。运动中的肌肉收缩和重力变化给骨骼组织发出信号，让其感受到生长的需要，信号越强，反应越大，所以经常运动的孩子长得更高。

另外，青少年在参加集体运动项目的时候，能够很好地培养他们的团队精神，在相互帮忙或者是相互竞争当中学习坚持，体验失败，在挫折中成长。青少年在运动锻炼中还能使他们的大脑功能得到全面的发展。家长们不要怕耽误了学习而减少他们的运动锻炼时间。运动锻炼能使神经系统得到全面发展，特别有助于想象力、空间思维和组织规划等方面能力的提高。家长们应该鼓励青少年多参加运动锻炼，养成良好的运动习惯，使他们大脑的工作效率得以提高，最终可以更好地促进学习成绩的提高。

（7）运动健身对多种疾病的预防作用　"生命在于运动"，合理的运动健身，能增强体质，促进人体的内循环和内分泌，使人体脏器的各项功能维持在一个较高水平，从而有效地提高人体自身免疫力。运动是延缓衰老、防病抗病、延年益寿的重要手段。当人体运动时，机体血液循环加快血液中各种免疫细胞及因子增多，如淋巴细胞、吞噬细胞、白细胞介素等，这些细胞及因子会阻止、消灭、杀死侵入机体的细菌、病毒等有害物质，有效保护机体免受伤害。运动会使骨髓生成白细胞的速度加快，一旦体内出现癌细胞，白细胞生成增多，大量白细胞会将癌细胞尽快消灭。运动可以减少血液中的糖分，并增加血液中胰岛素的产生，从而达到预防糖尿病的效果。糖尿病是一组以慢性血葡萄糖水平增高为特征的疾病群。而运动可直接促进糖的代谢，消耗体内糖。对于过度肥胖的人来说，运动加食疗是最有效的办法。不仅如此，对于其他许多疾病，如高血压等，运动都很好地预防其复发。

扩展二：身体活动强度

低强度身体活动：指引起呼吸频率以及心率稍有增加，感觉轻松的身体活动；强度为 1.5~2.9 代谢当量（metabolic equivalent，MET），相当于主观运动强度等级（RPE）量表的 10~11 级；例如，在平坦的地面缓慢地步行，站立时轻度的身体活动（如整理床铺洗碗等），演奏乐器等。

中等强度身体活动：指需要适度的体力消耗，呼吸比平时较急促，心率也较快，微出汗，但仍然可以轻松说话；强度为 3.0~5.9MET，相当于 RPE 量表的 12~14 级；例如：以正常的速度骑自行车、快步走、滑冰等。

高强度身体活动：指需要较多的体力消耗，呼吸比平时明显急促，呼吸深度大幅增加，心率大幅增加，出汗，停止运动、调整呼吸后才能说话；强度 ≥6.0MET，相当于 RPE 量表的 15 级及以上；例如：搬运重物、快速跑步、激烈打球、踢球或快速骑自行车等。儿童、青少年不同身体活动与相应的代谢当量可参考表 2-14 内容所示。

表 2-14　常见儿童青少年不同身体活动与相应的代谢当量

身体活动内容	MET	身体活动内容	MET
坐姿时安静地玩游戏、电脑游戏、看电视、做作业	1.1~1.8	柔软体操、体操	2.8~6.7
站立时身体活动	1.6~2.0	跳舞、爬楼梯	3.0~5.5
提轻物体	2.0~3.0	自行车、滑板车	3.6~7.8
家务活动	1.9~4.2	体育运动(乒乓球、足球、篮球等)	3.4~8.9
需要全身活动的电子游戏	1.8~4.8	活跃的游戏(跳绳、捉人游戏等)	4.9~8.6
步行 0.8~6.4 km/h	2.5~5.3	跑步 4.8~12.9 km/h	4.7~11.6

扩展三：有氧运动/无氧运动和抗阻训练的定义及总结

有氧运动：是机体在氧供充足的情况下由能源物质氧化分解提供能量所完成的运动。有氧运动能够提高有氧供能系统的能力和效率，有效提高心肺耐力和肌肉利用氧的能力。常见的有氧运动项目包括步行、慢跑、滑冰、游泳、骑自行车、跳健身舞、做韵律操等。

无氧运动：当进行非常剧烈或急速爆发的运动时，机体在瞬间需要大量的能量，而能源物质来不及进行有氧分解，有氧代谢不能满足机体此时的能量需求，于是进行无氧代谢，以迅速产生大量能量。与有氧运动相比，无氧运动的强度高，持续时间短。常见的无氧运动项目有：短跑、投掷、跳高、跳远、拔河、举重等。

抗阻训练：又称力量训练，是克服外来阻力时进行的主动运动，是提高肌肉力量的重要手段。抗阻训练可增加肌肉的体积、质量、耐力和功率，改善神经—肌肉控制能力，还可有效地增加承重骨的骨量(即骨密度和骨矿质含量)和骨力。常见的抗阻运动项目有：引体向上、仰卧起坐、俯卧撑、高抬腿、运动后蹬跑、哑铃操、举重等。

第五节　儿童认知心理

预习案例

1800 年 1 月 8 日，一个一丝不挂的男孩出现在法国中南部阿韦龙省圣塞尔南小镇的郊外。在之前的两年半里，人们已多次发现他的踪影。这个男孩年龄约 12 岁，但身高只有 136 cm。他爬树，用四肢奔跑，喝溪水，吃橡树果和树根充饥。当这个眼睛乌黑的男孩来到圣塞尔南时，他既不说话，也不对别人的话作出反应。就像一只习惯了野外生活的动物一样，他不但拒绝人们为他准备的食物，还想撕烂人们为他穿上的衣服。毫无疑问，他不是父母双亡就是被父母遗弃，但很难确定这些事情究竟发生在什么时候。

这个男孩出现在开明进步的社会变革期。当时，一种全新的科学观正在逐步取代形而上学的推测。哲学家探讨有关人类本性的问题：人类的特质、行为和思想是与生俱来的还是后天习得的，或者是两者兼有？在这些品行获得的过程中，社会交往有多重要？缺乏社会交往所造成的影响能够被克服吗？对一个在与世隔绝的环境下成长的孩子进行研究可能会为"自然观"（天生的特点）和"教养观"（教养、学校教育和其他社会影响）相互影响提供证据。

经过最初的观察后，这个被人们称为"维克特"的孩子被送往巴黎的一所聋哑儿童学校。在那里，维克特被转交给了吉恩·伊塔德。当时，26岁的伊塔德正雄心勃勃地从事新兴科学——精神病学的研究。他认为与世隔绝的生活环境限制了维克特的发展，因此，他只需要掌握一些普通孩子在人类社会中获得的技能即可。伊塔德把维克特带到自己家里，并且在接下来的五年中开始"驯化"他。伊塔德首先通过洗热水澡和干搓等手段，唤醒了维克特区分各种感觉经验的低级能力。然后，逐步训练他的情感反应、道德教育、社会行为、语言和思维。伊塔德所使用的方法都遥遥领先于他所生活的那个年代。这些方法基于模仿、条件作用和行为矫正等原理。同时，他还发明了很多教学设备，而这些设备直到现在还在使用。

然而，伊塔德对维克特的教育并没有取得彻底成功。抛开存在的问题不谈，这个男孩已经取得了显著的进步。他学会了很多物体的名称，并且可以读写一些简单的句子。他还可以表达自己的意愿，服从命令，与别人交换想法。他会表达感情，尤其是对伊塔德的管家格林太太。他还会表达诸如骄傲、羞愧、懊悔以及渴望取悦别人等情绪。但是，除了能够发出一些元音和辅音之外，他一直没能学会说话。而且，他只关注自己的想法和需求，并且看起来他似乎"对充满快乐的社会生活漠不关心，而一直期待着回归到大自然中重获自由。但是社会化后的维克特已经难以适应野外生活，因此在这项研究结束后，他一直和格林太太生活在一起，直到1828年去世。

为什么维克特不能实现伊塔德对他的期望？这个男孩可能是遭受了脑损伤或者是患上了自闭症，又或者是经历了残酷的早期虐待。在那个年代，伊塔德的教育方法虽然先进，但仍不足以完全教化维克特。伊塔德也逐渐意识到无法完全消除长期与世隔绝的生活所带给维克特的影响。而且他认为，尤其是对于语言学习来说，维克特的年龄可能太大了。

在本节中，我们将详述儿童的认知发展与心理社会发展，了解儿童的正常发育理论和各期特点，关注成长里程碑，引导儿童的健康成长，通过保健筛查，对出现的异常情况及早干预。

课程思政

　　身体和脑的发育、感觉能力、运动技能和健康状态都属于生理发展的范畴，并可能会影响其他范畴的发展。智力上的变化和稳定性，诸如学习、注意、记忆、语言、思维、推理以及创造性等构成了认知发展。认知发展与生理、情绪和社会等因素密切相关。例如，一个人的语言能力取决于其嘴和脑的生理发展；而提前学会说话可能会对一个儿童的其他方面的发展产生积极的影响，并且使这个孩子获得自尊。记忆的发展反映了大脑中神经联结的增加或减少。情绪、人格和社会关系等方面的变化和稳定性共同构成了心理社会发展，而心理社会发展又会对认知和生理发展产生影响。例如，考试焦虑会影响一个人的临场发挥；而社会支持可以帮助一个人更好地处理那些可能具有潜在消极影响的心理或生理压力。

一、儿童发育理论

(一)认知发展阶段理论

　　认知是指人获得和使用知识的过程，属行为范畴。认知发育从感知开始，到理解，以后涉及思维、记忆。儿童认知发展理论的研究以皮亚杰(1952年)的儿童认知发展理论最具代表性。瑞士发展心理学家让·皮亚杰(Piaget)认为心理起源于动作，动作是心理发展的源泉，重点研究儿童的认知结构、认知发展机制和阶段，提出儿童认知心理发展的过程就是儿童认知结构在成熟、环境和自身建构的相互作用下不断产生量与质变化的过程，表现出一定阶段性和规律性，分为4个连续阶段：

　　1.感知运动阶段(0~2岁)

　　儿童智力活动处于感知运动水平，只有动作活动，没有表象和思维。感知运动阶段的重要特点是婴儿通过运动探索掌握客体永存的概念，即不管是否感知到，事物都是确切存在的稳定实体。感知运动期客体永恒的概念的建立过程是最初分不清自我与客体，不了解客体可以独立于自我而客观存在，只认为自己看得见的东西才是存在的。皮亚杰的理论认为婴幼儿的主体和客体分化、因果关系形成，客体永恒建立是婴幼儿认知活动发展的基础。

　　2.前运算阶段(2~7岁)

　　特征是儿童可借助于语言符号，不再依赖外部动作，开始对眼前和不在眼前的外界事物进行头脑内部的"表现型思维"，可扩展儿童活动的时间和空间范围。此时，儿童已经掌握了一些日常生活概念，但还没有形成真正的逻辑概念。如4岁前主要为前概念思维和象征思维，即儿童凭借象征格式来进行思维，所运用的概念是具体的、动作的，儿童不能分清类群和个体的关系、不能进行逻辑演绎。如儿童学习家长用小勺当锅铲、小碗当锅炒菜。4岁后儿童主要凭借直觉思维，表现出强烈的自我中心。如儿童在看到两个同样大小、高度的杯子里的水分别倒入不同大小的杯子里之后，儿童便直觉认为大而宽的杯子里所盛的水比小而高的杯子的水少，即儿童还不具备守恒概念。儿童知道自己有一个哥哥，但不知道自己的哥哥知道有弟弟。

3. 具体运算阶段(7~12 岁)

儿童的思维融合前一阶段的表象格式，表现守恒性、可逆性和系统性，形成群体结构和事物关系的逻辑运算能力，但依然受到具体事物的限制，纯粹的语言逻辑推理有困难，因而为具体运算。儿童能够正确回答上一阶段儿童不能回答的关于水的问题(2 个杯子里的水一样多)。儿童还能够将一堆长短不一的小棍进行排序，表明儿童掌握关于系列的概念。儿童还能将人归入到男童、女童、男人和女人类别中，表明儿童具有群体运算的概念。

4. 形式运算阶段(12~15 岁)

儿童摆脱具体事物的束缚，能通过概念、命题和假设进行运算，思维具有抽象性，因而又称抽象思维阶段。儿童可以进行纯粹逻辑推理、科学实验并掌握科学理论，拓展儿童心智活动的范畴和可能性。皮亚杰著名的颜色混合实验体现 12~15 岁儿童的思维特点，即将 4 个装有无色液体的玻璃瓶分别标上 1、2、3、4 的标签，将另外一个装有黄色液体的瓶子贴上"g"的标签，要求儿童混合这些液体使之变为黄色。结果前运算阶段的儿童无法将液体倒出，现场一片狼藉。具体运算阶段的儿童将"g"瓶的液体——倒进前 4 个瓶子里，表现出一定的组织性，但仍然无法深入。形式运算阶段的儿童则事先考虑到所有的可能性，然后有条不紊地一一混合，并且加以记录和分析。形式运算阶段的儿童事先考虑和计划是依赖假设推理思维。

(二)气质

气质是人对体内、外刺激以情绪反应为基础的行为方式，表现人的典型的、稳定的心理特征，如心理活动强度(情绪，意志)、速度(操作，适应)、稳定性(情绪，注意)、灵活性(反应性)与指向性(内、外向，兴趣)等。气质与人的生物学素质有关，受遗传与神经系统活动过程的特性控制，不易随环境改变，是人格发展的基础，性格的核心。

罗马生物学家和心理学家格林(Galen)在希波克拉底的体液学说的基础上创立气质学说，认为气质是物质(或汁液)的不同性质的组合，从最初 13 种气质发展为经典的 4 种气质。气质分型依据 9 个特征(维度、因子)分布差别，即活动水平、节律性、趋避性、适应性、反应强度、心境、注意广度与坚持度、注意分散度、反应阈。

1. 容易型气质

生物功能的规律性强，易接受新的事物和陌生人，情绪多为积极，情绪反应的强度适中，适应快为特点。容易型气质(easy temperament，E)儿童易于抚养，占儿童的 40%。

2. 困难型气质

生物功能不规律，对新的事物和陌生人退缩，适应较慢，经常表现出消极的情绪且情绪反应强烈为特点。困难型气质(difficult temperament，D)儿童难以抚养，约占儿童的 10%。

3. 启动缓慢型气质

对新事物和陌生人的最初反应退缩，适应慢，反应强度低，消极情绪较多为特点。

启动缓慢型气质(slow up to warm temperament，S)约占儿童的15%。

4. 中间型气质

有中间的近易型气质(intermediate-low temperament，IE)和中间近难型气质(intermediate-high temperament，ID)。

课程思政

读书与修养

　　读书可让人拥有知识，还可提升人的精神境界。尤其是常读书，日积月累就会使人脱离低级趣味，养成高雅、脱俗的气质。清代学者梁章钜说:"人无书气，即为粗俗气，市井气，而不可列于士大夫之林。"事实证明，读书与不读书，读书多与读书少的人，所表现出的内在气质与素质是绝不相同的。苏轼的诗《和董传留别》，可能不为普通人所熟知，但其中的"腹有诗书气自华"一句却广为传诵。原因在于它经典地阐述了读书与人的修养的关系。

(三)依恋

　　依恋是婴儿寻求并希望保持与另外一个人亲密的身体联系的倾向，是一系列学习行为，学习的基础。婴儿从喂养过程产生对喂养者的依恋，多为母亲或其他抚养者或与婴儿联系密切的人。但依恋的目的不是食物而是儿童得到关怀和回应。母亲通过照料婴儿日常生活，与婴儿形成亲密、持久和特殊的情感联系，即依恋。条件反射是产生依恋的基础。依恋分为四型:

　　1. 安全型依恋

　　不总是依偎在母亲身边，母亲在时儿童能安静地玩耍，对陌生人敏感;母亲离开时，表现不安情绪;母亲回来立即寻求与母亲亲近。安全型依恋儿童易抚慰，多数儿童(65%~70%)为安全型依恋。

　　2. 回避型依恋

　　儿童不太关注母亲与自己的关系，母亲离开不表现紧张或忧虑，母亲回来也不予理会，或仅表现短暂高兴;不拒绝陌生人的接近，如安慰。20%的儿童未形成与母亲的依恋，为回避型依恋，又称"无依恋的儿童"。

　　3. 反抗型依恋

　　儿童过于关注母亲的离开，表现极度反抗,哭闹不安;母亲回来后儿童刚被母亲抱着又表现反抗，甚至发怒。难以安抚。反抗型依恋儿童未把母亲作为安全的依靠，自己也缺乏安全感，玩耍时会时不时看母亲。10%~15%的儿童为反抗型依恋。

　　4. 紊乱型依恋

　　依恋紊乱的儿童较少，表现与父母接近的时间短。儿童的行为紊乱或有自我破坏性。

二、婴幼儿期认知心理发展

婴幼儿阶段是儿童发育的关键时期,涉及运动、心理行为(包括认知、语言、言语、注意、记忆、思维、想象)以及情绪的发展。

婴幼儿是感知觉、思维萌芽和认知发展的重要时期。发展过程除受遗传的影响外,尚大量受到环境的交互影响,使其融入社会,同时允许儿童在有限领域内自主探索和活动。

(一)知觉发展

感觉发育是人类所有认知活动的基础,获得人的认知活动需要的最基本信息,包括信息的接收、编码、储存、提取和使用。知觉是客观事物直接作用于感官后人体对客观事物属性的综合反映,包括对物体的形状、大小、远近、方位等空间特性获得空间知觉,人对时间的长短、快慢等变化的感受与判断的时间知觉,以及人对空间物体运动特性的运动知觉等复杂知觉。如新生儿喜欢看人脸的图形和靶心图,婴儿3月龄已具备分辨简单形状的能力;研究证实10~12周龄的婴儿已有一定的大小恒常性,即8~9月龄以前的婴儿已获得形状恒常性(表2-15)。

表2-15　婴幼儿知觉发展里程碑

年龄	形状知觉	深度知觉	方位知觉	时间知觉
新生儿	喜欢看人脸的图形和靶心图			
3月龄	分辨简单形状的能力			
6月龄		始有		
8~9月龄	获得形状恒常性			
2岁				始有,但表述不对
3岁			上下方位	渐渐清晰

1961年美国心理学家吉布森(Gibson)的"视崖"实验让婴儿的母亲先后站在装置的"深""浅"两侧召唤婴儿,观察6月龄婴儿是否拒绝从有深度错觉的"悬崖"一边爬向母亲,以研究婴儿的深度知觉的发生(图2-4),结果多数婴儿徘徊在"浅滩",没有越过"悬崖",证明婴儿早期已具备深度知觉。婴儿对外界事物的方位知觉是以自身为中心定位。婴儿主要靠视觉和听觉来定向,3岁的儿童能辨别上下方位,但还不能准确知觉前后、左右方位。幼儿的时间知觉能力较低,须依据时间进程中具体发生的事件才能对时间有所理解。2岁后的儿童已有一定的时间概念,如"今天""昨天""明天"等,但表述的时间概念可与客观事实不符,3岁后的儿童逐渐具备清晰的时间知觉。

（二）注意和记忆发展

1. 定义

注意是人的心理活动集中于一定的人或物，是认识过程的开始，可分无意注意和有意注意。无意注意是自然发生的，不需要任何努力。有意注意是自觉的、有目的的注意，需要一定的努力，在一定条件下两者可以相互转化。记忆是个体对经验的识记、保持和再现（回忆和再认），即信息的输入、编码、储存和提取。记忆的建立和巩固，有赖于感觉经历的重复和有效的注意力。外部信息进入记忆需要经历即感觉、短时记忆和长时记忆三个阶段。视觉、听觉记忆可获得丰

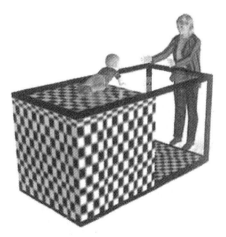

图 2-4　"视崖"实验

富的信息，但进入短时记忆部分消失较快；只有转入长时记忆的信息才可以长久保存，但储存在长时记忆中的信息可以因强度消退或干扰等原因不能被提取出来。记忆策略能使更多的信息进入长时记忆，并易于提取。长久记忆有再认和重现两种，再认指以前感知过的事物在眼前再现而认识，若脑重现过去感知的事物，即脑中回忆以前了解的信息则为重现。

2. 婴幼儿注意发展

婴儿开始能较集中注意某个新鲜事物，但不很稳定，以无意注意为主，主要是对周围事物、别人的谈话、事物的变化等方面的无意注意。1~3 岁幼儿注意时间逐渐增长，如 18 月龄幼儿对有兴趣的事物只能集中注意 5~8 分钟，2 岁能集中注意 10~12 分钟，2.5 岁已能集中注意 10~20 分钟。婴幼儿

"视崖"实验（视频）

注意的事物逐渐增多，范围逐渐扩大，能注意自己的内部状态和周围人们的活动。大脑神经系统抑制功能和第二信号系统的发展使婴幼儿注意转移能力和注意分配能力有较明显发展，但仍不成熟。3 岁儿童开始出现有意注意，能注意观察周围环境的变化并与认知过程结合。

3. 婴幼儿记忆发展

随条件反射的建立和发展，婴儿记忆能力也随之发展，主要以无意识记为主。研究表明婴儿 3 月龄始有短时记忆和长时记忆，随年龄增长，长时记忆保持时间逐渐延长。4~6 月龄婴儿能区分熟悉的人和陌生人，表现出明显的"怕生"，是在记忆的"再认"基础上发展的情绪反应。5~6 月龄婴儿可再认母亲，但再认时间短；1 岁时可再认相隔几天到十几天的事物。1 岁以后婴儿回忆能力发展，开始在行动中表现出初步的回忆能力，喜欢玩藏东西的游戏，也常常能够帮成人找到东西。2 岁后有意记忆萌芽，幼儿可记一些简单指令并付诸行动，可记忆歌谣、故事等。

（三）思维和想象

1.定义

思维是客观事物在人脑中概括的、间接的反映，属认知的高级阶段。思维需要借助语言实现，是人类认知活动的核心。想象是对感知过的事物进行思维加工、改组、创造出现实中未曾有过的事物形象，有明显的间接性和概括性。想象在思维发展的基础上发展。

2.思维发展

出生后几周的小婴儿已开始积极学习，积累和组织从周围环境学习的知识，思维开始产生。基于言语、第二信号系统发展和经验的积累，幼儿开始出现有一定概括性的思维活动。幼儿时期的思维主要是直觉行动思维，基本特点是：

（1）直观性和行动性思维：即直觉动作中进行，不能在感知和动作之外思考。如看见玩具汽车，就边玩边说"汽车来了"，汽车一拿走，游戏活动就停止。

（2）直接性和概括性：能初步比较和区别物体的特征，遇到类似情境可以采用同样行动。

（3）缺乏对行动结果的预见性和计划性：幼儿尚不能考虑自己的动作，计划自己的动作，对行动后果缺乏预见性。

（4）思维的狭隘性：思维活动仅限于同感知和动作联系的范围，跟儿童自身行动分不开，思维内容具有狭隘性。

（5）思维与语言的联系：随第二信号系统发展、言语产生，以词为中介的概括能力逐步产生和发展。最初儿童的每一个词只表示某一特定物体，以后才开始标志一组类似物体。如2岁后儿童开始使用词语概括一类物体的稳定特征，可用"球"表示各种不同的球，思维体现最初的"概括性"。词语概括能力的发展对婴儿直觉行动思维模式逐步产生调节作用。2~3岁后词、语言概括调节作用比较明显。

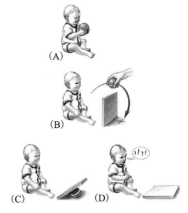

(A)

(B)

(C)　(D)

图 2-5　客体永存

婴儿认为物体从视野中消失，物体不复存在。8月龄左右的婴儿能找到当他面藏匿的物体，即客体永存观念初步形成（思维萌芽标志，图2-5）；2岁后客体消失后幼儿依然认为是客体存在的。12~18月龄婴儿学习有目的地通过调节手段来解决新问题，如尝球拖动毯子取得玩具。

婴儿后期逐渐对因果关系有所理解。但儿童不能区别自我与外界，思维具有"自我中心"的特点，认识和适应外在环境时不自觉地深信自己的动作、观点。

客体永存（视频）

3. 想象发展

婴儿后期想象萌芽，但想象水平低，内容简单贫乏；想象缺乏确定目的，显得支离破碎。早期幼儿的游戏多缺乏主题，没有角色，仅能简单模仿角色的个别动作。2岁左右时幼儿开始象征性思维，即幼儿能处理简单的新问题，可将几个动作联合起来以产生所期望的结果，不再仅依靠外在的行为尝试。如幼儿寻找毯子下的物体不再是反复地尝试与出现错误，已可运用内在的思维活动，想象物体的位置以及动作和动作结果，最终形成解决问题的方法。幼儿后期出现智慧结构，如24~30月龄的幼儿开始发展真正的想象性游戏，儿童游戏中能用一个物体代表另外一个物体(例如把竹竿当马骑)，并有简单的主题和主角(例如，给布娃娃"看病")。

> **课程思政**
>
> 幼儿期是宝宝想象力最丰富的时期，父母讲的故事特别能激发宝宝想象力的发展，而丰富的想象力往往来自联想，许多宝宝可以在你讲到一个事物时联想到多个与此有关的事物，这就是想象力的开端。从小培养宝宝的想象力，对宝宝以后的成长是非常重要的。
>
> 家长可能都会听到自己的宝宝经常说出一些搞笑的话语，也会觉得宝宝的话有点荒谬，可是这个也恰好是我们宝宝的联想所在，创意所在。

(四)语言和言语发展

语言是人类特有的一种高级神经活动，是学习、社会交往、个性发展中一个重要的能力。儿童语言发育标志儿童全面发育。儿童掌握语言的过程也是儿童意识发生发展的过程。即随语言发展，儿童心理发展水平逐步提高。同时，儿童对语言的掌握程度又依赖于心理发展水平。因此，儿童语言发展水平与儿童心理发展水平一致。语言信号通过视、听感受器接受，传入中枢分析器(语言感受中枢、言语感受中枢、阅读中枢、书写中枢)，语言运动表达中枢产生语言。因此，儿童语言发育需听觉、发音器官及大脑功能正常发育。

1. 定义

语言是以声音、姿势、动作、表情、图画等符号作为代码的用于交流的系统，口头语言、书面语言与肢体语言。言语是以语音为代码产生语音的行为，是人类主要的交流方式。

2. 婴儿语言和言语发展

婴儿出生至产生第一个有真正意义词需经历较长言语准备阶段称为"前语言阶段"，婴儿是学会发音和获得最初的语义和词汇的阶段。不同种族的婴儿前语言阶段规律相同，即与母语无关。多数婴儿在10~14月龄说第一个词语。语言发展包括语音、语义和词汇、句子和语法等方面。

(1)语音发展　从最初的哭声分化出单音节音，然后是双音节音和多音节音，最后是有意义的语音(即词语)。有学者将婴儿语音发生分为三个阶段：

1)单音节阶段(0~4月龄):2月龄婴儿是单音节发音,为元音和双元音;3~4月龄婴儿始发辅音,能元音和辅音结合发音,如"ha""kou"等,还可有个别双音节。4月龄婴儿可以区分语音和咿呀发音,5月龄左右的婴儿已可用不同声音表示自己的情绪。

2)多音节阶段(4~10月龄):语音进一步发展,增加大量双音节和多音节音,其中有些类似成人语言中的音节。婴儿逐渐发出双音节复合音,如"mama""dada",但无明确含义。

3)学话萌语阶段(11~13月龄):能正确模仿成人语音,模仿的音色、音调与成人相近,并能与某些特定事物联系,产生最初的真正词语。

(2)语义和最初词汇掌握　与母语有关。语音与词义联系储存于记忆,当听觉中枢与发音运动中枢间建立起联系通路婴儿可有意发音,即出现最初的具有特殊意义口头语言。例如,7~8月龄婴儿有多次感知某种物体或动作的经历,并同时听到成人说出相关名词和动词,逐渐把物体或动作与发音建立联系,以后听到相关词的发音引起反应。如听到"灯"就可抬头看灯,听到说"再见"就挥手,即词的发音逐渐成为代表物体或动作的信号。10~11月龄的婴儿语言发展逐步过渡到对词内容产生反应。婴儿不再对相似的音调发生反应,开始对词的意义发生反应,逐渐"懂得"词的含义,即词开始成为语言信号。

(3)幼儿语言发展　语言发育是先理解后表达(图2~6),先名词、动词、后代名词、形容词、介词、助词。

1)语言理解阶段(1~1.5岁):幼儿以发展语言理解能力为主,即学习语句的特点是对句子的理解先于句子的产生,主动用语言交流能力发展不足。1岁儿童可理解约20个词汇,并用手势和声音回应成人语言。如多数1岁儿童能听懂简单指令,如"再见""不"等。10~14月龄婴儿说第一个词,是言语表达和交流的开始。婴-幼儿始用象征性手势,如摇头表示"不"。最早1岁左右儿童发生无真正意义的词或语句"乱语"。约1.5岁后幼儿词汇量增加,说话积极性提高。

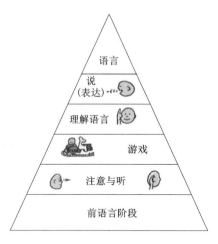

图2-6　语言发育金字塔

2)主动语言发展阶段(1.5~3岁):儿童词汇量迅速增长,主动语言表达能力发展快,语言结构日趋复杂。

a.单词句:1.5岁前主要用一两个词表达意思。特点:单音重复,如"妈妈""球球""灯灯"等;一词多义,如"车车"可表示"车来了",或表示"我要车子",或表示"车子掉了"等;以音代物,如叫汽车为"嘀嘀",小狗为"汪汪";词的内容限于日常生活有关的事物,且多为名词。

b.多词句:1.5岁后儿童词汇量显著增加,范围明显扩大,开始出现多词句。2~3岁儿童表达词汇呈指数增加,3岁时平均掌握1000个词汇(表2-16)。

表 2-16 儿童语言发育里程碑

年龄	理解	表达	疑发育迟缓	迟缓
1~2 月龄	反应性笑			
6 月龄	咿呀学语			
7 月龄	"不" 对成人手势反应			
10 月龄	对成人指令反应指物	单音重复		
1 岁	20 个字 家庭成员名字	1~2 个叠词,"乱语"; 姿势表示,一词多义,以音代物		不懂, 不会姿势表示
1.5 岁		15~20 个字	不说	
2 岁	400 个字	2~4 个字短句,"电报语"	<30 个字	不说
3 岁	1000 个字	复合句 正确用单复数、发音、介词	<50 个字 或构音问题	
4 岁	1600~1800 个字			
5 岁	2500 个字			
6 岁	3500 个字			

c. 简单句和复合句:1.5~3 岁儿童已能用各种基本类型的句子,包括简单句和某些复合句。2 岁儿童开始构造两个词的"电报语",通常只涉及自己需求或表达当时发生的事件。2 岁以后可以表达不同时间范畴的事情。2.5~3 岁,复合句明显增加,基本能够表达日常生活中经历的所有事情。3 岁儿童已基本掌握简单语法,以句子的方式进行表述,经历从简单句向复杂句的发展过程。会话性言语开始发展,开始与人聊天,但主要是对话言语,回答简单的提问较多,也有时自己提问。

d. 概括性语言:2.5~3 岁儿童词汇的概括性增加,不仅代表个别具体事物,还可代表一类事物。语言对行为的调节作用也发展起来,儿童能够按照成人指令调节自己行为。

课程思政

0~3 岁是宝宝语言发展最快、最为关键的阶段,细心的父母在实践中不难发现,宝宝在这个时期的语言发展速度相当惊人,只要稍加引导,宝宝就能说出一些多词句的话语,并学会使用各种基本类型的句子,说话时还会出现一些复合句。

(五)游戏

游戏是婴幼儿自愿的、有内在动机的活动,游戏活动使儿童情绪愉快,属心理学和行为学范畴。游戏是婴幼儿学习运动、交流、社交和了解周围环境的主要途径。早期向家庭成员与婴儿交往行为中的学习的方式反映其对世界的理解程度,如从父母的抚摸、声音、表情获得情感和食物的需要。幼儿在游戏、玩耍的过程学习重要的体育技能,如肌肉控制能力增强,学习平衡与协调。每获得一新技能可促使幼儿学习下一个新技能,有益于儿童学习更复杂的运动技能,如跳绳、踢滚动的球或转动车轮。

婴幼儿游戏能力发展5~6月龄婴儿处于感知运动阶段,可较准确拿到或抓握感兴趣的物体。婴儿对待玩具的行为方式与功能无关,无论是玩具汽车、钟表还是勺子,采取的游戏方式都是放入嘴里、摇动、敲打、扔掉。9月龄婴儿仍然采用感觉运动型的游戏方式,但在摆弄玩具时常先用眼观察,然后有条理地从各个方向边观察边触摸,体现智力水平提高。1岁时儿童逐渐理解物体的使用功能,推动小车跑、敲钟等。反映物体稳定概念的想象性游戏雏形出现,儿童游戏以自我为中心,如儿童从玩具茶杯中喝水、将玩具电话放在耳边。17~24月龄幼儿游戏不再以自我为中心,如儿童倒水给玩具娃娃喝。24~30月龄,真正的想象性游戏出现,并以象征性游戏为开端,儿童能轻易地使用象征物,如在盘子上放小片的纸代表食物。

(六)心理行为发展

1.情绪

情绪是人对客观事物的态度体验及相应的行为反应,是人的一种天赋属性。婴儿情绪是婴儿社会性需要是否得到满足的反映。语言尚未建立前,婴儿与成人的交往主要是情绪的交往。

婴儿早期情绪对婴儿生存和发展有重大意义。人类进化过程逐渐形成的婴儿获得性基本情绪有8~10种。随着儿童年龄增长,基本情绪以不同种类、不同强度、发生组合形成诸如忧郁、焦虑、淡漠、尊重、悔恨、羞耻等复合情绪。

(1)未分化的社会性反应阶段(出生至2月龄)　胎儿出生后环境发生显著变化,如营养和温暖等生理需要不再是自然恒定获得,需通过母亲喂养和照料行为而获得。因此,新生儿对外界环境变化的不适应产生较多的消极情绪,往往以频繁啼哭形式表现,如用啼哭表达饥饿、寒冷,也表达对强烈噪声、强光照射等刺激以及身体活动受束缚、疼痛等的诸多不适应。似新生儿啼哭表达的不愉快情绪状态笼统、模糊不清。婴儿早期情绪行为主要是与自身生物需要有关。因感知觉水平限制,婴儿尚不能辨别不同面孔、不同声音以及不同拥抱姿势,婴儿与环境中不同人进行无分化交往。婴儿对他人的情绪缺乏敏感性,几乎不能理解父母的情绪状态(如愉快、悲伤等),他人的情绪状态也不能影响婴儿的行为。

(2)分化的社会性反应阶段(2~6月龄)　婴儿已逐渐适应宫外环境,积极情绪反应占主导地位,较新生儿期易抚养。婴儿已能较明确感受他人情绪,对母亲欢声和笑脸学会报以微笑和四肢舞动等快乐反应,主动对母亲的趋近发出愉快的情绪反应;对母亲悲哀面容亦表现悲伤表情。婴儿始能预料并应用自己的情绪反应影响母亲行为,并在发出情绪信号后学会等待,称为期待的"延缓效应"。但婴儿期待的"延缓效应"需家长及时满足与实现,婴儿"期待—实现"的行为反应模式是成功建立母—婴信赖感,是母—婴安全依恋关系的基础。反之,可导致婴儿过多哭泣及感情淡漠,影响婴儿对成人的信任感与情感的正常发育。虽然4月龄左右的婴儿对母亲与陌生人均微笑,但婴儿对母亲的熟悉脸孔发出的笑容更加无拘无束,频率也明显增多,提示婴儿认识自己的母亲。母婴之间已建立一定的感情联络,但4月龄婴儿尚未发展客体永存的概念,故未形成母婴依恋关系。

（3）特定、持久的感情联结阶段（7月龄至2岁）　6~8月龄婴儿开始对母亲离去表现不安与伤感，对陌生人表现出紧张和焦虑；母亲的再次出现使婴儿愉快，对陌生人的焦虑和不安也得以缓解。即婴儿情绪已呈现多样化，对抚养人（主要是母亲）的依恋情绪逐步建立。婴儿运动能力发展迅速——爬、站、走后，可主动采取爬或行走的方式趋近母亲，克服焦虑和害怕。当婴儿认知能力发展形成"客体永存"概念时，婴儿逐渐认识到母亲离去还会再返回；婴儿通过与母亲目光接触或是听见母亲的声音认识到母亲的存在。婴儿逐渐学会不必依靠与母亲身体接触表达依恋。

（4）伙伴关系发展阶段（2岁以后）　运动和认知能力的提高大大扩大儿童活动范围和增加探索环境的兴趣，在探索环境的过程中婴儿情绪进一步分化，认知能力进一步提高。2岁后幼儿生活中最重要的变化是经常与母亲分离。尽管与母亲分离常常使幼儿产生焦虑情绪，但已建立的母婴安全依恋关系使婴儿能够忍受短暂分离。2~3岁幼儿入托与母亲分离，产生的焦虑情绪可通过学习和适应托儿所生活、发展与同伴及老师的相互关系逐渐克服，也同时体验和发展多种情绪。

婴幼儿与同伴相互交往中发展重要的共情情绪。共情是一个人对他人状态的一种替代性情绪反应和体验，即由他人的情绪情感引起的与之相一致的情绪和情感反应。共情是人与人之间的一种先天性"情感共鸣"，是婴儿发展高级情感的基础，与儿童的亲社会行为密切相关。如婴儿早期听到其他婴儿啼哭时也可出现哭泣；1岁婴儿看到别的儿童哭或笑时，也会跟着哭与笑。1岁前的婴儿共情是被动、不随意的。1~2岁幼儿的共情以自我为参照，尚不能理解他人。2岁以后自我意识的建立和发展，幼儿能把自己置于他人的位置去发现不安的来源，如会说"他哭了，想要糖"，表达幼儿对他人需求和意向的理解和猜测。共情有情绪同感以及认知同感，即有推断别人内部心理活动的能力或观点采择等。约3岁的幼儿情绪进一步发展，开始产生羞愧情绪。2岁后幼儿与同伴的交往对情绪发展十分重要，与同伴交往过程幼儿发展自我意识，形成共情、羞愧、内疚等多种情绪；同时，恐惧、焦虑、愤怒、愉快、爱等情绪也逐渐分化与发展。

埃里克森的人格学说充分提示儿童早期情感健康发展的重要性，认为婴幼儿心理社会发展经历基本信任感的建立期（<1.5岁）与基本自主感建立期（1.5~3岁）两个阶段。因此，婴幼儿早期帮助儿童情绪发展的主要任务是发展信任感，克服不信任感。父母通过满足婴儿基本需求，如饥、渴以及交往等，使婴儿产生期望并实现期望，建立基本的信任感。当儿童独立意识建立和形成时，父母应避免对儿童行为过多限制与批评，理解和支持幼儿逐渐参与日常生活活动的要求，帮助婴儿获得自主感。

2. 社会性发展

社会性是与人交往，融入社会所需的特点、品质。儿童社交技能发展与儿童本身性格（如气质）与家庭环境以及与父母依恋关系有关。婴幼儿社会性发展表现为社交参照与联合注意的发展。社交参照是婴幼儿探索环境过程中，通过观察主要照养人的社交信号（如微笑、舒适、害怕），学习处理环境新经验的方法。如当陌生人接近7月龄婴儿时，通过观察母亲的表情和反应逐渐分辨接近陌生人的方法。如母亲微笑默许，婴儿可能保持安静；若母亲对陌生人表现不热情，婴儿可能会哭。与社交参照能力同时发展起来的另外一项重要能力是联合注意。联合注意是儿童在物品或事物方面与他人协调注意的能力。

6~18月龄是婴幼儿社交参照技能发展的重要阶段。社交参照所依赖的线索可以来自视觉,如婴幼儿在尝试新事物时常常会关注母亲表情,如母亲表情是同意或鼓励,婴儿会更愿意尝试;反之,婴儿则趋于退缩或放弃。社交参照的线索也可来自听觉(尤其是主要抚养人的声调)。婴儿进行社交参照的能力对于后期建立"心灵理论",区别自己与他人有重要里程碑作用。

18月龄前婴幼儿联合注意的能力逐步建立和发展,但存在个体差异。2~14月龄婴儿联合注意能力具有"三元性",即婴儿可以在吸引一位家长注意同时,维持其他人的注意。18月龄幼儿具有主动调动家长注意力转移至儿童关注的人或物(如玩具),体现儿童认知能力的提升。儿童已能意识到自己感兴趣的事物可能并非其他人感兴趣的事物。联合注意的充分发展使儿童早期社交、认知和语言能力得以顺利发展,是儿童心理发展的一个重要里程碑。

3. 气质

因婴儿有不同气质类型和照养人的性格,18月龄后婴儿为自主权可与母亲产生不同程度的不和谐行为。医师对气质结构或者行为特点的分析可以促进婴儿期改善亲子互动关系。如性情执着的婴儿喜欢完成一个新任务使父母高兴,执着的儿童也可因过分坚持某些危险的探索行为而激怒母亲。

4. 依恋和分离

形成母婴依恋是婴儿情绪社会化的重要标志,也是儿童社会化反应的开端。如同婴幼儿情绪发展,依恋的形成和发展也分为四个阶段:

(1)无差别的社会反应阶段(<3月龄) 即婴儿没有对任何人形成偏爱,对所有人的反应几乎相同,看到人脸或听到人声音都会微笑、手舞足蹈。所有人对婴儿的影响与一样,任何人对婴儿拥抱、微笑、说话都可使产生婴儿愉快反应。婴儿早期的无差别的社会反应是依恋发生特化性和差异性的基础,是父母与婴儿经历相互了解、相互协调的过程。因婴儿早期表达需求的能力有限,父母需主动去理解儿童对于食物、休息或社会互动的需要,同时父母的行为是向婴儿示范增加社会性交流的过程。父母与婴儿互动中常常通过夸大其面部表情(眉毛上扬,嘴巴张大)或减慢发声速度(父母常常发"a""o"等象声词)以应对婴儿;婴儿则以睁大眼睛、瞳孔放大、嘴巴变圆的表情显示出对父母社交互动的兴趣。6~8周龄的婴儿最早出现社交兴趣的标志为反应性微笑。研究显示虽然新生儿初步具有执行7种面部表情(快乐,悲伤,惊讶,感兴趣,厌恶,害怕和生气)的能力,但进一步分化和表达在月龄,父母成功的社交诱导可促进婴儿社交发展。

(2)有差别的社会反应阶段(3~6月龄) 婴儿对他人的社会性反应强度较前增加,有区别对待成人的反应,偏爱主要照顾者(多是母亲),表现更多的微笑、咿呀学语、依偎、接近,母亲的行为也易使婴儿停止哭泣。对家庭其他人的反应较少,对陌生人反应则更少,但婴儿陌生人不产生焦虑与惧怕。同时,婴儿明显的行为偏好性也强化父母对儿童的情感依恋。

(3)特殊的情感联结阶段(6月龄至2岁) 婴幼儿对于主要照顾者的偏爱更为强烈,当母亲或主要照料者在场时婴儿特别高兴并感到安全,并以母亲或主要照料者为"安全基地"去探索周围世界。对主要照料者的偏好分化并形成分离焦虑和陌生人焦虑。分离焦虑指婴儿与主要照料者离开时的忧伤反应,陌生人焦虑指婴儿见到陌生人时表现不安。随客体永存的思维萌芽,婴儿建立安全感需要母亲客观存在。故7~9月龄婴儿的依恋是一种外化行为,即对主要照养人分离产生焦虑。12 月龄婴儿逐渐产生依恋内化,形成内化模式的安全感;18 月龄幼儿可重现依恋场景,有助于婴儿减轻与母亲分离产生的焦虑情绪。如幼儿常常漫无目的地来回走动,并不停喃喃自语"妈妈-妈妈-妈妈"。

(4)目标协调的伙伴关系阶段(>2 岁) 2 岁后幼儿生活中一个重要的变化是经常与父母分离,此前建立起来的母婴安全依恋关系使幼儿能逐渐 理解父母愿望、情感和观点等,调节自己的行为,学习承受分离。如幼儿能够忍耐父母迟迟不给予注意,也能够忍耐同父母的短暂分离,并相信父母肯定会回来。与母亲分离时,幼儿逐渐适应并发展伙伴间关系,体验和发展多种情绪。

婴幼儿期与依恋相对的重要体验是分离。母子双方躯体和情感上的分离和适应对于母子都具挑战性。心理学理论中婴幼儿与母亲分离是一个逐渐内化的过程。正确处理婴幼儿期的分离问题,对于婴幼儿后期独立意识的建立具有重要意义。

婴幼儿是儿童认知心理发育的早期阶段,也是认知心理发育异常最早与筛查与诊断的关键年龄期(表 2-17)。

表 2-17 婴幼儿认知心理行为发展

年龄(岁)	运动发展	社会性发展	认知发展	言语、语言发展
2.0~2.5	开始随音乐运动	不愿上床睡觉	新的表现:象征游戏,说出被藏的玩具,做与事实不符事(说谎、戏弄人)	用2个词
	跑	与隔壁小朋友玩,但不与其他小朋友玩	认识家庭成员相片	话题延长,多重复
	独走稳	有兴趣学习如厕	指身体部位	理解问题和体问题(什么？谁?)
	踩自行车的踏板	需要时用"请"表示礼貌	知晓颜色	以标签方式描述故事
	平衡	玩耍较前期长		简单示需要
	堆物	说名字表达自己		约50个词
	放东西在其他物品内	不愿分享		用介词
	做游戏	显示情感		用复数-知晓颜色
	扔物			用你、我、他
	跳			
	自己使用勺			
	走时可拿其他东西			

续表 2-17

年龄(岁)	运动发展	社会性发展	认知发展	言语、语言发展
2.5~3	可披衣, 穿需协助	50%的 话题延长	前运算阶段: 有处理象征世界能力 (包括现实-逐渐区别和接受 "真实"世界-外部与内心世界)	语音: 小于3岁时 75%正确 有表现儿歌能力
	洗手并擦干	增加新内容 延长话题	自我中心-关注自己	语意: -用"为什么"提问 用代表空间词 (里、上、下)
	刷牙需协助	说明部分需要	注意力-只注意事物的一面	语法: -简单句 -用现在时态 -"是"使用不一致 -过多过去时出现
	搭8层积木	用语言的游戏增加	无事物守恒、分类、可逆的能力	
	模仿画直线	用然后叙述 结果, 但无情节	扮演游戏	
	独站1秒		对陌生人恐惧减少	
	扔球过头		可表示简单情绪和愿望, 无归因思维	
	用餐具			
	出现跳的能力			
	出现上楼能力/ 双足交替- 双足跳			
	踢球			
	乱画			
	需训练如厕			

三、学龄前儿童认知心理发展

学龄前是婴幼儿期后至上学前的 3~6 岁的儿童, 行为控制能力增强; 基本掌握本民族的口头语言, 能较准确地运用语言表达; 注意力增强, 想象更生动而且丰富, 已获得基本的学习技能; 高级情绪也更丰富。学龄前儿童也是社会化和人格发展的初始期。学龄前的生活经历以及成人的教育方式影响学前期的儿童认知发展、理解他人的情绪、道德培养、性别角色、个性形成等, 学龄前儿童认知行为发展可参考表 2-18 所示。

表 2-18　学龄前儿童认知心理行为发展

年龄(岁)	运动发展	社会性发展	认知发展	言语与语言发展
3.0~3.5	大运动：	●与人社交好	●在新情况下用已学知识，推理和记忆更成熟，抽象思维能力提高，自我意识增强	语用： ●语言反映较高社交能力（如提问题方式对话），生活自理语言（如要求如厕），较好理解语言方式（如"我可以吗？"）
	●骑三轮车	●交朋友		
	●前走、后退、下楼	●表达情绪		
	●单足几秒	●喜欢与人游戏、也可在儿童旁自己玩	●模仿成人与小朋友，用物功能好，用物玩扮演游戏	语义：
	●喜欢爬越障碍物	●与人分享有困难	●理解因果、数数、"1"和"2"意思	●理解词汇与句较好（如反义词、因果句）
	●单足跳	●喜欢听故事		●理解时间词汇（如现在、很快、以后）
	●接人球、踢球、扔球过头	●玩过家家游戏	●按物理特征分类物品(如长短)	●数物1~10与颜色
		●接受建议和指令	●知形状（方、圆）	●用词50个
	精细运动：	●协助你做家务		语法：
	●独立移动的手指	●可做出选择		●可用复杂句，不规则用动词、否定与肯定句
	●正确握笔	●知姓与名		语音： ●80%清楚 ●辅音简化减少，近音简化，仍有停顿与提前
	●画方形、圆形	●知性别		
	●用剪、勺、叉、牙刷	●知二便，偶有问题		读写能力：
	●穿鞋、扣衣、拉链、子母扣	●以自我为中心		●喜欢听故事，说儿歌，讲简单故事

续表 2-18

年龄(岁)	运动发展	社会性发展	认知发展	言语与语言发展
3.5~4.0	• 洗手	• 与小朋友游戏	• 可按大小、形状、颜色分类物品	• 4~5 个字的句子
	• 洗脸,知二便需帮助	• 易于父母分开	• 知自己年龄	• 句中用复数、定语、形容词恰当
	• 独占几秒	• 学习游戏轮流规则		
	• 协助穿衣	• 分享与合作	• 知自己性别	• 频繁提问
	• 知左右手	• 帮助他人完成简单任务	• 学习解决问题,计划,推测"如果……,将会发生……"	• 能较长时间对话,叙述现在的、过去的和虚构的内容
	• 握笔正确			
	• 临摹几何图形(圆与十字形)	• 好斗	• 用积木建立三维结构	• 出现描述过去发生事情、推理、预见、表达感情、创造性想象、维持互动新功能
		• 受挫折时发脾气	• 用玩具扮演	
	• 用剪但不能沿直线剪纸	• 依恋或抱怨	• 发展空间、时间和数量关系	• 基本形状单词
	• 跑时控制好,随意改变速度与方向	• 见陌生人含羞	• 了解"1"的概念,可数 2~3 样物品	• 基本的词汇量可连接句子
		• 占有喜爱物品		
		• 说出自己的感受		• 会用介词 full prepositional clauses
	• 交替上楼	• 开始了解他人感受并表示同情	• 知 6 种基本颜色	• 从句
	• 骑三轮车		• 分辨声音	
	• 穿鞋	• 与其他年长儿玩	• 知男女童差别	• 简单不定式
	• 脱衣	• 可有突然恐惧情绪	• 说自己的感受	• 辅音简化减少
	• 按页翻书	• 想让别人笑		• 用情态动词(如可能……)
	• 单足跳	• 表现骄傲情绪		• 知道回复"为什么、如何"等问题
	• 扔、接大球			
	• 画人 2 部分			• 发:p, b, m, k, g, w, h, n, l, d 音清楚
	• 涂点与用力画圈			
	• 双足跳			• 用音调
	• 玩黏土			• 500~1000 个词
	• 用餐具好			• 喜欢儿歌与歌曲
				• 玩扮演游戏
				• 遵守规则

（一）知觉发展

学龄前儿童形状知觉发展很快，3 岁儿童已能辨别圆形、方形和三角形，4~5 岁儿童能认识椭圆形、菱形、五角形等形状。

学龄前儿童空间方位知觉发展，如 3 岁儿童已能辨别上下方位，4 岁儿童能辨别前后方向，5 岁儿童开始能以自身为中心辨别左右方位，6 岁时虽能完全正确地辨别上下前后四个方位，但以自身为中心的左右方位辨别能力仍不准确。因左右方位本身具有相对性，准确的识别须经过较长时间。因此，学龄前儿童对字符的识别经常左右颠倒，例如分不清"d"与"b""p"与"q""9"与"6"。

儿童掌握时间概念比较迟，故时间知觉发展较晚。4 岁儿童开始发展时间概念，但很不准确，需要依靠具体事例进行说明，如早晨起床、晚上睡觉。4 岁前儿童对一日间大的时间概念不清，如多数儿童不能正确区分早、中、晚。4~5 岁儿童已有正确的时间概念。5~6 岁儿童逐渐掌握一周内的时序、一年四个季节和相对时间概念。

（二）言语、语言发展

1. 言语发展

3 岁左右的学龄前儿童仍有部分辅音发音不太清晰，但已完全可听懂语音。4 岁儿童的部分翘舌音发音已很清晰，如 sh、zh、z、c 等（表 2-19）。

表 2-19　儿童辅音因素发展进程

年龄（岁）	90%标准	75%标准
1.5	d, m	d, t, m, n, h
2	n	b, p, g, k, x, j, q
2.5	b, r, f, h, x	f
3	g, k	l
3.5	s, j, l, r, q	s, sh, z
4.5	sh, zh, ch, z, c	zh, ch, z, c

学龄前儿童言语发展过程的顺序特征是学习新的构音技能时省略新的音素，试用比较熟悉的音素替代新的音素，然后用类似新的音素的替代发音。

2. 语言发展

3~4 岁的学龄前儿童理解与思维能力较好，语言发展尚未成熟，表达能力有限。语言表达时可出现不流利或口吃，特别在语句开始时，或兴奋时急于表达自己的意思时易出现词语的重复。语言表达时出现不流利现象可间断出现或持续数月，男童较多，一般无须矫治。

学龄前儿童语言能力迅速发展。评估学前儿童语言的发展，主要从词汇、语义、句法和语法几方面进行，体现对词汇和语句的解释和应用。中国 4~5 岁儿童词汇掌握增长迅速。"提问题"是学龄前儿童语言的一个标志性特点，反复问成人"为什么""谁""什么时候""是什么"等问题。提问题是儿童了解世界、获得知识的方法，体现儿童思维的发展。儿童逐渐学会讲故事，或讲述已发生过的事情。4 岁儿童可用较复杂的语句表达语言，学会用代词、形容词、副词等修饰语；基本掌握本民族语言，但仍有病语；言语有连贯但连贯语句的比例较小，也问"为什么""怎么样"。4~5 岁儿童语言发展较快，表达的内容也比较丰富，基本掌握各类词汇和各种语法结构，词义逐渐明确并有一定的概括性，言语越来越连贯，会讲故事、复述简单事情；描述自参与活动的细节，如幼儿园发生的事情；可表达自己的思想和愿望，自由地与他人交谈、争辩、评论事件甚至说谎。儿童学习语言的过程逐渐掌握正确的语法，如主谓宾的正确顺序。

自言自语是学龄前儿童语言发展过程常见的语言现象，一般有游戏言语和问题言语两种形式，3~4 岁儿童出现游戏言语，即边活动边自言自语；4~5 岁时出现问题言语，是幼儿在遇到困难、产生怀疑时的自言自语。

(三)心理发展

1. 思维

4~7 岁属于皮亚杰的前运算阶段的直觉思维时期，即儿童对物体的感受主要依赖其外在的特征，思维特点直接受所感知事物的显著特征影响，或感知影响的儿童行为。另一特征是儿童"自我中心"思维，即看待事物完全是从自己的角度出发。随年龄增长，儿童逐渐去"自我中心"，开始从他人的角度思考。如 3 岁儿童可认识别人的内心想法，别人的需要和情绪与自己的不一样；4~5 岁儿童可意识自己内心的愿望和信念，也能理解别人的愿望；5~6 岁儿童开始理解别人的想法，意识到信念的错误，可进行简单的抽象思维和推理。

2. 想象

3~4 岁儿童想象能力迅速发展，但想象基本是自由联想，内容贫乏，数量少。学龄前期想象活跃，存在儿童的各种活动中，幻想或假想是儿童想象的主要形式，如有常常沉湎想象的情景，把自己当成游戏中的角色。学龄前儿童想象的特点是夸张，将幻想或假想与现实混淆，常被成人误认为是在说谎。如 3~4 岁的儿童常常说自己要长大了想成为"公主"或"超人"。5~6 岁儿童有意想象和创造想象的内容进一步丰富，有情节，新颖程度增加，更符合客观逻辑。6 岁前儿童在游戏时的有意想象水平较高，而在非游戏时的想象水平较低。

3. 注意

学龄前儿童无意注意占优势，注意时间短、注意易被分散、注意范围小，经常带有情绪色彩。有效的学前教育可促进儿童有意注意发展。儿童 5 岁左右始能独立控制自己的注意，5~7 岁时集中注意的时间平均约 15 分钟。3 岁儿童一般只注意事物外部较鲜明的特征，4 岁时开始注意到事物不明显的特征、事物间的关系，5 岁后能够注意事物的内部状况、因果关系等。

4. 记忆

3 岁儿童可记忆熟悉的及反复出现的事物，并可简单的表达，也可再现几周前的事情；

4 岁儿童可再现数月前的事情，因此，成年人最早可追溯 3~4 岁发生的事情。3 岁前儿童的记忆带有很大的无意性，易记住自己感兴趣的、鲜明强烈印象的事物。一般，3~4 岁儿童逐渐发展有意的记忆，5 岁后可运用简单的记忆方法来帮助记忆，如重复、联想。学龄前儿童主要为机械识记忆，无意记忆的效果优于有意记忆的效果，以无意的形象记忆为主。虽然学龄前儿童易学易忘，但进行记忆训练有益于入学的记忆学习。如学习背诵儿歌、诗词，内容的形象化和趣味性可有助儿童想象力的发挥。5 岁儿童记忆的能力已与成人相似，信息编码能力随年龄增长，可能与拼读能力和运用记忆策略的能力有关。积极的情绪状态学习有助儿童记忆，因此激发儿童的学习兴趣和积极性是学习的关键。

（四）学习能力发展

学龄前儿童开始依赖模仿、社会支持和引导进行一定学习活动，获得学习技能。学龄前儿童承担新的或复杂的任务时宜提供结构化的帮助，如分解任务易于完成，完成后及时表扬鼓励，增加儿童的自信心。

学龄前儿童学业技能的获得与语言、记忆和注意有关，包括阅读、书写和计算。因此，教育的重点是培养儿童想象性思维，学习观察，满足求知欲。如开展丰富多样的游戏活动和形象化的教育，鼓励儿童发现问题、提出问题，耐心回答儿童的问题；创造条件让儿童自由地探索周围世界，进行丰富的实践活动；训练观察学习方法，如实地观察、画图等；鼓励儿童看幻想性书籍；培养思维的灵活性，引导儿童从不同角度考虑问题，逆向思维等。

3 岁左右的儿童开始发展计算技能，代表抽象逻辑思维开始。多数儿童尚不能将计数与数量联系，如儿童可正确数 1 到 5，但不知道 5 比 2 多。约 4 岁儿童逐渐可用计数结合物品学习加法等。此外，学前年龄后期的儿童始认字和拼音字母，是入学学习技能的基础。

（五）情绪社会性发展

1. 情绪

3 岁儿童情绪调控能力较差，情绪反应比较强烈，较易冲动，随年龄增长情绪调控能力逐渐增强。3~6 岁、7 岁儿童的情绪体验已相当丰富，可体验成人情绪、情感，经历过愤怒、焦虑、羞怯、嫉妒、兴奋、愉快、挫折、悲伤和快乐等情绪体验，逐渐发展信任、同情、美感、道德等较高级的情感。学龄前儿童情绪保持时间比婴幼儿长，但仍不稳定、多变。因学龄前儿童认知发展的特点与想象力的迅速发展，常将害怕或焦虑内容想象为实际事物，对动物、黑暗、嘲笑、有伤害性的威胁等的恐惧情绪增加，如害怕黑暗中有"鬼怪"。

（1）自我控制发展的基本特征 学龄前期儿童情绪仍主要为行为冲动，但随年龄增长对外部行动的自我控制和调节的能力逐渐增强。儿童自主性的迅速发展使 3~4 岁儿童喜欢简单地说"不"，违抗成人的要求；5~6 岁儿童在不愿服从成人要求时，可以复杂语言与大人协商。多数儿童 3 岁进入幼儿园新的集体环境需学习遵守规章制度、游戏规则，学习与其他小朋友和睦相处、建立平等的伙伴关系，同时也学习控制自己的情绪调节自己行为，逐渐学习忍耐、自制、坚持等能力。随独立生活能力的提高，儿童能在成人的要求下可做一些非自愿、不感兴趣的事情。自我的控制和独立感发展，使儿童能参与同伴的活动，将一部分对家长的依恋转向了同伴，并与同伴产生同感，建立友爱的伙伴关系。

（2）自我控制的特殊形式　学龄前儿童的自我控制能力表现为抗拒诱惑和延迟满足，如能有意识地抑制自己不符合客观要求的愿望或成人不允许的行为，能根据成人要求等待或延迟自己的行为或延缓满足自己的需求。但学前儿童耐心等候满足的时间短暂，多小于15分钟，不会主动采取分散注意的方法，需在成人的帮助下用唱歌、做游戏等分散注意的方法延长等候时间。

2. 气质

学龄前儿童的不同气质对家长和儿童的发展是极大的挑战，影响儿童人际关系、社会行为和个性以及处理情绪问题方法。如反应强度强烈的儿童遇到分离或挫折时反应可能较极端；情绪积极、善于表达的儿童即使焦虑也不易发生问题。容易型气质的儿童表现顺从、易管教，对人友好、喜欢交往；困难型儿童则往往难管教，有攻击性、对立，或羞怯、行为退缩。学龄前儿童的行为也与婴儿期形成的依恋类型、父母对儿童的养育方式有关。

3. 社会性发展

（1）自我意识发展　3~5岁儿童开始发展自我意识，如能作简单的自我介绍，能独立意识到自己的外部行为和内心活动，并能恰当地评价和支配自己的认识活动、情感态度和动作行为，逐渐形成自我满足、自尊、自信等性格特征。儿童良好的自我意识与家长态度有关，家长尊重、鼓励、支持儿童，有助儿童积极的自我意识产生，如自信心；而对儿童过分保护、控制或忽视、冷漠则形成儿童消极和自卑的自我意识。有积极自我意识的儿童为满足自己的需要可努力采取行动改变周围环境。4岁儿童已建立自尊感，能自我评价，如说"我是个好（坏）孩子"。家长的教育方式与儿童自尊的形成有关，如家长对儿童的教育态度温暖、支持、民主，则有利于儿童自尊的形成。儿童5~6岁时可有意识地把自己同其他儿童比较，进行独立的自我评价，或评价他人，但儿童的自我评价往往与自己的情绪有关。随年龄的增长儿童对自身的评价逐渐较客观，如"我跑得比某某快"。但家长常将儿童与其他儿童比较并说别的儿童好，反而易使儿童有自卑感。教育家长注意学前儿童独立性、主动性和性角色的发展和培养。

（2）社会行为表现　儿童心理社会化发展与个体化利独立性的增强有关，同时也与儿童的社会相互性和与他人关系的自我意识增强有关。学龄前儿童社会行为表现为利他性和攻击性两种社会倾向相反的行为。

1）利他性：有目的自愿做出有利于他人的行为特性被称为利他性。2~3岁幼儿已有利他性，如可拿自己的玩具安慰小朋友，小朋友受伤时表示同情。随年龄增长利他性的发展，是儿童发展友谊关系的基础，多数3~4岁儿童都与几个同伴建立相互的友谊，且持续数月。但幼儿的友谊是表面化的，主要表现喜欢一起玩，比较合作，较少发生冲突。多数是与同性别的伙伴发生友谊，60%自发组成的游戏是与同性别儿童进行的游戏。学龄前儿童发展与同伴的关系属于前社会行为。

2) 攻击性：攻击性与利他性相反，伤害别人的行为特性被认为是攻击性。3~4 岁儿童感到不安或受到挫折时喜欢扔东西或用拳头打人，攻击的方式以躯体性攻击为主。幼儿攻击的目的常是为夺到或破坏某个东西，而不是故意伤害。攻击别人的儿童可判断动手的对方，且经常与家长发生冲突。4 岁以后儿童躯体攻击减少，言语攻击逐渐增多；以故意伤害别人的攻击行为增多，常与同伴发生冲突。男童的攻击性更强，且多为攻击躯体行为。学前儿童会经常体验到挫折，但又不能清楚地表达出来，如得不到想要的东西或不能做要做的事情时往往以攻击行为表达。随儿童沟通能力以及参与活动计划、组织能力增强，攻击性逐渐减少。除儿童先天的攻击性强弱不同，攻击的产生与挫折、强化和模仿有关，如家长体罚儿童或电视有攻击性的内容。此外，攻击后达到目的而未受到惩罚，可强化儿童以攻击作为解决问题的手段。

4. 性别感发展

学龄前儿童性别感的发展包括对性别理解和性角色认同，即 不仅认识性别生理的差别，还可理解性别的社会 性意识不同。

(1)性别理解　2 岁多的幼儿已可从外表区别性别，4~5 岁儿童能比较准确地理解性别概念，知道性别是固定的。如穿女童衣服的男童仍然是男童，女童长大做妈妈等；开始将性别与人格特点联系，如女童听话、男童淘气。儿童理解性别的社会属性与社会环境影响有关，如男童、女童做事的差别。

(2)性角色　各国儿童性角色发展的特点相似，即儿童在完全认同性别概念之前就有行为上的性别倾向。如 3~4 岁的儿童选择玩具、活动特点有明显的性别倾向，如女童喜欢娃娃，男童喜欢玩具汽车。5~6 岁儿童认识性别的永恒性，遵循对别的要求去做应做事情，如男童不哭，女童应文静。儿童的相互关系也存在性别差异，学前儿童多喜欢与同性伙伴玩，且男童和女童间的湘处方式也有差异，如女童间比较相互支持，容易达成一致意见，喜欢提建议；男童间更喜欢限制别人，让别人服从自己，喜欢命令他人。

5. 道德发展

学习自我控制和分享的基础上学龄前儿童产生"道德"概念。生后 5 年为"前道德期"，儿童可用语言来调节自己的行为，如想要打人时会说："不能打人"，并逐渐将语言内化为道德意识。儿童已有理解和共享别人感情的能力，产生情感共鸣是道德情感发展的基础，如看到别人痛苦的表情会表示关心。3 岁儿童常表现对规则感兴趣，并逐渐学习遵守规则；对伤害到他人或明显引起他人不满的行为比较敏感，并觉得内疚。随着自我概念发展，儿童感到自己应受到尊重；如过多体验内疚和羞愧的儿童可感到自己是道德的失败者。

最初儿童只是从具体到一般道德进行判断，多以自我为中心、或只关心直接的后果，以为所有的事情都应满足自己、符合自己的意愿；随年龄增长儿童逐渐学习注意别人的礼仪、愿望与要求。学前儿童的道德价值受外界支配，主要来自事物的外部特征或权威。如对老师的绝对服从，或为避免惩罚而服从，或根据行为后果判断好坏。成人适当地利用表扬-奖励、表扬-说明方法，可促进学龄前儿童道德认识成熟。

四、学龄儿童及青少年认知心理发展

(一)学龄儿童认知心理发展

学龄儿童发展经历儿童早期(6~7岁)、儿童中期(8~10岁)和儿童晚期(11~12岁)过程产生一系列矛盾,儿童心理行为随矛盾的解决进一步发展。

1. 认知发展

逻辑思维过程的产生是入学准备的标志之一。6~7岁儿童从运用直觉解决问题的前运算阶段思维转换到早期具体运算思维。早期学龄儿童开始产生保护、转换、可逆、偏心、顺序排列以及分类的概念,当实际使用颜料、白纸和胶水,用泥巴、雪或石头制作水坝、堡垒、雪人时,儿童认识世界、人际关系和理解他人观点的能力也同时发展。8~10岁儿童开始理解物体的质量、多少、远近、轻重、长度和多种变量的关系,能够正常地分类或组织与儿童已有的其他信息相关的材料。11~12岁儿童有良好的具体运算思维能力,能够将认识一个问题的多个方面,并能运用逻辑思维思考问题。学龄儿童有效的认知活动包括加工信息,识别环境中的重要线索,组织自己的思维,思考和其他信息的关系,使用短期与长期的记忆检索和储存的技能,分析信息做出决定,采取相应行动。儿童还可通过信息反馈修正自己的行为。

儿童在具体的操作性活动过程能有效地进行 读写并沟通思想理解他人的思想、感受和价值观,产生新的社交技巧。8~10岁儿童,即三年级、四年级的小学生,注意、记忆、思维、创造性想象能力比6~7岁儿童有质的飞跃。

2. 语言发展

学龄儿童神经系统发育较成熟,包括接受和表达语言的技能显著改善,可掌握较复杂语言。6岁儿童的词汇丰富,有很好的语言表达能力;和有查找词汇的能力。刚入学的6~7岁儿童还不适应学校学习对语言的要求,如在教室长时间的注意听老师的讲课,易受周围环境的影响;语言仍然以语义技能为主,如理解简单的关系从句以及句子结构,如"以前""以后";叙述与阅读能力尚较差。7~8岁儿童接受语言能力显著增强,从简单分析语言到复杂的编码语言;可用口头语言或文字表达以前学过的知识,但还不能区别唇齿音和舌齿音。8~9岁儿童词汇量显著增加,代词的应用使儿童理解复杂句能力提高;语言表达能力和语法改善,如能讲笑话,叙述和总结能力提高。12岁儿童能回答涉及复杂的概念的问题,语言表达语法正确;语言能力更娴熟,用语言表达情感能力发展,更多社交语言,较少肢体语言。

3. 个性和社会性发展

弗洛伊德认为6~12岁是个性发展的潜伏期,即儿童可将幼儿期的恋母情结或恋父情结转移到环境中的其他事物上,如学习、同伴等。教师的作用是给学生传授知识、指导学生克服各种不良习惯,以适应学校学习的要求,帮助儿童个性与社会性的正常发展。

(1)自我意识 小学阶段是儿童培养自我意识、学习角色的最重要阶段。自我意识发展趋势是随年龄的增长从低水平向高水平发展,但发展并不是直线的、均速的,而是既有上升发展时期，又有平衡发展时期。一般 3~5 年级小学生的自我意识发展处于平衡阶段。自我意识的体验主要表现在自尊心的发展，如 7 岁左右儿童自尊的发展已经比较稳定，在学习中可体会聪明和愚笨。

（2）情感体验　学龄儿童体验各种情绪和情感的基础上情感内容逐渐社会化，情感不断丰富，如美感、挫折感、幽默感、集体感得到发展。通过美术、音乐课程的学习、训练和在课外的文艺活动，文艺作品的阅读以及影视节目欣赏，儿童逐渐形成与发展美感，意识到"真、善、美"，理解"假、恶、丑"含义，逐渐树立较鲜明的美与好的标准。同时，儿童逐渐有一定欣赏能力，对美的理解、评价以及所产生的情绪体验都越来越深刻，但对美的评价主要以外部特征和真实性为标准，如色彩鲜艳、形状协调的实物东西，对抽象艺术的欣赏能力较差。

学龄儿童的情感主要与学习、或与同伴、老师有关。多数儿童的求知欲明显增强，具有学习的原始动力，恰当的教育可以激发学习积极性。但少数儿童害怕学业失败、被老师指责或受同学的嘲笑、被同学拒绝等学校压力过重事件，有可能发生学校恐怖、厌学等心理障碍。

（3）意志水平　学龄儿童意志的主动性和独立性有所提高，能逐步调节自己的行动以完成某任务或达到某一目的，但意志的坚持性、恒心和毅力还不成熟，遇到困难时，常会回避、退缩或依靠成人帮助。

（4）道德发展　6~7 岁儿童的道德观存在可变性，儿童的道德推理常常受行为的影响，如为避免惩罚，或得到奖赏，满足别人的需要等等。儿童已能考虑别人的想法，但仅仅是别人的需要。多数 7 岁儿童看问题已有一定道德标准，能分辨对与错，理解责任与权益的关系。但儿童的正确与错误的概念常常受到社会环境、家庭价值观的影响，社会的压力、伙伴关系等往往可使儿童难以决定自己认为是正确的行为。因此，对学龄儿童应进行正确与错误的教育，有些儿童可采取适当给些奖励的方法促进儿童发展正确的道德行为。

（5）社会关系发展　学龄儿童重要的学习任务之一是发展社交能力，包括理解社交的意义并理解他人的社交暗示、与他人的相互关系等。好的社交技能有助于儿童改变自己在家庭的角色。学龄儿童的人际交往更加广泛，主要对象是同伴、老师和父母。学龄儿童希望被社会认可，与伙伴的友情是学龄儿童的重要生活内容。儿童的气质可影响与同学、老师、家庭以及周围人的关系。儿童可根据分享能力、与自己兴趣与性格一致和对人的忠诚情况选择朋友。与同学的友情有助儿童学习社交技能，获得情感支持，使儿童感到自己的健康自我形象。7 岁儿童已可有最要好的朋友，有时更愿意与朋友交谈、听朋友的意见胜于家长。10 岁左右的儿童可能有特殊朋友，如依恋同性别的朋友，发展自我，学习利他行为，与朋友分享情感，学习处理问题的方法；常常用电话长谈，或甚至住在朋友家。学龄儿童与朋友的友情是以后人际关系的基础。

（二）青少年认知心理发展

青少年多已进入中学学习，是人生最宝贵、充满生机而又最具有特色的时期；但青少年心理行为发育处于不太成熟阶段，易受社会环境的影响，可塑性较大。青春期是精神疾病发病的高峰阶段，因此，青少年的教育和培养工作，是整个国民教育的关键问题。

1. 身体和生理的发育

(1) 青春期与青少年　青春期是生物发育过程的术语，是儿童的最后阶段。青少年是社会心理和情感从儿童期过渡到成人的时期。因个体差异明显，难以准确确定正常青春期发育，但发育程序相似。青春期青少年的下丘脑激素调节发生改变，垂体、性腺和肾上腺发生变化，分泌水平逐渐达成人水平，身高、体重迅速增长，体格发育达第二生长高峰；骨骼与肌肉发育成熟，体能增强，如力量、速度、耐力、柔韧性、灵活性等和运动能力；身体机能逐渐成熟，第二性征发育，有生殖能力。青春期的生理变化致青少年认知和社会心理发展，关系到青少年对自身和社会对青少年的看法。青少年的顺利发育是成人健康状况和事业成就的基础。

(2) 神经发育特点　青少年脑的形态已不再改变，但脑的功能继续发育，特别前额叶皮质的协调执行功能，如抽象思维、推理、判断、自律、道德行为、个性和情感，经验快速积累。外界的刺激、活动和经验使脑组织出现修剪和加固的过程，青少年脑组织发生化学、激素、生理和生物的变化。脑组织的多巴胺和去甲肾上腺素受体活性增加，神经递质水平增加。神经影像学研究显示青少年的中脑、杏仁核和海马形态改变，易发生精神分裂和成瘾。精神分裂常常发生在 10~20 岁青少年后期和成人早期，可能与以前的脑损伤或神经发育发生异常有关，表现记忆紊乱、情感变化，或出现幻觉。药物，特别是乙醇对青少年的脑有副作用，损伤对奖励或动机途径的神经回路，缺乏愉快的感觉反应。药物使脑产生愉快的感觉，即发生药物成瘾，损害记忆和认知功能。

(3) 社会心理发展里程碑　青少年感觉自己是有价值的群体，在群体中有技能和负主要任务，希望发展自我价值，与其他人有较可靠的关系，有认知的潜力。青少年生理和躯体迅速发育，逐渐成熟。生理成熟使青少年心理产生成人感，但心理发展较生理发育的速度相对缓慢，心理状态尚不成熟，心理发展更带有社会性。因青少年日益受到升学、交友、就业等实际社会问题的挑战，内心世界充满矛盾，如独立性与依赖性交错、开放转向闭锁，需要成人正确疏导。

青少年心理发展与生理发育密切相关的。青少年成人感的出现，希望自己的社会地位、社会参与能力、人际关系等都独立和尊重，甚至在生活中夸张地表达着自己已经长大成人的信号。因此，青少年能够感受和体验出现性冲动，同时开始了解性的社会意义和规范，验证自己的性别特征和性别吸引力。同时，青少年不断地思索着自我和他人，自我和社会的关系，并希望能从中确定自我的态度和人生的价值观，有学者将这一过程称为自我同一性的获得期。

2. 认知发展

皮亚杰的形式运赞思维特点是判断性思维和抽象推理。具体操作思维与形式运算的主要区别是能够运用语言处理。13~14 岁的青少年多为具体思维方式，如问"今天你怎么来的？"，回答"汽车"。14 岁后的青少年逐渐有抽象思维能力，思维的有意性和目的性较过去显著发展，观察事物能力提高，开始出现逻辑性知觉。如学习语言时能联系词、句子和语法；联系几何图形和几何定理学习几何，知觉水平逐渐向概括性方面发展；考虑事物的价值，理解正确与邪恶，理解人的天性；知道有时成人说的与做的不一致，如家长告诉青少年不抽烟，但家长却自己抽烟；开始思考自己前途，上大学或技术学校，工作或结婚，将来的家庭状况等。

青少年机械记忆少，有意记忆发展与学习目的性增加有关，如词语的抽象记忆能力较好。13~14岁青少年对词、抽象图形的再认发育达到高峰。

青少年注意的集中性和稳定性不断增强，有意注意可达40分钟。控制能力高，能根据预先提出的目的和任务随意地、较长时间地将注意力转向特定的活动和特定的对象，如学校学习时能较快地将注意转移到课堂的学习。16~18岁的青少年自我控制能力增强，学习技能技巧提高使注意分配能力达到新的水平。

思维变化是青少年期认知发展的核心。皮亚杰认为11~15岁的青少年思维能力进入形式运算思维阶段或形式运思期，表现抽象逻辑性的形式推理；思维更富有灵活性、具有系统解决问题以及假设性演绎推理的能力。因此，青少年喜欢进行丰富的、奇特的幻想，喜欢标新立异，具有较强的求知欲和探索精神，独立学习的能力明显增强。

青少年空间想象能力提高，富于创造特色，再创想象能力变得更加独立、概括和精确。16~18岁的青少年创造的想象能力发展较快，创造想象开始与创造性活动联系。

3. 情绪与情感发展

激素水平与青年的青春期情感和生理发生变化有关。男青年与女青年的体格的生长发育和情感改变不同。研究显示有部分发生情感问题较多的男生，如沮丧、焦虑、攻击性行为或性活动，可能与男性荷尔蒙水平较高有关。发育较早的青少年有发生行为问题的危险性，如抽烟、酗酒；女生则易发生异性情感行为问题。体格发育强壮的男生易表现有领导作用，运动娴熟，使人感到更有吸引力和聪明，也更受欢迎。

美国心理学家何林渥斯（H. Z. Hollingwerth）1928年在《青年心理学》书中首次将青少年从家庭的独立过程称之为"心理性断乳"。青少年独立过程往往产生与过去不相适应的新需要、冲动及行动而发生矛盾，造成青少年心理适应的复杂性。随着身体成熟，青少年往往产生不愉快、心神不定、不安、郁闷、感情易于激动和兴奋等现象，态度也可能变得粗野，或发生对抗，甚至出现攻击、破坏行为。青少年"过渡期"出现的心理冲动又称为反抗期。成人应认识与理解青少年的思想和行为特点，成为青少年的良师益友。青少年对情感的自我调节和控制能力改善后，情绪逐渐趋于稳定，可顺利渡过充满着矛盾的青春期。

爱情是青年期最为特别的情感体验。性的成熟和亲密感的需要，以及性别角色的发展，使青年出现初恋的情感。青少年对友谊、爱慕和思恋的情感逐渐由朦胧、模糊到清楚，由爱慕逐渐到表情、动作的表达。但青少年的中、后期，感情逐渐稳定，或发展为爱情。

4. 意志发展

13~14岁的青少年意志发展还不成熟，不善于正确鉴别意志品质的良莠优劣。因此，青少年的意志行动轻率表现更为突出。随着学习对意志调节过程的更高要求以及成人感的发展，青少年逐渐能服从于一个长远的目标，动机更具有概括性和社会意义。如对动机、行动目的及其后果的认识更加自觉，开始能自觉地考虑未来，行动之前能冷静地思考，自觉地遵守纪律与约束自己的行为。但青少年的坚持性、恒心和毅力还不成熟，易见异思迁。

5. 社会性发展

(1)自我意识发展　12~20岁的阶段是埃里克森人格发展的自我认同感对角色混乱阶段，又称为心理社会的合法延缓期，体现儿童向青少年的过渡，即渴望摆脱成人评价的影响，渴望成为成人角色；希望得到尊重，要求独立；希望与和成人建立一种朋友式的新型关系。因此会产生一系列独立自主的表现，如开始学习从情感上脱离父母，与父母的关系不如以前亲密。

(2)青少年自尊发展　自尊发展，但自尊感的体验易走向极端。童年期的儿童很少有自卑感，自卑感萌芽于少年期，青年初期易产生自卑感。自卑的青少年常有较强防卫心理，也易自暴自弃。因此，家长和教师应据青少年的不同性格特征，采取灵活而有原则的方法进行个别施教，鼓励青少年的进步，增强自信心，克服自卑感。

(3)自我评价和自我体验发展　青少年的自我评价和自我体验发展是自我控制发展的基础。青少年自我控制能力较差，随年龄逐渐增长，生活经验与社会经验的不断丰富；心理活动始以内部动力为主，独立性增强，但稳定性和持久性还不足。16~18岁的青少年较多关心和思考自己的前途、理想等问题，开始意识自己责任的重要，促进自我调节和控制能力的发展。当青少年根据自己的能力、特点、兴趣进行的职业选择获得积极的认同时，青少年就能决定自己的个人价值和信仰独立，欣赏并接受自己，顺利地度过青春期。

6. 道德发展

青少年的道德认知比较具体，行为较单一。道德实践的增加，认知能力提高，道德认识逐渐形成抽象性的道德原则或道德观。同时，道德观念的行为方式也多样化与灵活，能从行动后果、行动的外部现象去理解道德的概念，也能从内部动机等内心世界去理解道德概念，如16~18岁青年已能掌握诸如"虚伪""谦虚"等抽象概念。

青少年处于"心理性断乳期"，是人生观、价值观开始形成的阶段。青年18岁逐渐成熟，能以自律、遵守道德准则、控制自己行为，在学习中可体会到考试成绩的好坏以及教师、同学对自己的评价，获得公民资格。道德行为是受道德认知、道德情感支配和调节。因青少年道德认知存在局限性，不善于组织自己的行为，道德动机和道德行为尚可不一致。青少年易发生道德两极分化，可通过完成学习任务，遵守课堂与学校纪律，执行委托的 任务以及校外无监督的文明行为等锻炼青少年的 道德意志。

五、心理行为发育评价

儿童神经心理发育的水平表现为儿童在感知、运动、语言和心理等过程中的各种能力，对这些能力的评价称为心理测试。心理测试仅能判断儿童神经心理发育水平，没有诊断疾病的意义。心理测试需由经专门训练的专业人员根据实际需要选用，不可滥用。

(一)能力测验

1. 筛查性测验

婴幼儿期的心理行为发育筛查测试内容侧重于感知觉和运动发育水平(表2-20)，亦可从智力、运动、语言、适应能力等方面筛查年长儿心理行为发育状况。筛查结果有助判断正常与异常(可疑)儿童,但不能判断儿童异常的程度。如筛查测试异常或可疑,需重复测试,结果仍异常或可疑,则应进行诊断性测试。

表 2-20 常用筛查性心理行为发育测试方法

筛查内容	适用年龄	方法(英文缩写)
智力	0~6 岁	丹佛发育筛查(DDST)
	0~6 岁	0~6 岁智能发育筛查测验(DST)
	4~7 岁	入学合格测验(50 项)
	5~9.5 岁	绘人测验(HFD)
	2.5~18 岁	图片词汇测验(PPVT)
	5~75 岁	瑞文测验(CRT)
运动	早产儿矫正胎龄 32 周龄至 4 月龄	婴儿运动能力检查(TIMP)
	出生至 4 月龄	全身运动质量评估(GMs)
	0~18 月龄	Alberta 婴儿运动量表(AIMS)
	0~1 岁	52 项神经运动检查
	0~6 岁	Peabody 运动发育量表(PDMS)
	4~12 岁	儿童发育性运动协调障碍问卷(DCDQ)
语言	0~35 月龄	早期语言发育量表(ELMS)
	0~36 月龄	认知应物测验/临床语言和听力发育量:(CAT/CLAMS)
	8~30 月龄	中文早期语言与沟通发展量表——普通话版(CCDI)
适应能力	3~12 岁	儿童适应行为评定量表
	6 月龄至 15 岁	婴儿初中学生社会生活能力量表(S-M 量表)

(1)丹佛发育筛查法(DDST) DDST(图 2-7)主要用于 6 岁以下儿童的发育筛查,实际应用时对 4.5 岁以下的儿童较为适用。测试内容分为大运动、精细运动、语言、个人适应性行为四个能区。1990 年《Denver Ⅱ》出版,在 1966 年 DDST 的基础上修订。国内有地区性的修订常模。

(2)绘人测试 适用于 5~9.5 岁儿童。要求被测儿童依据自己的想象绘一全身正面人像,以身体部位、各部比例和表达方式的合理性计分。绘人测试结果与其他智能测试的相关系数在 0.5 以上,与推理、空间概念、感知能力的相关性更显著。该法可个别测试,也可进行集体测试(图 2-8)。

(3)图片词汇测试(PPVT) 适用于 4~9 岁儿童的一般智能筛查。PPTV 的工具是 120 张图片,每张有黑白线条画四幅,测试者说一个词汇,要求儿童指出所在图片其中相应的一幅画。测试方法简单,尤其适用于语言或运动障碍者。1981 年《PPVT-R》出版,有 L 版本及 M 版本,测试年龄为 2.5~16 岁,测试图片增至 175 张(图 2-9)。

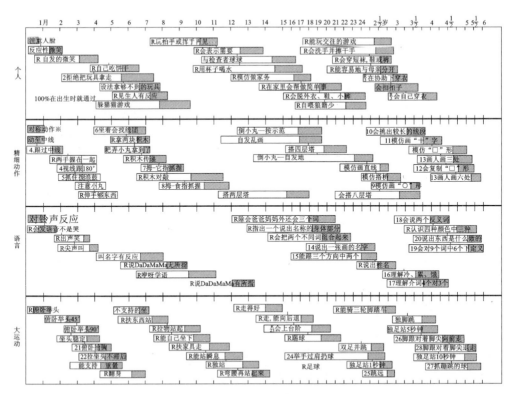

图 2-7　丹佛发育筛查（DDST）

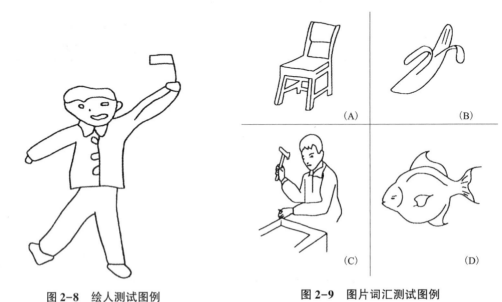

图 2-8　绘人测试图例

图 2-9　图片词汇测试图例

2. 诊断测验

（1）Gesell 发育量表　适用于 4 周至 3 岁的婴幼儿，从大运动、细动作、个人-社会、语言和适应性行为五个方面测试，结果以发育商（DQ）表示。发育商（DQ）= 发育年龄（DA）/实际年龄（CA）×100。

（2）Bayley 婴儿发育量表　适用于 2~30 个月的婴幼儿，包括精神发育量表、运动量表和婴儿行为记录。1993 年第 2 版修订完成，适用于 1~42 个月婴幼儿。测试结果根据智能量表和运动量表分数获得发育商（DQ）。

（3）Standford-Binet 智能量表　适用于 2~18 岁儿童。测试内容包括幼儿的具体智能（感知、认知、记忆）和年长儿的抽象智能（思维、逻辑、数量、词汇），用以评价儿童学习能力以及对智能发育迟缓者进行诊断及程度分类，结果以智商（IQ）表示（表 2-21）。

表 2-21　斯坦福-比奈量表（第 4 版）分测试的儿童年龄范围和结构

能区与分测试	年龄	主要功能
言语推理能区		
词汇测试	2~23 岁	测试词汇量、言语发展水平
理解测试	2~23 岁	测试所掌握的实用知识、评价和应用既往经验能力、社会成熟度
找错测试	2~14 岁	测试视觉观察、注意和社会理解能力
词分类测试	12-23 岁	测试言语抽象概括能力
抽象空间推理能区		
模型分析	2~23 岁	测试空间逻辑推理和抽象概括能力
复制图形	2~13 岁	测试视觉运动能力和眼-手协调能力
矩阵推理	7~23 岁	测试感知觉推理能力
纸的折剪	12~23 岁	测试视觉空间感知、综合能力
数字推理能区		
数量分析	2~23 岁	测试数的概念和心算能力
数字系列	7~23 岁	测试数理推理能力和注意力
等式建立	12~23 岁	测试数理推理、数字操作和计算能力
短时记忆能区		
串珠记忆	2~23 岁	测试短时视觉记忆能力
句子记忆	2~23 岁	测试短时听觉记忆、回忆能力和注意力
数字记忆	7~23 岁	测试短时听觉记忆和心理转换能力
物体记忆	7~23 岁	测试短时视觉记忆、回忆能力和注意力

（4）Wechsler 学前及初小儿童智能量表（WPPSI）　适用于 4~6.5 岁儿童。通过编制

一整套不同测试题，分别衡量不同性质的能力，将得分综合后可获得儿童多方面能力的信息，较客观地反映学前儿童的智力水平（表2-22）。

表 2-22　中国韦氏幼儿和儿童智力量表测验结构

分量表和分测验	C-WYSCI (3.5~6年 11个月)	C-WISC (6.5~16年 11个月)	功能
言语分量表			
常识/知识	V	V	测试一般知识兴趣及长时记忆能力
背诵/背数	V	V	测试短时听觉记忆、注意力；倒背部分还测试心理过程的可逆性
词汇	V	V	测试目语表达能力、长时记忆能力
算术	V	V	测试心算、短时记忆力和注意力
领悟	V	V	测试对所掌握的实用知识、评价和应用既往经验的能力；测试社会适会适应程度和行为准则，社会成熟性度和判断能力
类同/分类	V	V	测试抽象概括和逻辑推理能力
操作分量表			
动物房	V		测试视觉-运动速度和协调能力、短时记忆和注意力；学习能力
几何图案	V		测试感知觉、视觉-运动组织能力
画图填缺/填图	V	V	测试视觉分析和转换能力、视觉再认能力（长时视觉记忆）
迷宫/迷津	V	V	测试计划性和知觉组织能力、视觉-运动协调能力
木块拼图/积木	V	V	测试空间关系、空间结构和视觉-运动协调能力、非言语概念形成和逻辑推理能力
译码		V	测试学习新联想的能力、手眼协调能力、短时记忆和注意力
拼图		V	测试想象力、利用线索能力和手眼协调能力
图片排列		V	测试预测结果和计划行动能力、时间和空间概念；部分与整体和逻辑联想能力

（5）Wechsler 儿童智能量表修订版（WISC-R）　适用于 6~16 岁儿童，内容与评分方法同 WPPSI。

（二）适应性行为测试

智力低下的诊断和分级必须结合适应性行为的评定结果。国内现多采用日本 S-M 社会生活能力检查，即婴儿-初中学生社会生活能力量表。此量表适用于 6 个月至 15 岁儿童社会生活能力的评定。

六、心理行为发育异常

儿童期因某种生理缺陷、功能障碍或不利环境因素作用下致心理活动和行为异常，可表现在儿童认知、行为、情绪和生理等多方面。全球约 15% 的儿童青少年有不同程度的、不同临床表现的心理行为问题。因此，WHO 倡议各国将儿童心理卫生纳入初级卫生保健内容，开展儿童心理卫生与相关保健服务。因儿童年龄、性别和种族影响临床表现，有些心理行为障碍可持续至成年期。因此，预防保健措施有益于早期发现儿童心理行为问题，并进行早期干预。

（一）定义

儿童心理障碍指在儿童期因某种生理缺陷、功能障碍或不利环境因素作用下出现的心理活动和行为的异常表现。2000 年，美国精神医学会（APA）强调儿童心理障碍主要从儿童的行为、认知、情感或躯体几方面所表现的症状模式米界定，包含以下一个或几个特征：①儿童自身承受不同程度痛苦体验，如恐惧、焦虑或悲伤；②儿童在行为上显示不同程度的功能损害，包括躯体的、情感的、认知的或行为等方面的功能；③这些困难和障碍有可能进一步加重儿童损害，如伤残、疼痛、失去自由甚至死亡。

（二）诊断

儿童心理障碍诊断标准一般包括症状标准、病程标准、严重程度标准、排除标准和发病年龄标准等，并辅以相应的心理行为评估与生物学辅助诊断。一般从抚养者的主诉中可获得儿童行为与情绪的较详细临床描述，包括儿童心理障碍的表现形式、想法以及感受。其次，有丰富经验的医生可初步据相应诊断标准对儿童心理行为问题判别与归类；必要时，选择相应的心理行为评估方法或生物学检测辅助诊断。

美国精神医学会（APA）发表的《精神疾病诊断与统计手册》（Diagnostic and statistical manual of mental disorders, DSM）内容涵盖各种精神疾病种类症状、诊断及其他标准。目前，DSM 与世界卫生组织出版的国际疾病分类第 10 版（International Classification of Diseases 10, ICD-10）为国际上使用最广泛的权威诊断标准。美国国立婴幼儿及家庭中心认为 DSM 系统关于年幼儿童的诊断与分类不太适用，1994 年主导编制用于 0~3 岁儿童早期精神卫生和发育障碍诊断分类系统（The Diagnostic Classification of Mental Health and Developmental Disorders of Infancy and Early Childhood-Revised, DC: 0-3R）。此外，于 2006 年为了给初级卫生保健系统的儿科医生和家庭医生提供儿童情绪和行为障碍的诊断系统，美国儿科学会出版《初级保健诊断和统计手册（儿童青少年版）》（Diagnostic, and Statistical Manual for Primary Care, DSM-PC），用于识别儿童心理行为问题，转诊或帮助家长早期干预。

(三)儿童发展性能力

涉及不同年龄阶段发展性能力的基本任务,表 2-23 的内容涵盖了儿童的最基本行为——品行或社会行为,可作儿童行为引导的参考,是儿童成功适应社会的基础。

表 2-23　儿童、青少年发展性能力的基本任务

年龄段	发展任务
婴儿期- 学龄前	母子依恋　语言 认识和区分自我与环境　自我控制与服从
儿童中期	学校适应(按时上学,举止恰当) 学业成就(如识字、阅读书写、计算) 与同伴和谐相处(被接纳、交朋友) 遵守纪律的品行(遵守社会规则、有道德、亲社会行为)
青少年期	成功过渡到中学 学业成就(接受更高教育或职业技能培训) 参加丰富的课外活动(体育、社团或公益 活动) 结交同性或异性朋友,且关系密切形成自我认同感和内聚感

儿童心理发展的特点和异常行为具有多样性,优势和不足常常共存。儿童心理行为障碍病因复杂,如同一心理障碍可有不同表现形式(如品行障碍既可以表现攻击和诈骗,也可表现偷窃和毁物),且导致特定障碍的途径是多样的、交互的,而非线性静态的。因此,行为问题或心理障碍往往因果关系复杂,评估和治疗应考虑儿童发展功能和能力存在年龄、性别差异(表 2-24)。一般认为,男童多见外显的多动和攻击行为,故就诊率相对较高;而女童表现问题的方式通常不易被发现,因此行为问题容易被忽视。

表 2-24　儿童青少年心理障碍的性别特点

男童常见疾病	女童常见疾病	性别差异不显著
注意缺陷多的障碍	焦虑障碍	青春期品行障碍
孤独症谱系障碍	进食障碍	喂养障碍
智力发育障碍	青春期抑郁症	儿童抑郁症
品行障碍	性虐待	忽视和躯体虐待
语言发育障碍 遗尿症 特殊性学习障碍 破坏性冲动控制障碍		

（四）语言和言语发育障碍

语言包括理解、处理和交流，由编码形成的规则，如词意、形成新词汇、词的组合。言语是口头语言的交流。语言、言语发育障碍的临床表现包括构音障碍、语音问题、流利性问题、语言问题等，病因与不良语言环境、社会环境、听力障碍、认知发育落后、孤独症谱系障碍、神经发育障碍以及特殊型语言障碍有关。2013 年公布的《美国疾病诊断和统计分类》(第 5 版)(DSM-V)将语言障碍、言语发声障碍、童年起病的流畅性障碍(口吃)、社交性(语用性)交流障碍和未界定的交流障碍分类为交流障碍，即交流障碍是一类影响言语和非言语性交流的缺陷。目前，多数专著、权威文献及 2010 年的《国际精神障碍分类诊断标准》(第 10 版)(ICD-10)仍以言语和语言发育障碍分类。

言语障碍即有发声或语音形成问题。言语失用症是一种言语障碍，儿童语音和音节不能正确组合形成词。语言问题涉及语句、语义与语音、问义以及语用错误。语言障碍有语言表达障碍和感受性语言障碍个亚类型。语言表达障碍的儿童可理解语言的意思，感受性语言障碍儿童不理解语言含义。

1. 言语障碍

言语障碍的儿童可理解与表达语言，但有构音、语言不顺畅或发声问题。

(1)功能性构音障碍　语音改变：省略语音的某些部分；语音替代：多为辅音，语音中断、增加；舌根音化：以舌根摩擦音代替舌前位的发音，如 g、k、h 代替其他语音；舌前音化：以舌前音 d、t 代替某些语音；不送气音：是儿童发音时的气流和语音协调的问题。汉语中有送气音，如 p、t、k、c、s 等。儿童把送气音用不适送气的音作替代，即产生发音错误。

(2)语言不顺畅　说话重复词、句。口吃是严重的语言不流利情况。4 岁后仍重复语音、词或短句(我想……我想我的玩具，我……我来看你)；增加语音或词(我们去……嗯……商店)；使词加长(我是 Boooobbby Jones)；中断词或句(常闭唇)；声音或语音紧张，说话时往往摇头、瞬目；交流受挫折。

(3)发音障碍　声哑或粗；声音中断或变调；高音突然变调；语音过高或过低；语音异常，因鼻音过重或无鼻共鸣。

2. 语言障碍

有语言障碍儿童的症状可轻重不一，有 1~2 种症状或多种症状。

(1)感受性语言障碍　儿童不能理解语言，表现：难以理解他人语言；不懂指令；不能组织自己的想法。

(2)表达性语言障碍　不能应用语言表达自己想法与需要，表现：不能组织词汇为句子，或句子简单、短，或语序错误；表达时用词不正确，常用占位符，如"嗯"；用词水平低于同龄儿童；说话时漏词；反复用某些短语，或重复(回声样)部分或 所有问题；社交困难，常伴行为问题。

3. 预防及治疗

轻度言语障碍可逐渐消退、自愈。严重的言语障碍或有问题的儿童需要言语治疗，学习掌握产生语音的方法。预后与病因有关，严重者影响交流，产生社会心理问题。语言障碍的干预包括心理治疗、心理咨询、认知行为治疗。儿童言语、语言技能发育异常原因较多，包括引起听力损害或言语、语言障碍疾病。当基层儿科、儿童保健医生或家长怀疑儿童有发音问题或理解语言问题应及时转诊发育-行为儿科或相关专科。很多家长，甚至部分基层医生误以为儿童发生语言及言语障碍的原因为"舌系带过短"，儿童因此接受舌系带手术。事实证明很多儿童术后语言障碍并无改善，增加了无辜手术的儿童与家庭身心负担。语言及言语障碍的病理生理知识证实多数语言及言语障碍的儿童，尤其是语言障碍与舌系带过短无关。

（五）行为和情绪障碍

几乎所有儿童在正常成长过程有担忧、焦虑、害怕、羞怯等情绪体验，部分儿童可能因某些原因转化为极端的情绪体验，即情绪障碍（emotional disorder）。因儿童期的情绪障碍不及成人典型，有时与一般焦虑情绪难以区分，易被忽视而治疗不及时。目前相关研究多认为儿童期的情绪障碍呈现慢性进程，甚至可持续到青年期及成人期。儿童的情绪问题主要涉及以焦虑、恐惧和强迫等症状为主要表现特征的一组病症，包括儿童分离焦虑、恐惧障碍、社交恐惧、同胞竞争性障碍等，也包括类似成人期的神经症如癔症、焦虑障碍、强迫障碍、恐怖症、创伤后应激障碍等。

国外研究资料显示儿童分离性焦虑障碍患病率为 2%～6%，焦虑障碍 3%～5%，社交恐惧症约为 1%，单纯恐惧障碍 3%～9%。我国长沙地区的调查资料焦虑障碍患病率为 5.66%，其中分离性焦虑为 1.95%、恐怖症为 1.77%、社交恐怖为 2.48%。

正常儿童的情绪发展和变化有显著生理心理年龄特征。如学龄前儿童有情绪不稳定、易变性和冲动性特征，情绪变化常受外界环境所影响，但不属于病理状态。儿童情绪的分化（如喜悦、愤怒、惊骇、厌恶等情绪反应）和情感体验是随年龄而发展，并趋于复杂多样化。儿童情绪障碍是儿童常见的心理行为问题，但不易与正常儿童的情绪问题相区分，不易引起抚养者注意。儿童情绪障碍的发生 由遗传因素、儿童气质、养育环境共同作用引起，若不及时干预，会影响儿童的正常生长发育、学业成就和社会交往能力，甚至情绪障碍持续至成年。

儿童情绪障碍治疗主要有心理支持、认知行为治疗、家庭干预以及药物治疗。

（六）儿童睡眠问题与障碍

睡眠障碍（sleep disorder, SD）包括睡眠失调、异态睡眠、病态睡眠 3 种类型，儿童睡眠障碍是遗传、儿童性格家庭环境和教养方式等多因素作用的结果。国外研究显示，儿童睡眠障碍对儿童神经心理和认知的影响明显，表现为注意缺陷、多动、记忆力下降、行为障碍、情绪问题等。我国儿童睡眠障碍发病率为 27.11%。

系统评价儿童睡眠障碍的体系包括全面的过去史、完整的社会史、心理/发育筛查、体格检查，在此基础上，要明确诊断某些特殊的睡眠障碍还必须选择更为全面的心理学测试及神经学方面的评价或是些相关的实验室筛查，甚至进一步在睡眠实验室进行睡眠的研究分析。

睡眠障碍如同其他疾病一样，当理解其特征和发病机制后，在合理的干预下就能缓解甚至治愈。治疗性干预包括健康教育、心理行为治疗、时间疗法、光疗法、药物治疗、物理治疗以及外科治疗。治疗总是从最方便侵入性最小的健康教育开始。

(七)神经性厌食

神经性厌食(anorexia nervosa,AN),是较常见的一种进食行为障碍。因青少年过度担心自己体重增加,甚至体重已显著低于正常同龄青少年,往往采用一些偏激行为控制体重,如进食后强迫自己呕吐、剧烈运动以增加消耗,甚至服用泻药。神经性厌食不仅严重影响青少年学习与身心健康,严重时可危及生命。

神经性厌食症治疗的关键是恢复进食和补充营养。但患者同时伴有精神障碍,常常不愿意接受医生的指导。因此,对 AN 患者良好的治疗需要多学科专业人员密切合作,包括营养师、内科医生、儿科医生、精神科医生、心理治疗师、社区工作者等,更需要与儿童和家庭的合作。制订个体化治疗方案,激发儿童的治疗动机,提供充足的能量和各种营养素,逆转营养不良,使体质指数(BMI)/年龄和生理功能逐渐恢复正常。

(八)孤独症谱系障碍

孤独症谱系障碍(autism spectrum disorders,ASD)是以孤独症为代表的一组异质性疾病的总称。典型孤独症的临床特征主要表现为不同程度的社会交往障碍、语言障碍、兴趣狭窄及刻板行为方式。美国 ASD 的发病率为 1%。在过去半个多世纪里,疾病的概念、诊断和分类方面发生了很大的变化,尤其是近十年,相关进展迅速。对病因学治疗和预后的认识也发生了重大变化,但病因至今尚不明确,也没有特效药物治疗,但早期筛查、早期干预效果较好,主要采用综合性教育和行为训练,使孤独症症状得到不同程度的改善。

(九)注意缺陷多动障碍

注意缺陷多动障碍(attention deficit hyperactivity disorder,ADHD)在学龄期儿童的发病率高达 3%~5%,为学龄儿童中常见的行为障碍,主要表现为注意力不集中、多动、冲动行为,常伴有学习困难,但智能正常或接近正常。男孩发生率明显高于女孩。ADHD 缺乏特异的病因学或病理学改变,也没有可以辅助诊断的特殊体征或实验室检查.因此诊断主要依据病史和对特殊行为症状的观察描述和追踪观察。临床常用的行为评定量表有 Comers 父母问卷及教师评定表,以及 Achenbach 儿童行为评定量表及教师报告表等。

ADHD 的治疗和管理原则包括药物治疗和心理与行为治疗。常用的药物包括短效的盐酸哌甲酯片和长效的盐酸哌甲酯控释片。心理与行为治疗包括强化、塑造、消退、惩罚等。同时,应注意持久培养患儿的自我控制能力。

(十)抽动障碍

抽动障碍(tic disorders,TD)是常见的儿童青少年神经精神疾病之一,以不自主的、突发的、快速的、反复单一或多个部位的肌肉运动抽动或发声抽动为主要临床特点,可伴多动、注意力缺陷、强迫行为等疾病。遗传、神经生物、神经免疫和社会心理等多种因素与 TD 发生有关,运动/发声抽动所引起的功能损害严重影响儿童学业和社会生活,并导致低自尊、社会退缩、品行障碍等。治疗以心理行为治疗结合药物,儿童、家长和学校应同时参与干预。

(十一)特定学习障碍

学习障碍属特殊发育障碍,是指在获得和运用听、说、读写、计算、推理等特殊技能上有明显困难,并表现出相应的多种障碍综合征。学龄期儿童发生学习障碍者较多,小学 2~3 年级为发病的高峰;男孩多于女孩。学习障碍可有学习能力的偏异(如操作或语言能力较差);协调运动障碍,如眼手协调差影响绘图等精细运动技能的获得;分不清近似音影响听、说与理解;理解与语言表达缺乏平衡,听与阅读时易遗漏或替换,不能正确通读,构音障碍,交流困难;知觉转换障碍,如听到"狗"时不能想到"狗"立即写出"狗"字;视觉-空间知觉障碍,辨别能力差,常分不清 6 与 9、b 与 d 等,影响阅读能力等。学习障碍的儿童不一定智力低下,但由于其认知特性导致患儿不能适应学校学习和日常生活。在拒绝上学的儿童中有相当部分是学习障碍儿童,对他们应仔细了解、分析原因,采取特殊教育对策。

(十二)品行障碍

品行障碍(conduct disorder,CD)是儿童青少年期反复、持续出现的攻击性和反社会行为,且行为与其年龄、社会规范行为以及道德准则不相符,不仅影响患儿本身的社会行为与学习功能,损害到他人及公共利益。品行障碍包括攻击、破坏财物、逃学、撒谎、偷窃、逃学、离家出走、残忍、违拗 对抗、不服管教等异常行为。如持续至青春期后,通常转化为青少年违法犯罪,亦可发展为反社会人格障碍。儿童期品行障碍男童多于女童,青春期后性别差异明显缩小。DSM-4 中将品行障碍归为破坏性行为障碍(disruptive behavior disorder,DBD),即持续的反社会行为模式为特征的精神障碍,典型类型即对立违抗障碍(oppositional defiant disorder,ODD)和品行障碍。

CD 儿童的治疗应由三级儿童保健机构或高级发育和行为专科以及部分二级儿童保健机构承担。治疗原则为减少儿童破坏性行为的正强化作用;增加儿童亲社会和依从的行为的强化作用,父母的关注是主要的。一般惩罚采用暂停活动时间(time out)的方式、剥夺一些权利(如取消参加活动或教室外面反省等);对儿童的破坏性行为采用惩罚方法必须有效果。

(十三)与智力障碍发育迟缓

智力障碍/发育迟缓(intellectual disability/developmental delay,ID/DD)是发育过程中(青春期结束之前)出现的认知及社会适应能力障碍。>5 岁的儿童智商(intelligence quotient,IQ)测定比较可靠和稳定,可以直接诊断智力障碍;<5 岁的婴幼儿、学龄前儿童发育存在个体差异等原因,智商测定结果欠可靠,且婴幼儿早期轻度发育迟缓并不一定将来持续智力减低。因此,<5 岁的婴幼儿仅能根据发育里程碑的相应时间落后于同龄婴幼儿程度判断发育迟缓,一般不直接诊断智力障碍。

对确诊病因的 ID/DD 患儿，如甲状腺功能减低症、苯丙酮尿症等内分泌疾病或遗传代谢性疾病，应尽早采用激素替代治疗或特殊饮食疗法，对改善预后非常关键。如合并其他疾病，包括中毒、营养不良、听力及视力障碍等，则应及时矫治，有利于康复。对因社会心理文化因素造成的轻度 ID/DD 儿童，需改变环境条件，生活在友好和睦的家庭，加强教养，则智力发育可得到明显改善。

第六节　儿童体检与健康管理

预习案例

> 秦小宝，男，3 岁 1 个月，出生后一直在某保健门诊进行规律保健，门诊护士为其测得身高 97 cm，体重 16 kg。其母亲质疑测量的准确性，表示 2 个月前测量的身长也是 97 cm，而 2 个月以来目测孩子是有长高的。
>
> 问题一：出现本次测量的身高值与 3 个月前的测量值一样，可能是什么原因导致的？请给出消除家长心中疑虑的最佳方案。
>
> 问题二：可以使用什么方法来对该儿童的身高、体重进行客观评价？
>
> 问题三：按照体格测量的指南，通常 3 岁以下儿童会采用仰卧位测量身长，3 岁以上站立测量身高，而同一个孩子同时测量身长与身高，身长会比身高多 0.7~1 cm。因此可以请该儿童采用仰卧位测量一次身长来消除家长疑虑。
>
> 问题四：由于该儿童一直有进行规律保健，因此体检数据是有连续性的，可采用曲线图法来形象地描述该儿童目前在同龄人中的百分位、自身的生长趋势及生长速度。

一、概述

儿童健康是全民健康的重要基石，国民经济和社会发展"十四五"规划纲要和"健康中国 2030"规划纲要都将儿童健康作为重要内容。其中"健康中国 2030"规划纲要明确提出要实施健康儿童行动计划，即到 2020 年，覆盖城乡的儿童健康服务体系要得到进一步完善，儿童医疗保健服务能力不断提升，儿童健康水平得到提高。《关于妇幼健康服务机构标准化建设与规范化管理的指导意见》指出，妇幼健康服务机构应按照全生命周期和三级预防的理念，以一级和二级预防为重点，为妇女儿童提供从出生到老年、内容涵盖生理和心理的主动、连续的服务与管理，以适应妇女儿童的实际健康需求。

二、儿童体格生长规律

生长与发育存在于从受精卵到成人的整个成熟过程。体格生长是身体各器官、系统细胞的增殖、分化使身体形态或重量发生改变，可反映器官成熟状况，可量化。而发育是指器官功能成熟过程，包括神经心理行为发育，发育水平可用生理成熟或心理成熟状况评估。体格生长和发育过程同时存在，共同反映身体的动态变化。

体格生长是一个连续、非匀速、呈阶段性的过程。如母亲妊娠中期时，胎儿身长增长速度较青春期快 10 倍。胎儿身长的生长速度在母亲妊娠中期达到最大，约每月 10 cm，并逐渐下降至每年 35 cm；而青春期每年的平均身高的增长仅约 9.42 cm。出生后的第一年是生后的第一个生长高峰，第二年后生长速度趋于稳定，青春期生长速度又加快，为生后的第二个生长高峰。整个儿童期体格生长速度曲线呈一个横"S"形。儿童期体格生长的一般规律及儿童体重、身长的估算可参考表 2-25 和表 2-26。

人类进化中逐渐形成的生长程序性(program development)受到基因控制。如胚胎 3 周龄末开始形成中枢神经系统，4 周龄出现心脏和消化系统；胎儿 5 周龄肢体开始分化为上肢、下肢，6~8 周龄的胎儿手指、足趾发育。就身体各部形态发育而言，遵循躯干先于四肢，下肢先于上肢，肢体近端先于远端的程序。因此，胚胎 2 月龄时头长占总身长的 12，出生时头与身长的比例为 14，成人头长仅占身高的 1/8。

儿童时期各器官系统发育先后、快慢不一，即发育不平衡(different rates in different system)，却也遵循生长程序性的规律。如神经系统发育较早，生后 2 年内发育最快，2.5~3 岁时脑重已达成人脑重的 75% 左右；6~7 岁时脑的重量已接近成人水平。儿童期淋巴系统生长迅速，青春期前达顶峰，以后逐渐降至成人水平。生殖系统在青春期前处于静止状态，青春期迅速发育。其他系统，如呼吸、循环、消化、泌尿、肌肉及脂肪的发育与体格生长平行。

表 2-25 儿童期体格生长的一般规律

生长指标	婴儿期			幼儿期		学龄前期	学龄期	青春期	
	出生	3~4月龄	12月龄	2岁	2~3岁			男	女
体重/kg	3.2~3.3	2倍出生体重	3倍出生体重	4倍出生体重	2~3 kg/年	2 kg/年	2 kg/年	4~5 kg/年	
身长(身高)/cm	49~50	62~63	75~76	87~89	7~8/年	6~8 cm/年	5~7 cm/年	共增长28 cm	共增长25 cm
头围/cm	33~34	40~41	46~47	48~49	3~18岁：共增长约5 cm				

表 2-26 儿童体重、身长(高)估算公式

年龄	体重/kg	年龄	身长(身高)/cm
出生	3.25	出生	50
3~12 月龄	(月龄+9)/2	1 岁	75
1~6 岁	年龄×2+8	2~6 岁	年龄×7+75
7~12 岁	(年龄×7-5)/2	7~10 岁	年龄×6+80

生长发育有一定的总规律,但受遗传与环境的影响,儿童体格生长存在个体差异。如同性别、同年龄的儿童群体中,每个儿童的生长水平、生长速度、体型特点等都不完全相同,即使是同卵双生子之间也存在差别。因此连续性观察可全面了解每个儿童的生长状况。专家点评儿童体格生长存在个休差异。评估时避免将"正常值"作为评价的依据,或简单地与跟其他儿童比较。

三、儿童体检

通过定期体检,可以对儿童生长发育进行监测和评价,早期发现异常和疾病,及时进行干预,指导家长做好科学育儿及疾病预防,促进儿童健康成长。

(一)体检时间

婴儿期至少4次,建议分别在3、6、8月龄和12月龄;3岁及以下儿童每年至少2次,每次间隔6个月,时间在1岁半、2岁、2岁半和3岁;3岁以上儿童每年至少1次。健康检查可根据儿童个体情况,结合预防接种时间或本地区实际情况适当调整检查时间、增加检查次数。

基层单位的儿童健康检查工作可安排在预防接种工作前进行,就诊环境布置应便于儿童先体检、后预防接种。

(二)体检内容

1. 建立档案并编码存档

儿童的健康档案首次到儿童保健门诊时建立。将儿童保健手册、记录册编码存档,儿童保健手册父家长。每次就诊时,家长将儿童保健手册交予护士,按编码查出存档的记录册。有条件的单位使用电子系统存档及区域联网。

2. 问诊(医生或分诊护士进行)

(1)喂养及饮食史 喂养方式,食物转换(辅食添加)情况,食物品种、餐次和量,饮食行为及环境,营养素补充剂的添加等情况。

(2)生长发育史 既往体格生长、心理行为发育情况。

(3)生活习惯 睡眠、排泄、卫生习惯等情况。

(4)过敏史 药物、食物等过敏情况。

（5）患病情况　两次健康检查之间患病情况。

3.体格测量（护士进行）

（1）体重（weight）　体重是身体各组织、器官系统、体液的综合重量，骨骼、内脏、体脂、体液为体重的主要成分。因体脂和体液重量易受疾病影响，使体重易于波动，故体重是反映儿童生长与近期营养状况的重要指标。

1）测量前准备：每次测量体重前需校正体重秤零点。儿童脱去外衣、鞋、袜、帽，排空大小便，婴儿去掉尿布。注意保持室内温暖，让儿童仅穿单衣裤，准确称量并除去衣服重量。

2）测量方法：测量时儿童不能接触其他物体。使用杠杆式体重秤进行测量时，放置的砝码应接近儿童体重，并迅速调整游锤，使杠杆呈正中水平，将砝码及游锤所示读数相加；使用电子体重秤称重时，待数据稳定后再读数。记录时需除去衣服重量。体重记录以千克（kg）为单位，至小数点后1位。小婴儿采用平躺姿势测量，独坐稳的婴幼儿可视测量工具躺着或坐着测量，3岁以上儿童通常可站立测量（同时测量身高）。对于个别不配合的儿童，可采取由家长抱着一起称重，再减去家长体重与衣物重量的方法。

（2）身长（lenght）/身高（height）　身长/身高为头、脊柱、下肢的总长度。同一儿童身长测量值>身高测量值，相差0.7~1 cm。身长/身高的增长又称线性生长，直接反映身体非脂肪组织的增长，非脂肪组织的生长潜能受遗传决定。正常儿童如获得足够的营养、生长潜能应得到发挥，即身长线性生长的速度达到非脂肪组织的生长潜能水平。儿童测量身长（身高）前应脱去外衣、鞋、袜、帽。测量方法：

1）3岁及以下儿童测量身长，测量时儿童仰卧于量床中央，助手将头扶正，头顶接触头板，两耳在同一水平。测量者立于儿童右侧，左手握住儿童两膝使腿伸直，右手移动足板使其接触双脚跟部，注意量床两侧的读数应保持一致，然后读数。如发现左右腿长度明显不一致（差距≥0.5 cm），应分别记录并报告医生。

2）3岁以上儿童测量身高，测量时应取立位，两眼直视正前方，胸部挺起，两臂自然下垂，脚跟并拢，脚尖分开约60°，脚跟、臀部与两肩胛间三点同时接触立柱，头部保持正中位置，使测量板与头顶点接触，读测量板垂直交于立柱上刻度的数字，视线应与立柱上刻度的数字平行。儿童身长（身高）记录以厘米（cm）为单位，至小数点后1位。

（3）头围　头的最大围径为头围（head circumference），反映2岁内儿童脑发育和颅骨生长的程度。

测量方法：儿童取坐位或仰卧位，也可由家长抱于怀中使儿童右侧脸面向测量者，测量者位于儿童右侧或前方，用左手拇指将软尺零点固定于头部右侧眉弓上缘处，经枕骨粗隆及左侧眉弓上缘回至零点，使软尺紧贴头皮，女童应松开发辫。儿童头围记录以厘米（cm）为单位，至小数点后1位。两岁以上无特殊情况的儿童可不用常规测量头围。

（4）胸围（chest circumference）　胸围为平乳头下缘经双肩胛骨角下绕胸部一周的长度，反映胸廓、胸背部肌肉、皮下脂肪和肺的生长。胸围生长与上肢运动、肌肉发育有关。

测量方法：3岁以下儿童取卧位，3岁以上取立位（不要取坐位），小儿两手自然下垂，两眼平视前方，测量者位于小儿右侧，用左手将软尺零点固定于小儿胸前乳头下缘，可将手拉软尺绕至背后,以两肩胛下缘为准,经左侧回至零点,注意软尺紧贴皮肤,取平均呼气和吸气时的中间读数,以厘米为单位,记录至小数点后一位。

(5)顶臀长(crown-rump length)/坐高(sitting height) 顶臀长/坐高主要反映脊柱的生长。与身长(高)测量体位一致,婴幼儿测顶臀长年长儿测坐高。测量方法:

1)3岁以下小儿取卧位,使用卧式身长板,测量者位置及助手均同测身长的要求。测者双手提起小儿双小腿,使小儿膝关节屈曲,同时使骶骨紧贴底板,大腿于底板垂直,测者右手移动足板使其紧贴臀部,应使两侧刻度一致,以厘米为单位,记录至小数点后一位。

2)3岁以上使用立式身高坐高计,儿童坐于坐高计的坐板上,骶部紧靠量柱,直腰坐直,两大腿伸直面与身躯成直角而与地面平行,膝关节屈曲成直角,足尖向前,两脚平踏在地,头与肩部位置同测身高的要求,推移滑板与头顶相接触,以厘米为单位,记录到小数点后一位。

(6)上臂围(upper arm circumference) 上臂中点绕上臂一周的围径为上臂围,反映上臂肌肉骨骼、皮下脂肪和皮肤的发育情况。

测量方法:取立位或均可,测量者位于儿童左侧,儿童左手持功能位或自然下,测者选用自肩峰至鹰咀连线之中点为测量点,用软尺绕经一周,轻轻接触皮肤,以厘米为单位,记录至小数点后一位。

(7)指距(span) 指距为双上肢与躯干纵轴垂直伸展时中指间的距离,反映上肢的生长。正常儿童指距<身长(高)1~2 cm。

测量方法:指距测量宜采用直脚规或无伸缩性的软尺测量。儿童立位,两手平伸,手掌向前,向两侧伸直,双上臂长轴与地面平行,与身体中线垂直。被测儿童一手中指指尖顶住规的固定脚后,调节活动脚内侧紧靠另一手的中指指尖,活动脚所指的刻度即为指距;或用软尺测量双上臂平伸后两指尖距离。精确到0.1 cm。

正常儿童指距略小于身高。少数长骨发育异常的疾病,如蜘蛛样指(趾)症,指距大于身长(高)1~2 cm有诊断参考价值。

4.体格检查

(1)一般情况 观察儿童精神状态、面容、表情和步态。

(2)皮肤 有无黄染、苍白、发绀(口唇、指趾甲床)、皮疹、出血点、瘀斑、血管瘤,颈部、腋下、腹股沟部、臀部等皮肤皱褶处有无潮红或糜烂。

(3)淋巴结 全身浅表淋巴结的大小、个数、质地、活动度、有无压痛。

(4)头颈部 有无方颅、颅骨软化、前囟大小及张力,颅缝,有无特殊面容、颈部活动受限或颈部包块。

(5)眼 外观有无异常,有无结膜充血和分泌物,眼球有无震颤。婴儿是否有注视、追视情况。

(6)耳 外观有无异常,耳道有无异常分泌物。

(7)鼻 外观有无异常,有无异常分泌物。

(8)口腔 有无唇腭裂,口腔黏膜有无异常。扁桃体是否肿大,乳牙数、有无龋齿及龋齿数。

（9）胸部　胸廓外形是否对称，有无漏斗胸、鸡胸、肋骨串珠、肋软骨沟等，心脏听诊有无心律不齐及心脏杂音，肺部呼吸音有无异常。

（10）腹部　有无腹胀、疝、包块、触痛，检查肝脾大小。

（11）外生殖器　有无畸形、阴囊水肿、包块，检查睾丸位置及大小。

（12）脊柱四肢　脊柱有无侧弯或后突，四肢是否对称、有无畸形，有条件者可进行发育性髋关节发育不良筛查。

（13）神经系统　四肢活动对称性、活动度和肌张力。

5. 心理行为发育监测

婴幼儿每次进行健康检查时，需按照儿童生长发育监测图的运动发育指标进行发育监测，定期了解儿童心理行为发育情况，及时发现发育偏离儿童。有条件地区可常规开展儿童心理行为发育筛查（详见本章第五节）。

6. 实验室及其他辅助检查

（1）血红蛋白或血常规检查　6~9月龄儿童检查1次，1~6岁儿童每年检查1次。

（2）听力筛查　对有听力损失高危因素的儿童，采用便携式听觉评估仪及筛查型耳声发射仪，在儿童6、12、24月龄和36月龄各进行1次听力筛查。

（3）视力筛查　儿童4岁开始每年采用国际标准视力表或标准对数视力表灯箱进行一次视力筛查。

（4）其他检查　有条件单位可根据儿童具体情况开展尿常规、膳食营养分析等检查项目。

（三）健康评价

1. 体格生长评价

（1）评价指标　体重/年龄、身长（身高）/年龄、头围/年龄、体重/身长（身高）和体质指数（BMI）/年龄。

（2）评价方法

1）数据表法：

a. 离差法（标准差法）：以中位数（M）为基值加减标准差（SD）来评价体格生长，可采用五等级划分法和三等级划分法（表2-27）。

表 2-27　等级划分法

等级	<M−2SD	M−2SD~M−1SD	M±1SD	M+1SD~M+2SD	>M+2SD
五等级划分法	下	中下	中	中上	上
三等级划分法	下		中		上

b. 百分位数法：将参照人群的第50百分位数（P50）为基准值，第3百分位数值相当于离差法的中位数减2个标准差，第97百分位数值相当于离差法的中位数加2个标准差。

2)曲线图法：以儿童的年龄或身长(身高)为横坐标，以生长指标为纵坐标，绘制成曲线图(图2-10)，从而能直观、快速地了解儿童的生长情况，通过追踪观察可以清楚地看到生长趋势和变化情况，及时发现生长偏离的现象。

描绘方法：以横坐标的年龄或身长(身高)点做一与横坐标垂直的线，再以纵坐标的体重、身长(身高)、头围测量值或BMI值为点作与纵坐标垂直的线，两线相交点即为该年龄儿童体重、身长(身高)、头围、BMI在曲线图的位置或水平，将连续多个体重、身长(身高)、头围、BMI的描绘点连线即获得该儿童体重、身长(身高)、头围、BMI生长轨迹或趋势。儿童体重与年龄身长与年龄、体质指数与年龄百分位标准曲线图(图2-10~13)。

(3)评价内容

1)生长水平：指个体儿童在同年龄同性别人群中所处的位置，为该儿童生长的现况水平(表2-28)。

2)匀称度：包括体型匀称和身材匀称，通过体重/身长(身高)可反映儿童的体型和人体各部分的比例关系(表2-28)。

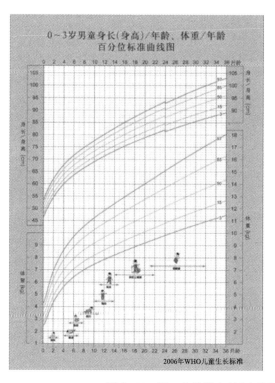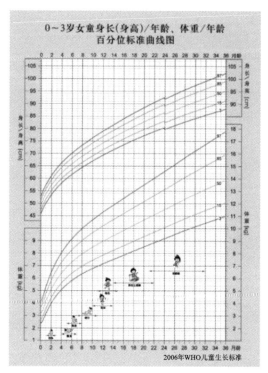

图2-10　男、女儿童身长(身高)、体重与年龄百分位标准曲线图

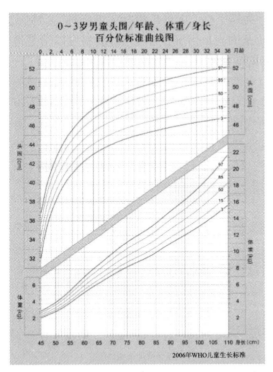
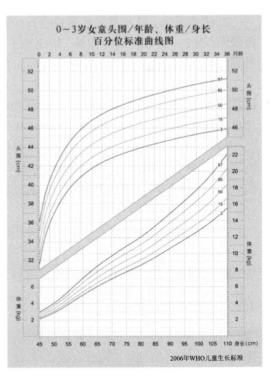

图 2-11　0~3 岁男童和女童头围/年龄、体重/身长百分位标准曲线图

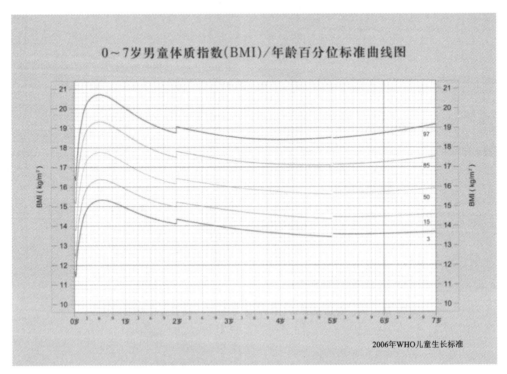

图 2-12　0~7 岁男童体质指数（BMI）/年龄百分位标准曲线图

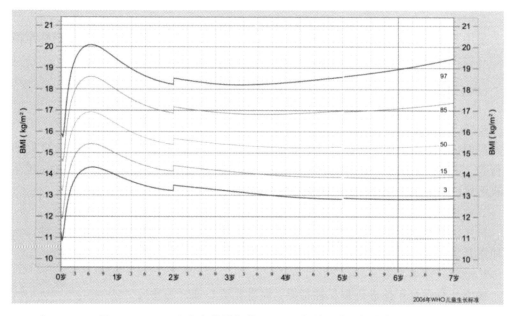

图 2-13 0~7 岁女童体质指数(BMI)/年龄百分位标准曲线图

表 2-28 生长水平和匀称度的评价

指标	测量值		评价
	百分位法	标准差法	
体重/年龄	< P3	< M−2SD	低体重
身长(身高)/年龄	< P3	< M−2SD	生长迟缓
体重/身长(身高)	< P3	< M−2SD	消瘦
	P85~P97	M+1SD~M+2SD	超重
	> P97	≥M+2SD	肥胖
头围/年龄	< P3	< M−2SD	过小
	> P97	> M+2SD	过大

3)生长速度：将个体儿童不同年龄时点的测量值在生长曲线图上描记并连接成一条曲线，与生长曲线图中的参照曲线比较，即可判断该儿童在此段时间的生长速度是正常、增长不良或过速。纵向观察儿童生长速度可掌握个体儿童自身的生长轨迹。

a.正常增长：与参照曲线相比，儿童的自身生长曲线与参照曲线平行上升即为正常增长。

b.增长不良：与参照曲线相比，儿童的自身生长曲线上升缓慢(增长不足：增长值为正数，但低于参照速度标准)、持平(不增：增长值为零)或下降(增长值为负数)。

c.增长过速：与参照曲线相比，儿童的自身生长曲线上升迅速(增长值超过参照速度标准)。

2. 心理行为发育评价

采用儿童生长发育监测图监测婴幼儿心理行为发育。如果某项运动发育指标至箭头右侧月龄仍未通过者，需进行心理行为发育筛查或转诊(详见本章第五节)。

(四)健康指导

1. 喂养与营养

提倡母乳喂养，指导家长进行科学的食物转换、均衡膳食营养、培养儿童良好的进食行为、注意食品安全。预防儿童蛋白质-能量营养不良、营养性或缺铁性贫血、维生素D缺乏病(佝偻病)、超重/肥胖等常见营养性疾病的发生。

2. 体格生长

告知定期测量儿童体重、身长(身高)、头围的重要性，反馈测评结果，指导家长正确使用儿童生长发育监测图进行生长发育监测。

3. 心理行为发育

根据儿童发育年龄进行预见性指导，促进儿童心理行为发育。

4. 伤害预防

重视儿童伤害预防，针对不同地区、不同年龄儿童伤害发生特点，对溺水、跌落伤、道路交通伤害等进行预防指导。

5. 疾病预防

指导家长积极预防儿童消化道、呼吸道等常见疾病，按时预防接种，加强体格锻炼，培养良好卫生习惯。

(五)转诊

1. 营养性疾病的转诊

对低体重、生长迟缓、消瘦、肥胖、营养性或缺铁性贫血及维生素D缺乏病(佝偻病)儿童进行登记，并转入儿童营养性疾病管理。

2. 心理性疾病的转诊

对儿童心理行为发育筛查结果可疑或异常的儿童进行登记并转诊。

3. 出现下列情况之一，且无条件诊治者应转诊

(1)皮肤有皮疹、糜烂、出血点等，淋巴结肿大、压痛。

(2)头围过大或过小，前囟张力过高，颈部活动受限或颈部包块。

(3)眼外观异常、溢泪或溢脓、结膜充血、眼球震颤，婴儿不注视、不追视，4岁以上儿童视力筛查异常。

(4)耳、鼻有异常分泌物，龋齿。

(5)听力筛查未通过。

(6)心脏杂音，心律不齐，肺部呼吸音异常。

(7)肝脾肿大，腹部触及包块。

(8)脊柱侧弯或后突，四肢不对称、活动度和肌张力异常，疑有发育性髋关节发育不良。

（9）外生殖器畸形、睾丸未降、阴囊水肿或肿块。

在健康检查中，发现任何不能处理的情况均应转诊。

护士在为儿童进行体检时应注意检测工具和双手的清洁卫生，预防交叉感染；保持适宜的室内温度；检查动作轻柔，关注儿童反应，注意医疗安全。掌握正确的儿童生长发育监测和评价方法，特别是体格测量方法及生长发育曲线的描绘和解释。另外，能够针对儿童营养、喂养、心理行为发育、疾病和伤害预防提供一对一或一对多的科学育儿知识和相关技能指导；及时反馈体检结果，对生长发育偏离或疾病的儿童进行追踪。有转诊指征的儿童，应由医生向家长说明情况，并及时转诊。整个体检过程使用统一的健康检查表格或手册，认真逐项填写，确保资料收集的完整性、连续性，并纳入儿童健康档案。儿童体格检查流程可参考图2-14。

四、儿童健康三级管理

我国于20世纪90年代以来建立的儿童保健三级网使我国儿童管理覆盖率逐年上升，使政府的各项儿童保健措施得以执行和推广，使大多数儿童获得定期健康检查、生长监测、疾病的早期筛查，有利于疾病预防与儿童健康生长。儿童体检与健康管理工作应遵循儿童保健工作的三级处理原则。

（一）一级儿童保健机构工作内容

1. 基础儿童保健服务

一级儿童保健机构为基层儿童保健机构，在上级儿童保健机构指导下承担基础的儿童保健服务工作，包括收集和上报儿童保健服务与健康状况数据，儿童疾病管理（体格发育异常、营养性疾病、发育-行为异常）。

2. 常规工作内容

（1）新生儿家庭访视　新生儿离开生产医院后进行家庭医学访视，目的是了解新生儿健康状况，指导家长做好喂养、护理和疾病预防。通过健康检查，早期发现问题，及时指导和治疗，促进新生儿健康。

1）首次访视：出院后7日之内进行。如发现问题应酌情增加访视次数，必要时转诊。高危新生儿首次访视应在得到高危新生儿出院（或家庭分娩）报告后3日内进行。符合下列高危因素之一的新生儿为高危新生儿。

a.早产儿（胎龄＜37周）或低出生体重儿（出生体重＜2500 g）。

b.宫内、产时或产后窒息儿，缺氧缺血性脑病及颅内出血者。

c.高胆红素血症。

d.新生儿肺炎、败血症等严重感染。

e.新生儿患有各种影响生活能力的出生缺陷（如唇裂、腭裂、先天性心脏病等）以及遗传代谢性疾病。

f.母亲有异常妊娠及分娩史、高龄分娩（≥35岁）、患有残疾（视、听、智力、肢体、精神）并影响养育能力者等。

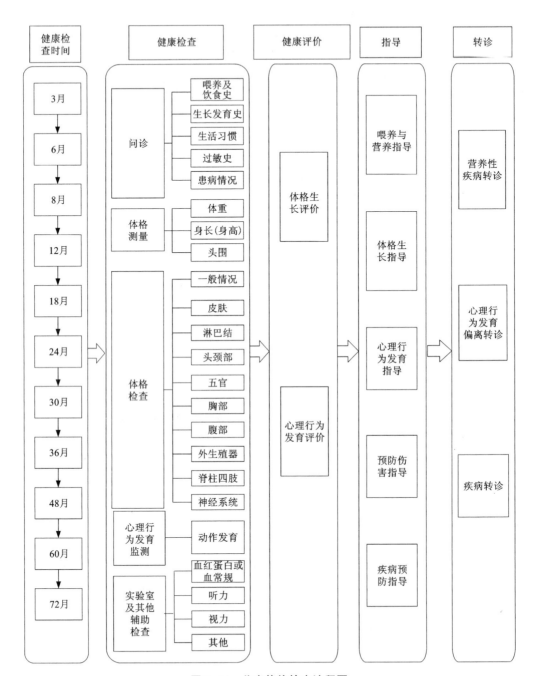

图 2-14　儿童体格检查流程图

2)满月访视：在出生后 28~30 日进行。可结合接种乙肝疫苗第二针工作同时进行。

（2）定期健康检查　通过健康检查，对儿童生长、发育进行定期监测和评价。《儿童健康检查服务技术规范》建议婴儿期至少进行 4 次健康检查，分别在 3、6、8 和 12 月龄；3 岁及以下儿童每年至少 2 次健康检查，每次间隔 6 个月，时间在 1 岁半、2 岁、2 岁半和 3 岁；3 岁以上儿童每年至少 1 次健康检查。健康检查可根据儿童个体情况，结合预防接种时间或本地区实际情况适当调整检查时间、增加检查次数。

（3）生长监测　采用儿童生长曲线图是儿童体格评价常用的方法，追踪儿童体格生长趋势和变化情况，及时发现生长偏离，及早干预或转诊。

（4）心理发育-行为监测　常规进行儿童发育和行为筛查，或据家长反映儿童有不明原因的行为"过多"或睡眠差、喂养困难，日常生活行为中不合作等偏离正常同年龄儿童行为的现象进行访与早期干预（详见本章第五节）。

（5）预见性指导　预见性指导包括营养指导与心理行为育的预见性指导。即对儿童家长进行乳类喂养（包括人乳、婴儿配方、特殊婴儿配方）食物转换、平衡膳食、饮食行为等科学喂养知识的指导，以及预防营养性疾病（详见本章第二节）。根据个体化原则，注重儿童发育的连续性和阶段性特点给予科学的预见性指导，如母婴交流、情绪安抚、促进其感知觉的发展、依恋建立、认知训练、生活自理能力与良好行为习惯培养等（详见本章第四节和第五节）。

（6）预防接种　详见本章第一节。

3. 高危儿保健

高危儿保健指产前、产时和产后存在危险因素影响儿童，包括早产儿、极低体重儿（<1500 g）、宫内发育迟缓（IUGR）或小于胎龄儿（SGA）；新生儿严重疾病（缺氧缺血性脑病、惊厥、颅内出血、化脓性脑膜炎），持续头颅 B 超检查和 CT/MRI 检查异常（脑室扩张或不对称、脑室周围白质软化、脑穿通、小脑畸形等）；使用体外膜肺氧合（ECMO），慢性肺部疾病，呼吸机辅助治疗等；持续性喂养问题持续性低血糖，高胆红素血症，家庭或社会环境差等；母亲孕期感染（TORCH）等医学情况等。

（1）高危新生儿　出院（或家庭分娩）后 3 日内进行首次访视，根据具体情况酌情增加访视次数，同时进行专案管理。访视时重点了解疾病发生情况，如呕吐、腹泻等；测体温，指导保暖方法；预防吸吮能力差的极低出生体重早产儿发生呛奶；测体重变化，观察神志、面色、呼吸、吸吮力、皮肤、大小便情况，发现疑难病情及异常情况，及时转送医院就诊。

（2）听力障碍高危儿　存在听力损失高危因素，如出生体重<1500 g，Apgar 评分低（1 分钟 0~4 分或 5 分钟 0~6 分）；住新生儿重症监护室>24 小时，机械通气时间>5 日；宫内感染史；颅面形态畸形，包括耳郭和耳道畸形等；高胆红素血症达换血指征；细菌性脑膜炎史；母亲孕期用过耳毒性药物；儿童期永久性听力障碍家族史；临床诊断或疑诊听力障碍的综合征或遗传病以及新生儿听力筛查未通过者，需于 6、12、24 月龄和 36 月龄复查听力（详见本章第八节）。

4. 向上级单位转诊基层儿童

保健机构的日常基础工作中发现异常情况处理有困难时需及时转诊上级儿童保健机构或专科，同时随访转诊儿童的治疗情况，这对提高基层儿童保健医务工作者的水平非重要。

（1）体格检查异常情况　如前囟张力过高，颈部活动受限或颈部包块；眼外观异常、视力筛查异常；耳、鼻有异常分泌物，听力复查未通过者；齿萌出异常；心脏杂音；四肢不对称、活动度或肌张力异常，疑发育性髋关节发育不良者。

（2）体格发育异常　体重、身长、头围<P3或头围>P97，体重或身长向上或向下跨2条主百分位曲线；连续两次指导体重增长不满意者，或营养改善3~6月龄后身长或身高仍增长不足者。

（3）营养性疾病治疗效果欠佳情况　贫血儿经铁剂正规治疗1个月后无改善或进行性加重者，或重度贫血；活动期维生素D缺乏病经维生素D治疗1个月后症状、体征、实验室检查无改善；肥胖儿童怀疑有病理性因素、存在合并症或经过干预肥胖程度持续增加的肥胖儿童。

（二）二级儿童保健机构工作内容

1. 掌握辖区内儿童健康基本情况

完成辖区内各项儿童保健服务与健康状况数据的收集、上报和反馈。

2. 指导和质量控制

对村卫生室、社区卫生服务站的儿童保健服务、信息收集、相关监测等工作进行指导和质量控制。

3. 筛查与初步干预

对一级儿童保健机构转诊体格发育异常、营养性疾病治疗效果欠佳明确诊断，调整治疗方案；可疑或异常的儿童开展心理发育-行为筛查、初步检查与初步干预。

4. 向上级单位转诊

生长障碍与疑难疾病：如喂养困难、疑诊发育-行为异常者等。

（三）三级儿童保健机构工作内容

1. 技术指导、业务培训和工作评估

承担对社区卫生服务机构、乡（镇）卫生院和其他医疗机构技术指导、业务培训和工作评估，协助开展儿童保健服务。

2. 体格生长、营养问题评估、诊断、治疗

对一级、二级儿童保健机构转诊的生长障碍与喂养困难的疑难疾病明确诊断，调整治疗方案后返回一级、二级儿童保健机构。

3. 发育-行为问题评估、诊断、治疗

对二级儿童保健机构初步诊断有发育-行为问题的儿童采用诊断性技术进行确诊、综合治疗及干预服务或明确诊断，制定干预方案后返回一级、二级儿童健机构进行干预和管理。

4. 教学与科研

结合儿童保健临床问题，开展教学与相关研究，提高基层儿童保健服务水平。

5. 转诊涉及相关专业的疾病

生长障碍与疑难疾病；喂养困难（难以原发营养不良解释者）。

第七节　儿童口腔保健

一、儿童口腔保健的主要内容

1. 宣传口腔保健知识

从孕前准妈妈开始，宣传儿童口腔健康和母亲口腔健康的关系。宣传不同年龄儿童口腔清洁护理方法，不同的牙刷和牙膏的使用方法，各类食物的摄入比例特别是糖类的摄入方法，口腔不良习惯的矫正方法等。

2. 预防口腔疾病和外伤

宣传口腔疾病的预防，一般定期半年检查一次。指导家长督促儿童养成正确的口腔卫生习惯。同时确保儿童的生活安全，必要时戴口腔护具，防止外伤的发生。

3. 建立口腔健康档案

提倡"零岁保健"，给儿童建立内容完善的口腔健康档案，一般定期半年进行一次口腔全面检查，龋齿风险高者3个月进行次口腔检查，早期预测或发现异常，及早采取预防或治疗方法，开展儿童口腔健康管理。

4. 健全儿童口腔疾病筛查和预防网络

从孕妇孕前、孕中、孕后检查开始，至儿童恒牙列完全形成时，积极加强家长、保健老师、医生和儿童之间的联系，形成口腔疾病筛查和预防网络，更好的保障儿童口腔健康。

5. 及早处理问题

发现问题及早处理，预测可能出现的问题，积极向社会和家长宣传儿童口腔问题的处理方法，及时采取预防及治疗措施，对儿童口腔健康有积极且长远的意义。

二、不同年龄段儿童牙的发育及口腔保健指导

1. 胎儿期

胎儿期（foetal period）是胚胎第6周时，来自外胚层的乳牙牙板也已开始发生。胚胎第16周恒牙牙胚形成；胚胎第20周，胎儿出现吸吮反射。胎儿通过胎盘与母体血液进行物质交换，摄取营养，如母亲缺乏钙、磷、维生素等营养素，可影响胎儿乳牙硬组织的形成和钙化，出现乳釉质发育不良。孕妇患病服用某些药物也可造成胎儿器官系统的发育障碍，如孕妇服用肾上腺皮质激素，可导致无脑儿或唇腭裂。保健指导：①宣传孕妇营养与胎儿牙生长发育的关系及重要性；②指导孕妇摄取足够的优质蛋白质、钙、磷及各种维生素，禁止孕妇吸烟、饮酒和滥用药物；③孕妇了解有关妊娠期口腔疾病的危害及预防知识，保持正常的口腔卫生习惯，餐后漱口，早晚刷牙等，解除不利健康的因素。

2. 新生儿期

新生儿期（neonatal period）是自胎儿娩出至出生后4周。在这一时期发育的乳牙冠

部釉质上, 可见到矿化度低的横线, 称为发育停止线(arrest line), 又称新生线(neonatal line)。新生儿口腔的牙槽黏膜上可出现一至数个白色米粒大小的球状物, 这是牙板上皮剩余形成的角化物, 称为上皮珠(epithelial pearl)或"马牙子", 不必做处理, 可自行脱落。新生儿唾液腺不发达, 唾液分泌量很少, 口腔黏膜比较干燥, 容易发生感染, 常见的有白假丝酵母菌感染, 俗称"鹅口疮"。保健指导: ①指导家长在哺乳后或晚上睡前由母亲或保育员用手指缠上清洁纱布或用乳胶指套擦洗口腔黏膜、牙龈、舌和腭部, 清除黏附的乳凝块, 按摩牙床。②喂养时要注意器具的消毒灭菌, 否则容易引起"鹅口疮"。需要注意的是, 消毒后24小时内没有使用的奶瓶仍需重新消毒, 以免滋生细菌。③提倡母乳喂养, 采取正确的哺乳姿势, 避免单侧面部受压, 唇、颊活动受限。长期可导致发育不对称, 在不得已进行人工喂养时, 应选用合适的奶嘴, 避免孔洞太大, 奶液不需吸吮就流出, 使孩子咀嚼肌得不到应有的锻炼, 不利于口颌的正常发育。同时奶瓶不能紧压下颌, 亦不能将奶瓶过高抬起, 致下颌过分前伸, 造成下颌前突畸形, 建议婴儿上半身与地面成45°, 奶瓶与婴儿口腔成90°。

3. 婴儿期

婴儿期(infancy period)是自出生后4周到1岁。6个月左右乳牙开始萌出, 硬组织逐渐形成和钙化, 营养紊乱或疾病均可导致乳牙的萌出迟缓, 釉质发育不良。喂哺方式、姿势和喂养习惯对上下颌骨的发育也会产生影响。保健指导: ①牙萌出时, 可使用硅胶制成的牙齿训练器, 清洁消毒后让婴儿放在口腔中咀嚼, 锻炼颌骨和牙床。②婴儿6个月左右第一颗乳牙萌出后, 建议改用牙刷帮婴儿刷牙, 有相邻的两颗牙萌出时, 即建议用牙线。③母乳是婴儿最好的天然食品, 相对于人工喂养, 母乳喂养时乳牙患龋病的危险性低。乳牙萌出之后, 婴儿不应长时间含着装有甜奶或甜饮料的奶瓶, 尤其不能含奶瓶睡觉, 否则会造成乳牙龋。家长要根据月龄及时添加各种辅食练习用杯子饮水。④向家长介绍乳牙萌出时小儿可能出现的身体不适、哭闹、流涎增多、喜咬硬物和手指、牙龈组织充血、肿大, 睡眠不好、食欲减退、低热、轻泻等。以上症状持续3~4天, 待牙齿穿破牙龈萌出于口腔后会趋于好转。⑤指导父母在婴儿第一颗乳牙萌出后6个月内进行第一次口腔检查。判断儿童乳牙萌出情况并评估其患龋病的风险, 提供有针对性的口腔卫生指导并建立婴儿的口腔健康档案。

4. 幼儿期

1~3岁为幼儿期(toddler period), 小儿断奶并添加辅助饮食后, 小儿饮食量相对较多, 每天进食次数多, 糖类食品摄入较多。3岁左右乳牙全部出齐, 但牙齿硬组织的矿化程度低。易患低龄儿童龋(early childhood caries, ECC)。此期是学习语言的关键时期, 健康、排列整齐的乳牙是儿童正常发音的生理基础。保健指导: ①1岁后应尽量减少使用奶瓶喂养, 且奶瓶内只能装白水和无糖奶, 用杯子或勺喂含糖的液体(如甜奶、果汁、蜂蜜水等)。1.5~2岁应停止使用奶瓶, 因为长期奶瓶喂养, 除容易发生龋病外, 还可妨碍孩子咀嚼功能的发育。训练孩子正确漱口方式, 孩子能漱口时, 开始使用米粒大小牙膏进行刷牙, 开始刷牙建议使用儿童含氟牙膏, 不要给儿童使用成人牙膏, 坚持使用牙线, 这一过程主要靠父母来完成, 在家长帮孩子被动刷牙基础上, 培养孩子自己握柄刷牙的兴趣。培养和建立儿童良好的进食习惯, 不在睡前吃糖和甜点心, 餐间零食最好选择低致龋性的食物，进食后应立即漱口或刷牙。以免发生龋病。②检查乳牙萌出情况，若超过13月龄无第一颗牙萌出迹象，属牙萌出延迟，应及时诊治。③每半年进行一次常规的口腔检查和氟化物涂布。④唾液是细菌传播的载体。一些喂养方式，如喂养人自己嚼碎食物后喂孩子，把奶瓶或饭勺放到自己口中试温度等，可将喂养人口腔中的致病菌传播给孩子。致龋细菌越早传给孩子，孩子越易患龋病。所以看护人应注意喂养卫生，纠正不良的喂养方式，同时关注自身的口腔卫生，避免把致病菌传播给孩子。⑤1~1.5岁，幼儿学习走路，监护不当易出意外，乳牙外伤多发生在这个年龄段，多为前牙。预防乳牙外伤，家长及保育人员应加强对儿童活动时的监护，提供相对安全的活动空间，防止意外跌倒造成的乳牙外伤。⑥对家长进行乳牙列重要性和乳牙龋危害性的宣教。

5. 学龄前期

3岁至6~7岁为学龄前期(preschool age)。3岁后儿童的免疫力增强，患病的危险性较婴幼儿期降低，但变态反应性疾患开始出现，如哮喘、肾小球肾炎、过敏性紫癜等，龋源性根尖周炎可成为引发这些疾病的感染性病灶。健康完整的乳牙列是恒牙康的基础，完整健康的乳牙列能够发挥正常的咀嚼功能，可保障恒牙和颌面部骨骼的正常生长发育，有利于儿童准确发音，引导恒牙正常萌出，使儿童获得健康并使用终生的恒牙。保健指导：①养成良好的口腔卫生习惯，训练儿童早晚各刷一次牙。睡前刷牙后不再进食，睡眠时人的口腔运动少，唾液分泌量低，口腔的自洁作用差，如果刷牙后睡前再进食易患病和牙龈炎。此外，儿童应养成规律饮食的习惯，除每日三餐外，尽量少吃零食，如果吃零食也应有规律，叮在两正餐之间吃零食。②提倡学龄前儿童每6个月接受一次口腔检查，并接受专业人员实施的局部用氟防龋措施及时治疗乳牙龋。该阶段牙弓开始发生变化，出现牙间隙，为替牙做准备，但易造成食物嵌塞，引发邻面龋，病早期治疗所需时间短、痛苦小、效果好、花费少。在对儿童进行口腔健康检查的同时，医生应提供有针对性的专业口腔健康指导，增强家长和儿童的口腔健康意识。③戒除口腔不良习惯。3岁以上的儿童仍有吮指、咬下唇、吐舌、口呼吸、偏侧咀嚼等不良习惯，应尽早戒除，否则可造成上颌前突、牙号狭窄、牙列拥挤等口颌畸形，如果不能通过劝导方法戒除，应及时到医院就诊，通过适当的矫正方法帮助其尽早戒除。有口呼吸习惯的儿童，久之容易形成患儿开唇露齿等牙颌畸形，应检查其上呼吸道是否通畅，治疗扁桃体肿大、腺样体肥大、鼻甲肥厚等病症，及时纠正口呼吸。④3~6岁是乳牙龋病的高发年龄段，儿童应注意平衡膳食、不挑食，多吃蔬菜和新鲜水果等纤维含量高、营养丰富的食物，既利于牙齿的自洁作用、不易患病，又有利于口腔颌面的生长发育，促使牙齿排列整齐，增强咀嚼功能。

6. 学龄期

6~7岁至12岁为学龄期(school age)。学龄儿童口腔的最大变化是换牙，在此阶段，儿童的20颗乳牙会逐渐换成28颗恒牙。替牙期乳牙开始脱落，恒牙开始萌出进入混合牙列期，乳牙龋病发病率仍然较高，新萌出的恒牙易发生龋，应注意预防和治疗龋病。保健指导：①早晚用含氟牙膏各刷一次牙及坚持使用牙线。②向家长宣教六龄齿的重要性并及时进行六龄齿窝沟封闭。"六龄牙"是萌出时间最早的恒磨牙，其咀嚼功能最强大，也最容易发生病，甚至过早脱落，所以保护儿童的第一恒磨牙很重要。窝沟封闭是预防恒磨牙窝沟龋的最有效方法。窝沟封闭的原理是用高分子材料把牙齿的窝沟填平,使牙面变得光滑易清洁,细菌不易存留,达到预防窝沟龋的作用。需要提醒的是窝沟封闭后还应认真刷牙,在定期口腔检查时,如果发现封闭剂脱落应重新封闭。③滞留乳牙及时拔除,牙齿替换是一个生理过程,正常的顺序是乳牙先松动脱落,恒牙再萌出。如果乳牙未脱,新萌出的恒牙常不能顺利进入牙列,造成恒牙排列不齐,此时应尽早就诊。④参加体育活动和游戏时,儿童最好穿胶底防滑的旅游鞋、运动鞋,在进行滑板、滑轮等高速度、高风险运动时,应戴头盔、牙托、全牙列合垫等防护用具,减少牙齿受伤的风险。

7. 青少年期

12 岁至 18 岁为青少年期(juvenile age),此期颜面骨骼会出现第 2 次快速发育期,12~13 岁时除第三磨牙外,所有恒牙都已萌出,恒牙牙列形成、咬合发育逐渐完成,恒牙龋病高发。保健指导:①青少年由于激素及牙菌斑堆积的相互作用,好发青春期牙龈炎,表现为刷牙和咬硬物时牙出血、牙龈肿胀、口腔异味等。预防和治疗青少年牙龈炎最有效的方法是有效刷牙清除牙菌斑。在牙龈出血后,应更注意刷牙,可在出血部位稍微多放些牙膏,轻柔地反复多刷几次,并结合使用牙线彻底清除该处牙菌斑。上述方法不能奏效时,应到具备执业资质的医疗机构就诊。②科学指导饮用碳酸饮料方式。③牙齿排列不齐应及时诊治。刚萌出的两颗上前牙之间间隙较大,正常情况下会随着其他前牙的萌出,间隙自动消失。如间隙过大或不能自动关闭,应到医院检查。家长千万不可简单地用橡皮筋关闭间隙。通常在 12 岁左右,乳牙完全替换为恒牙。如果存在牙齿排列不齐等畸形,可在此时期矫治,易达到良好的治疗效果。需要提醒的是,接受正畸治疗的儿童每餐后均应刷牙,以清除菌斑和滞留的食物残屑,建议选择正专用牙刷和牙间刷清洁牙齿。

三、儿童常用的口腔保健方法

1. 刷牙

刷牙是保持口腔清洁的重要自我保健方法,刷牙可以清除牙面和牙间隙的牙菌斑、软垢与食物残渣,保持口腔卫生,减少菌斑堆积,防止牙石形成,维护牙齿和牙周组织健康,增强组织抗病能力,预防龋病和牙周病。有效刷牙是减少和控制牙菌斑最主要的方法,减少牙周病发生。建议 2~6 岁的孩子采用"画圈法"刷牙,7 岁以上孩子提倡用水平颤动拂刷法。

(1)画圈法 儿童学习刷牙,家长应帮助和监督,随着年龄的增长,儿童动手能力和四肢协调性明显增强,家长和保教人员可开始教儿童自己用最简单的"画圈法"刷牙,其要领是将刷毛放置在牙面上,轻压使刷毛屈曲,在牙面上画圈,每部位反复画圈 5 次以上,前牙舌侧需将牙刷竖放,牙齿的各面(包括唇颊、舌及咬合面)均应刷到。此外,家长还应每日帮孩子刷牙 1 次(最好是晚上),直到上小学,这样才能保证刷牙的效果。儿童应选用适合其年龄的儿童牙刷。

(2)水平颤动拂刷法 将涂有牙膏的牙刷放在牙齿上,刷毛与牙齿长轴呈 45 度角,轻微加压,使刷毛和牙龈、牙齿充分接触,刷毛方向指向牙根方向,即上颌牙向上,下颌牙向下，以 2~3 颗牙为一组轻轻前后移动或者颤动，使刷毛部分进入牙龈沟内，部分置于牙龈上，往返 10 次。然后将牙刷向牙冠方向转动，继续拂刷唇(颊)侧面，刷完一个部位后，将牙刷移至下一组23 颗牙的位置重新放置与前一部位保持有重叠区域，完成下一部位的拂刷。以同样的方法刷后牙舌(腭)侧。刷上牙舌面时，刷头竖放在牙面上，使前部刷毛接触舌面，自上而下拂刷；刷下牙舌面时，自下而上拂刷，刷咬合面时，刷毛指向咬合面。刷牙时，一定要注意按顺序刷，从左侧到右侧，或者从右侧到左侧，不要遗忘任何一个部位，上下牙齿、牙齿内外侧、咀嚼面都要刷到。重点刷牙龈边缘和牙缝处的牙面，刷牙要面面俱到，每次至少刷牙 2 分钟，每天至少要刷牙两次，晚上睡前刷牙更重要。刷牙的同时结合用舌刷清洁舌背部能明显改善口腔异味。

2. 漱口

漱口(mouth rinsing)是最常用的清洁口腔的方法，一般漱口用清洁水或淡盐水，含漱可以辅助预防和控制口腔疾病，常用加入某些药物的溶液作为漱口剂。饭后漱口可去除口腔内的食物残渣，保持口腔清洁。应注意漱口不能代替刷牙，使用含某些药物的漱口液虽能抑制菌斑的生长，但不能替代刷牙对菌斑的机械性清除作用，只能作为刷牙之外的日常口腔护理的辅助手段。

(1)漱口方法　含少量漱口液于口内，上下牙微张，紧闭嘴唇，使液体通过牙间隙区轻轻加压，然后鼓动两颊及唇部(同时运动舌部使漱口水自由接触牙面及牙间隙区)，前后左右，反复冲洗，吐出漱口水。

(2)漱口液种类及作用　可加入某些药物的溶液作为漱口剂，例如含氟漱口液、氯己定漱口液等，根据加入药物的不同，漱口液具有以下作用：防龋、抑菌、止痛和美白。

(3)漱口液使用注意事项　餐后漱口 2~4 次，治疗后药物漱口 1 分钟，每小时 1~2 次，通常含漱一次用量 5~10 mL，注意药物漱口液不可用于长期漱口。

3. 牙间隙清洁

牙与牙之间的间隙称为邻间隙或牙间隙。牙刷刷毛不能完全深入邻间隙，去除邻间隙滞留牙菌斑和软垢，达不到完全清洁牙齿的作用。一般使用的用具有牙线、牙间隙刷、牙间冲洗器等。

(1)牙线　用于牙邻面间隙或牙龈乳头处的清洁，适用于牙龈退缩和牙根外露的患者清牙间隙处的牙面和根面的牙菌斑。取一段 30~50 cm 的线，末端绕于两手中指，清洁右上后牙时，用右手拇指及左手示指掌面紧绷牙线，然后将牙线轻轻通过两牙邻面接触点，拇指在牙的颊侧协助将右面颊牵开。清洁左上后牙转为左手拇指及右手示指执线，方法同步骤上，清洁下牙时可由两手示指掌面绷紧牙线，将牙线轻轻通过接触点。使用牙线时两手指间的牙线长度为 3 cm 左右。牙线通过接触点时，手指轻轻加力，使牙线到达接触点以下的牙面并进入龈沟底以清洁龈沟区，牙线紧贴牙颈部牙面并包绕牙面，上下牵动，刮除邻面菌斑及软垢。每一个牙面刮剔 4~6 次，直至牙面清洁，重复操作，依次清洁。使用牙线时，不要强行用力将线压入牙间隙，牙线可移到龈沟底以清洁龈沟区，但勿损伤牙龈组织，不可用力过大，不可拉锯式前后扯动，用手拉线不方便可以使用持线器。

(2)牙间隙刷　用于清洁刷牙难以达到的邻面牙菌，选择合适的牙间隙刷，缓慢插入近牙龈处的牙间隙，上下清洁，刷毛由外向内清洁全部牙缝后，再由内向外清洁，每天饭后或早晚刷牙后使用，用毕漱口，清洁牙间隙刷，直立放置、干燥。如发现刷毛稀疏、倒毛时立即更换。当有牙排列不整齐，口腔内有复杂的修复体或牙龈萎缩，根分叉暴露时，可用特制的牙间隙刷清除邻面间污垢，其效果优于牙签或牙线。使用时避免用力过大，根据牙龈形态适当改变方向。

（3）电动冲牙器　是通过泵体对水的加压，产生高压水柱，从而冲刷口腔任何部位及其他清洁工具不易到达的区域，同时水压也具有按摩牙龈的作用。适用于带固定矫治器、大范围的固定桥修复及中度牙周病患者。不替代牙刷，但可帮助刷牙，达到预防龋病和牙周病发生的目的。

4. 无糖口香糖

无糖口香糖是以糖的替代品来满足所需的食用甜品，如木糖醇、山梨醇、甘露醇、阿斯巴甜、麦芽醇等作为甜味剂，这类糖醇本身不被细菌代谢或很少代谢，在一定条件下阻止糖酵解产酸。口腔中的食物通过吞咽进入胃中，剩下的少量残余食物将被口腔中的唾液溶解，并随着唾液的吞咽离开口腔，这个过程称为唾液清除。唾液流动率越高，吞咽就更频繁。咀嚼无糖口香糖可以刺激唾液分泌，减少菌斑细菌产酸，降低口腔酸度，起到缓冲作用，有助于口气清新，牙齿清洁。

5. 定期洁牙

定期的洁牙，可以彻底清除牙齿上的菌斑和结石，维护牙周健康，防治牙周病，发现细小的不易觉察的牙病，达到早发现早治疗的目的。

四、儿童常见口腔疾病

1. 急性假膜型假丝酵母菌口炎

由白假丝酵母菌感染所致又称"鹅口疮"，多发生于新生儿和 6 个月以内的婴儿。临床可见口腔黏膜上附着点状、片状白色凝乳状膜，不易拭去。患儿全身反应多不明显，部分婴儿可有体温升高，多见拒食与啼哭不安等症状。治疗可用 1%～2% 碳酸氢钠溶液轻轻清洗患儿口腔，或每毫升含 5～10 万单位的制霉菌素混悬液每 2～3 小时局部涂擦一次。预防措施重点在于注意口腔卫生及食具的消毒，母乳喂养者应注意乳头卫生，勤换衣物。

2. 疱疹性口炎

疱疹性口炎（herpetic stomatitis）由单纯疱疹病毒Ⅰ型（HSVI）感染所致，多见于 6 个月到 3 岁的婴幼儿。有口腔黏膜疱疹的表现，可发生于口腔黏膜角化程度不等的任何部位，如唇、颊、舌、牙龈与上腭等处。初期表现为黏膜红斑，继而出现直径 2～3 mm 单个或成簇水疱，容易破溃形成溃疡。本病在临床上应与疱疹性咽峡炎（herpetic angina）和手足口病（hand-foot-mouth disease）相鉴别。疱疹性咽峡炎由柯萨奇 A4 病毒感染所致，好发于软腭、悬雍垂、扁桃体等口咽部，少发于口腔前庭，病程约 1 周，全身前驱症状轻。手足口病由柯萨奇 A16 感染所致，多发于秋季，唇、颊、舌、腭等口腔黏膜水疱出现后迅速变为溃疡，故口腔损害较为严重，一般 5～10 日后愈合。防治措施包括保证患儿充分休息，给予大量 B 族维生素、维生素 C 以及富含营养的易消化食物，注意口腔卫生，多饮水，局部可用消炎防腐镇痛剂涂布或撒敷，年龄稍大的儿童可用含漱法。

3. 创伤性溃疡

创伤性溃疡(traumatic ulcer)是由物理性、机械性或化学性刺激引起的病因明确的黏膜病损，婴幼儿创伤性溃疡多由于局部机械刺激与不良习惯所致。

(1)Riga-Fede病 发生于儿童舌腹的创伤性溃疡。由于常受摩擦刺激，溃疡面可扩大。病程长者，可形成肉芽肿，形成质硬、颜色苍白的纤维瘤，影响舌的运动。局部可涂1%甲紫或亚甲蓝，牙齿应作磨改，以减少刺激损害，明显者可适当改变喂养方式，尽量减少吸吮动作，促进溃疡的愈合。对舌系带过短者在溃疡治愈后应作修整手术，以免复发。

(2)Bednar溃疡 因吸吮拇指、橡胶乳头或玩具等摩擦，或在护理婴儿口腔时用纱布擦洗不当，造成上腭黏膜损伤。去除刺激因素，局部涂布消毒防腐类药物，能促使损害愈合。

(3)创伤性溃疡 乳牙残冠、残根以及慢性根尖周炎而根尖外露等刺激，持续损伤相对应的黏膜，形成局部溃疡。对儿童乳牙残冠、残根以及慢性根尖周炎引起的创伤性溃疡治疗时，应及时拔除患牙，局部应用消毒、抗感染药物。

4. 龋病

龋病(dental caries)是牙体硬组织在细菌为主的多种因素作用下发生的慢性进行性破坏的一种疾病，表现为牙体的脱矿、着色、龋洞等。

(1)龋病病因 目前广泛接受的龋病的病因为四联因素理论：宿主与牙齿、微生物、食物和时间。

1)宿主与牙齿：儿童的牙齿发育得好，患龋齿的概率就低；唾液中含有钙、磷酸盐和其他的无机离子，可维持牙齿的完整；唾液中含有的重碳酸盐，具有重要的缓冲酸的功能，有利于维持唾液pH在中性水平，具有抗龋效应。

2)微生物：致龋的微生物有多种，主要有变形链球菌和乳酸杆菌。细菌和唾液中的黏蛋白以及食物残屑混合起来，附着于牙齿表面，形成牙菌斑。细菌产酸，导致牙体表面脱矿、溶解，形成龋病。

3)食物：细菌利用食物获取活动的能量，又利用食物中的糖产酸，破坏牙体组织。

4)时间：由于脱矿和再矿化的存在，龋齿的形成需要有一定的时间。

(2)临床表现 根据牙体组织的破坏程度，龋齿在临床上可分为三型。浅龋，为牙体出现褐色或黑褐色斑点，表面粗糙，直到牙体表面破坏，多无自觉症状。中龋，为牙本质浅层龋洞，遇冷、酸和甜刺激后可有牙疼，但乳牙疼痛表现不明显；深龋，为对冷热刺激更加敏感，食物嵌塞，如不及时治疗，可引起牙髓炎、根尖周炎及骨髓炎乳牙间隙的变化等，甚至可能引起远隔器官的疾病。龋病可以引起儿童牙痛，牙龈、面部肿胀，甚至高热等全身症状。龋病长期得不到治疗可造成儿童偏侧咀嚼，面部发育两侧不对称，还可影响恒牙的正常发育和萌出。如果没有健康的牙齿，儿童不愿吃富含纤维的蔬菜和肉食，造成偏食等不良饮食习惯，影响全身正常生长发育。

(3)预防和保健

1)个人及家庭预防：降低影响牙齿发育不良的因素，提倡孕前、孕中和孕后检查，告诉准爸爸、准妈妈影响牙体发育的遗传因素和营养因素等；控制牙菌斑是防龋最重要的环节。控制牙菌斑最直接有效的方法就是刷牙及使用牙线。儿童从出生开始即需要家长帮助其清洁口腔，这个阶段建议用纱布蘸水进行清洁。长出第一颗牙后父母就该开始给他们刷牙。儿童刷牙建议采用画圈法；刷牙时间不必强求3分钟，一般1~2分钟即可；5岁以下儿童需由父母帮助刷牙，5~7岁的儿童可晚上让父母帮忙完成刷牙，早上自己刷牙，7岁以上的儿童可以自己独立刷牙；牙刷的刷毛应为偏软质，刷头经过磨圆处理，一般刷毛的长度不应超过4个下前牙的宽度之和。开始刷牙即建议用含氟牙膏，3岁以前儿童每次牙膏的量为米粒大小，3岁后每次用量为绿豆大小；控制糖的摄入方法和量，提倡母乳喂养，均衡营养。

2) 群体及社会预防：开展准妈妈课堂，普及龋病预防知识；自来水加氟，牛奶加氟等（视当地自来水中氟的含量而定）；幼儿园群体涂氟保护漆；儿童入托入园口腔检查；对幼儿园老师进行龋齿预防知识讲座；建立口腔健康档案，搭起幼儿园老师、儿童家长、儿童口腔医生和儿童之间的桥梁，加强合作，共同防龋。

（4）治疗　早期治疗尤为重要。单纯脱矿，可采取再矿化治疗；龋洞一般采取充填治疗或冠修复，尽量保持乳牙原有位置和形态，促进恒牙正常萌出。

5. 牙周病

牙周病是由多种微生物引起的感染性疾病，指发生在牙齿周围支持组织（牙骨质、牙槽骨、牙龈、牙周膜）的各种疾病，与软垢、牙石、食物嵌塞及不良修复体等局部因素有关。临床表现为牙龈充血、出血、水肿、组织松软，探及牙周袋并有溢脓，牙齿有不同程度的松动。预防保健方法包括积极控制口腔卫生，去除局部不良刺激，定期口腔检查。

6. 牙齿发育异常

牙齿发育异常的病因尚不是十分明确，有遗传、家族性、环境和局部的原因。牙齿发育异常可分牙齿数目异常、牙齿结构异常、牙齿形态异常和牙齿萌出与脱落异常。乳牙的一个重要功能是引导恒牙的萌出，乳牙数目、形态、结构的异常都可能导致继承恒牙位置、结构的异常。

（1）牙齿早萌（early eruption）　分为乳牙早萌和恒牙早萌。早萌指牙齿萌出在正常萌出时间之前且牙根发育不足根长的1/3。乳牙早萌尤其应注意诞生牙，诞生牙是指婴儿出生时口腔内已有牙齿，往往松动度比较大，为避免其脱落被吸入呼吸道，应及时拔除。恒牙早萌多见于前磨牙，预防方法为注意控制乳牙根尖周炎，避免恒牙早萌。已经萌出的恒牙注意局部卫生，局部涂氟，早期窝沟封闭，预防龋齿发生，现不再建议做阻萌装置。

（2）釉质发育不全（enamel hypoplasia）　釉质发育不全是指牙釉质在发育过程中，受到某些全身性或局部性因素的影响而出现的釉质结构异常。表现为牙齿变色和牙釉质缺损。预防方法为开展孕前孕中、孕后的保健宣传，保证婴儿釉质发育所需营养元素，避免婴幼儿全身或局部感染，如有遗传可及早预测。

（3）氟牙症（dental fluorosis）　是在牙发育矿化时期机体摄入过量的氟所引起的一种特殊的釉质发育不全，是地方性慢性氟中毒最早出现的体征。临床表现为牙齿表面呈现白垩色、黄褐色斑块或条纹，严重者会出现点状、带状和窝状的实质缺损，甚至使牙冠形态发生异常。防治方法为去除水源中过量的氟，消除其他致摄氟量高的影响因素。氟斑牙本身的处理视牙齿缺损程度而定，包括美白、贴面及冠修复等。

7. 牙外伤

牙外伤的临床表现为牙齿冠折、根折、位置异常、脱出等，乳牙外伤可能会影响到以后恒牙的发育和正常萌出，牙外伤需及时去看牙科医师，处理方法因外伤种类不同而不同。如果整颗牙齿脱落了，要尽快找到牙齿，用手捏住牙冠部位用凉开水或自来水冲洗掉牙表面的异物，千万不要刷刮牙根部，然后将冲洗干净的牙齿放回到牙槽窝中；也可以将牙齿泡在新鲜的冷牛奶、生理盐水或含在口腔内，迅速到医院就诊。牙齿离开口腔的时间越短，再植成功的可能性越大，最好在30分钟内治疗。

8. 舌系带过短

舌系带是指附着于舌头与下颌正中牙床之间的根筋膜。刚出生时附着于舌尖与下颌牙床的龈缘上。随着牙齿的萌出，此附着点会往后推移。如果推移速度过慢，会影响舌运动。如舌头伸至下唇前缘，舌尖呈明显"W"形，说明舌系带过短，建议尽早行舌系带成形术。如舌系带过短不明显，可观察，一般舌系带在下切牙萌出后会退到正常位置，如果在儿童学说话之前，即1～2岁间还是没有推移到正常位置，需要考虑做系带成形术。

9. 牙颌畸形

牙颌畸形是指在儿童生长发育过程中，出现牙齿排列不齐、上下牙弓关系异常、颌骨大小形态位置异常和软硬组织不协调，在儿童发育期间比较常见。病因主要有以下几种：

（1）遗传因素　父母有牙颌畸形、母亲在妊娠期营养不良或服用某些药物等。

（2）功能因素　儿童吃的食物过于细软，咀嚼功能得不到充分的发挥。

（3）口腔不良习惯　是牙颌畸形重要的病因，包括吮指习惯、不良舌习惯、不良唇习惯、偏侧咀嚼习惯、咬物习惯和不良睡眠习惯。

（4）乳牙期及替牙期的局部障碍　乳牙早失、乳牙滞留、恒牙早失、恒牙早萌、恒牙萌出顺序紊乱、多数乳磨牙早期缺失、乳尖牙磨耗不足和下沉乳牙等局部障碍都可导致牙颌畸形。

防治措施：①进行孕前、孕中、孕后检查，保证孕母及婴儿营养食物要合理搭配，均衡营养，应含足够的钙、磷等矿物质和各种维生素。给儿童一些有当硬度富含膳食纤维的食物，如蔬菜、水果等，让儿童得到充分的咀嚼锻炼，以促进咀嚼器官的发育，高强度的咀嚼是预防错颌畸形最有效的方法之一。教育儿童用两侧牙齿轮流咀嚼，以免一侧发生偏废畸形。对乳牙过早脱落后的间隙，及早请儿童口腔科医生做保持缺隙治疗，以维持到恒牙萌出。②注意婴儿喂养方法，提倡母乳喂养，婴儿吮乳动作可使颌面部肌肉得到自然协调发育。如需采用人工喂养，则应注意婴儿所取位置及奶瓶位置。③对家长和老师宣教牙颌畸形危害，及早戒除不良习惯。④对已经出现问题的儿童，尽量早期利用咬合诱导的方法进行矫治的。⑤定期检查，观察儿童生长发育时口腔的变化，对于不能在乳牙期及替牙期进行咬合诱导的儿童，待12岁左右，乳牙基本换完，上下牙之间的关系基本确定，再行正畸治疗。

　　10. 转诊指标

　　患有口腔疾病的儿童可通过儿童保健科、社区保健科、儿科、基层口腔保健科、各级妇幼保健机构及托幼机构等实行转诊。凡是符合以下明确转诊条件的儿童，均应尽快接受儿童口腔保健或儿童口腔专科医生的检查及治疗：①新生儿重症监护病房（NICU）住院患儿，医生怀疑口腔发育方面有异常者；②父母有高危因素者；③儿童进行健康体检时，怀疑有口腔问题者；④幼儿园对儿童进行体检时怀疑儿童口腔有问题者；⑤基层单位在做儿童口腔检查时怀疑儿童有口腔疾病并不能解决者。

　　选择牙刷时，刷头要适合口腔大小，不宜过大，刷毛不宜过硬。有残疾的患者，选用电动牙刷更有效；牙周病患者，戴固定修复体或牙颌畸形矫治器患者均应在口腔医生的指导下选择牙刷。

　　阶段性儿童牙刷的选择：6个月至2岁，由家长给孩子刷牙，可以从指套型牙刷开始，逐渐使用宽柄软毛的儿童牙刷；2~4岁，儿童开始学着自己刷牙，采用小头软毛的卡通牙刷以提高孩子刷牙兴趣；5~7岁使用末端刷毛长的牙刷以提高清洁效率；8~12岁的儿童进入混合牙列期，可选择交叉刷毛和末端动力刷毛的牙刷。

　　牙刷的更换与保管：用旧了的牙刷必须定期更换，旧牙刷刷毛倒卷或散开，不仅失去清洁作用而且会损伤牙龈，危害牙周健康，因此一般应3~4个月更换一个新牙刷；每把牙刷的使用寿命，不仅依靠牙刷毛的质量，也受到我们对牙刷的使用和保管的影响。牙刷的保管不当，可使牙刷被细菌污染，从而导致细菌传播。刷牙后，牙刷毛上往往粘有口腔中的食物碎屑，使细菌附着其上。因此，要用清水冲洗牙刷几次，并将刷毛上的水分充分甩干，将牙刷悬挂于通风且有日光之处使之干燥，切勿将牙刷放在封闭的容器内，可将牙刷头朝上放置于漱口杯内，避免了刷毛在潮湿的环境滋生、繁殖细菌。另外，牙刷不可浸泡在沸水中并且不需用其他消毒方式进行消毒。

第八节　儿童听力保健

一、概述

　　听力障碍（dysaudia）是指听觉系统的传音、感音以及对声音的综合分析的各级神经中枢发生器质性和功能性异常，导致听力出现不同程度的减退。听力障碍是最常见的出生缺陷之一，听力残疾居我国残疾之首，约占总残疾人群的33%，而且每年新增约3.5万先天性聋儿，每年新增3~4万迟发性聋儿，药物易感基因携带者（高危人群）约400万人。国内外研究表明，正常出生新生儿听力障碍发生率为1‰~3‰，高危新生儿听力障碍发生率为2%~4%。听力障碍儿童对外界事物的感知和认识会受到影响，特别是对语言信息的接收受损，导致儿童语言发育迟缓，交流、学习障碍。迄今为止没有可以治疗的药物，难以治愈，只能依赖设备辅助，给家庭和社会带来沉重的负担。

　　儿童听力保健就是通过对0~6岁儿童及学龄期儿童生长发育阶段的耳部以及听力

语言发育的各项指标进行动态监测，早期发现，及时干预治疗影响听力的各种因素，使儿童听力正常发育。

广大医务工作者在广泛宣传儿童听力保健知识的基础上，积极做好孕期及儿各年龄期的保健，减少孕期合并症和感染性疾病，减少极低出生体重儿及胎儿宫内窘迫的发生，预防儿童脑膜炎、麻疹、流行性腮腺炎、中耳炎等疾病，避免头部外伤，避免使用耳毒性药物。开展普遍新生儿听力筛查，定期对儿童特别是婴幼儿进行听力评估，早发现、早诊断、早干预听力障碍儿童，让听力障碍儿童回归到正常的社会沟通与交流。

二、听力筛查

（一）筛查对象

听力筛查的对象主要是 0~6 岁的儿童，重点为 3 岁以下的婴幼儿，尤其是具有听力损失高危因素的婴幼儿。听力损失高危因素包括以下几种：

（1）新生儿重症监护病房（NICU）住院超过 5 天。

（2）儿童期永久性听力障碍家族史。

（3）巨细胞病毒、风疹病毒、疱疹病毒、梅毒或毒浆体原虫（弓形体）病等引起的宫内感染。

（4）颅面形态畸形，包括耳郭和耳道畸形等。

（5）出生体重低于 1500 g。

（6）高胆红素血症达到换血要求。

（7）病毒性或细菌性脑膜炎。

（8）新生儿窒息（Apgar 评分 1 分钟 0~4 分或 5 分钟 0~6 分）。

（9）早产儿呼吸窘迫综合征。

（10）体外膜肺氧合。

（11）机械通气超过 48 小时。

（12）母亲孕期曾使用过耳毒性药物或袢利尿药、或滥用药物和乙醇。

（13）临床上存在或怀疑有与听力障碍有关的综合征或遗传病。

（二）筛查方法

新生儿听力筛查是根据《中华人民共和国母婴保健法实施办法》《新生儿疾病筛查管理办法》，在新生儿期对严重危害新生儿健康的先天性、遗传性疾病实施的专项检查，开展普遍新生儿听力筛查（UNHS）。目前主要采用的新生儿听力筛查技术有耳声发射和自动听性脑干反应等电生理测听。这些技术是简便、客观、敏感和无创伤的方法。儿童听力筛查是根据《儿童耳及听力保健技术规范》实施专项检查，主要采用行为测听方法。

1. 电生理测听

（1）耳声发射（otoacoustic emission，OAE）　耳声发射是由耳蜗螺旋器中毛细胞的主动运动所产生，并由内耳向中耳、外耳道逆行传播，在一定意义上反映耳蜗的功能状态。根据是否由外界刺激所诱发，将耳声发射分为自发性耳声发射（SOAE）和诱发性耳声发射（EOAE）两大类。其中诱发性耳声发射根据诱发刺激声的不同又分为：瞬态声耳声发射（TEOAE）、畸变产物耳声发射（DPOAE）、刺激频率耳声发射（SFOAE）和电诱发耳声发射（EEOAE）。临床上常用的技术是瞬态声耳声发射（TEOAE）和畸变产物耳声发射（DPOAE）。耳声发射的特点：快速，无创，简便，灵敏；可重复性和稳定性；频率范围广（0.5~8.0 kHz），有一定的频率特性。

（2）自动听性脑干反应（automated auditory brainstem response，AABR） 脑干听觉诱发电位（AABR）能客观地反映听觉传导通路包括耳蜗、听神经远端及脑干等部位的病变和传导功能正常与否，它不仅能对病变部位作出定位诊断，而且不受小儿意识和语言表达的影响。AABR 是在 ABR 基础上发展起来的，所有刺激声是短声，不具有频率特性，通过标准通常定为 35 dbnHL。AABR 反映外耳、中耳、鼓膜、听神经直至脑干功能状态。可与 OAE 技术联合应用于筛查工作，全面检查患儿耳蜗、听神经传导通路、脑干的功能状态，尽早发现由于患儿某些病理状态所导致的蜗后异常，降低听力筛查的假阴性率。

（3）筛查方案

1）初筛和复筛均用 OAE（TEOAE 或 DPOAE）。

2）初筛用 OAE，复筛用 AABR，此筛查模式两阶段、两方法筛查方案。

3）初筛和复筛均用 AABR：第一种方法简单易行，但未通过率高，同时亦漏诊听神经病。美国听力学会所推荐的模式是 OAE+AABR 联合筛查。现在国内亦主张有条件的医疗机构推行 OAE+AABR 联合筛查模式，更全面地检查耳蜗、听神经传导通路、脑干的功能状态。

（4）测试时注意事项

1）安静的环境≤45 dB，不需在隔音室内进行。

2）测试前进行仪器校准。

3）选择探头大小要与外耳道相匹配。

4）患儿处于稳定的、安睡的状态。

5）体位 可取平卧头侧位，检查耳朝上，也可由家长怀抱进行测试。

6）测试之前须对患儿的外耳道进行检查和清洁，排除中耳疾病。

7）严格控制听力筛查过程中发生交叉感染，检查前应洗手或快速手消毒后进行操作，耳塞一人一塞一消毒，耳罩一人一消毒，电极片一次性使用，仪器及用品定期紫外线消毒。

（5）筛查结果的临床意义

1）OAE+AABR 通过：耳蜗至听神经传导正常。

2）OAE+AABR 不通过：耳蜗至听神经传导异常。

3）OAE 不通过，AABR 通过：耳道分泌物，耳蜗听神经传导正常；低频听力下降。

4）OAE 通过，AABR 不通过：耳蜗正常，听神经传导异常。

（6）筛查结果的宣教

1）向家长宣教的内容根据筛查儿的类别不同而做不同宣教。按 2007 年美国婴幼儿听力联合委员会声明的标准把测试儿的结果分为 4 类。

A 类：通过听力筛查，没有高危因素。此类新生儿不需要复筛，但嘱其父母注意随访。

B类：没有通过听力筛查，也没有高危因素。此类新生儿需要复筛。

C类：通过听力筛查，有高危因素。此类新生儿建议3岁前每6个月接受一次听力学检测，家长要警惕孩子听力状况，以排除迟发性听力损失。

D类：没有通过听力筛查，且有高危因素。此类需要复筛，即使复筛通过，也要遵守C类原则。

2）应该立刻给家长解释筛查结果，以可理解的方式向父母告知孩子未能通过听力筛查并按时随访的重要性，在出院前应约定好随访测试的具体日期。

2.行为测听

行为听力测试方法主要有行为观察测听（BOA）、视觉强化测听（VRA）、游戏测听（PA）和纯音测听（PTA）等。

（1）行为观察测听（BOA）　指当刺激声出现时，观察婴幼儿是否出现由刺激声引出的可察觉的听觉行为改变，用于评估6个月以下婴幼儿的听力。

（2）视觉强化测听（VRA）　对幼儿建立起刺激声的条件反射，同时吸引幼儿转向奖励的闪光玩具，使用奖励的定向反射，奖励幼儿即使在对刺激声不再有趣时，仍继续将头转向声源方向。用于测试7~29个月幼儿的听力。

（3）游戏测听（PA）　让儿童参与一个简单且有趣的游戏，教会儿童对刺激声作出明确可靠的反应，适用于2.5~5岁的儿童。

（4）纯音测听（PTA）　对5岁以上的儿童可完成常规的PTA。行为听力测试获得的患儿听力，反映的是整个听觉系统的功能，是判断耳聋的金标准。但是行为听力测试受患者年龄、认知、感觉、身体、语言发育、文化背景、经济背景及其他残疾等多种因素的影响。

三、筛查程序

儿童听力筛查可分为新生儿和0~6岁儿童两个阶段。

（一）新生儿听力筛查程序

（1）正常出生新生儿实行两阶段筛查　出生48小时至出院前完成初筛，未通过者及漏筛者于42天内均应当进行双耳复筛。复筛未通过者应当在出生后3个月内转诊至省级卫生行政部门指定的听力障碍诊治机构接受进一步诊断。

（2）转病房程序　新生儿重症监护病房（NICU）婴儿转入普通病房前进行自动听性脑干反应（AABR）和耳声发射（OAE）筛查，初筛通过按照儿童听力保健常规进行管理，未通过者直接转诊至听力障碍诊治机构。

（3）出院后随访　具有听力损失高危因素的新生儿，即使通过听力筛查仍应当在3年内每年至少随访1次，在随访过程中怀疑有听力损失时，应当及时到听力障碍诊治机构就诊，见图2-15。

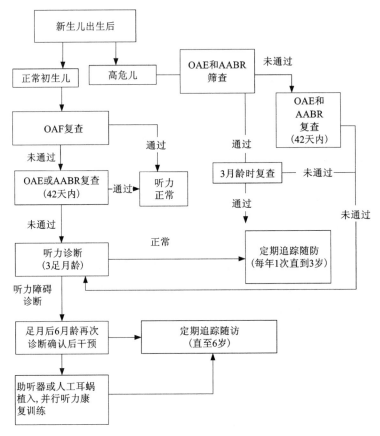

图2-15　新生儿听力筛查流程图

(二)0~6岁儿童听力筛查程序

即使通过了儿童听力筛查,仍有可能发生迟发性听力障碍,因此国家卫生健康委员会于2013年发布了《儿童耳及听力保健技术规范》。0~6岁儿童耳及听力保健流程参见图2-16所示。

(三)转诊指标

凡是符合以下明确转诊条件的婴幼儿,均应在3月龄前转诊到指定的听力学诊断中心,接受进一步的听力学和医学评估。

(1)新生儿听力初筛未通过,42天复筛仍未通过者。

(2)NICU住院,出院后疑有听力损伤者。

(3)有听力损失高危因素,婴幼儿期疑有听力损伤者。

(4)儿童保健科对婴幼儿做健康体检时,怀疑有听力损伤者。

(5)儿科门诊就诊,言语发育迟缓,疑有听力损伤者。

(6)在基层耳鼻咽喉科就诊时疑有听力损伤而无条件进一步检查和处理的。

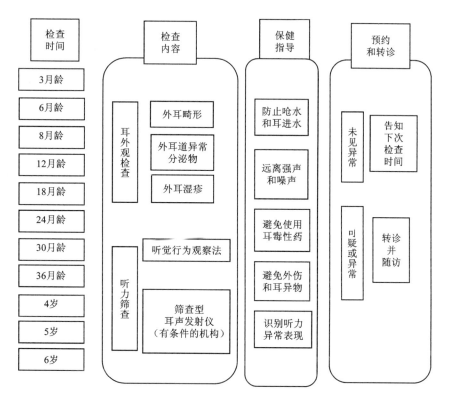

图 2-16　0~6 岁儿童耳及听力保健流程

四、儿童听力保健知识指导

(一)影响儿童听力的几种常见疾病

1. 急性化脓性中耳炎

急性化脓性中耳炎好发于儿童，主要由细菌感染引起。起病时由于具有全身发热、头痛、耳痛等症状而引起注意，但一旦耳内出脓以后，症状消退，往往就不被重视。

2. 慢性中耳炎

慢性中耳炎上呼吸道感染时诱发或加重，表现为间歇或持续性流脓、听力减退。症状隐蔽，可发生严重的颅外、颅内并发症。

3. 分泌性中耳炎

分泌性中耳炎以中耳积液及听力下降为特征的中耳非化脓性炎性疾病。在上呼吸道感染后以耳闷胀感、听声遥远和听力减退为主要症状。由于耳痛不明显，儿童主诉不清，在孩子听力受到影响时家长才发现就诊，常常延误诊断和治疗。

4. 先天性小耳及外耳道闭锁

先天发育不良，有先天性小耳畸形、骨性外耳道闭锁、膜性外耳道闭锁。

5.大前庭导水管扩大

一般在 2 岁左右开始发病。主要表现为听力波动性下降,个别患儿会表现为突发性耳聋。亦有患儿表现为发作性眩晕伴波动性听力下降,类似梅尼埃病。患儿的听力逐步下降可致全聋。

6.药物性聋

患者有明确的使用耳毒性药物史,可经注射、口服、呼吸道吸入、腔隙内注射多种途径进入人体。氨基糖苷类抗生素中毒占药物中毒的 90%,表现为耳聋、耳鸣、伴有前庭系中毒(如眩晕、平衡失调、恶心呕吐、有时可有眼球震颤)、中枢中毒症状(少数患者可发生头痛、头昏、头胀、烦躁、易激动、记忆力下降、噩梦等中枢神经中毒症状)。

7.蜗后性聋

蜗后性聋是由听神经、中枢病变所引起的耳聋。

(二)耳及听力保健知识指导

鼓励家长参与儿童听力保健服务,接受相关医学检查和指导咨询,并参与决策过程。举办儿童听力保健相关知识讲座,普及儿童听力保健相关知识。

(1)正确的哺乳及喂奶,防止呛奶。婴儿溢奶时应当及时、轻柔清理。

(2)不要自行清洁外耳道,避免损伤。

(3)洗澡或游泳时防止呛水和耳进水。

(4)远离强声或持续的噪音环境,避免使用耳机。

(5)慎用耳毒性药物,有耳毒性药物致聋家族史者,应当主动告知医生。

(6)避免头部外伤和外耳道异物。

(7)感冒后突发耳闷要及时检查。

(8)患高胆红素血症、腮腺炎、脑膜炎等疾病,应当注意其听力变化。

(9)如有以下异常,应当及时就诊:儿童耳部及耳周皮肤的异常;外耳道有分泌物或异常气味;有拍打或抓耳部的动作;有耳痒、耳痛、耳胀等症状;对声音反应迟钝;有语言发育迟缓的表现。

五、儿童的听力学评估

婴幼儿的听力学评估,一般有客观听力学检查及听觉行为测试,另外还应考虑婴幼儿的年龄因素,各个年龄段听觉发育的水平不同,检查的侧重点也不同。

(一)听力损失分级

2006 年,世界卫生组织(WHO)对听力损失颁布了分级标准,以较好耳 500、1 000、2 000、4 000 Hz 四个频率的平均听阈计算,见表 2-29。

表 2-29 WHO 听力损失分级（2006 年）

	分类	气导平均听阈（dbHL）
正常		≤25
异常	轻度	26~40
	中度	儿童 31~60，成人 41~60
	重度	61~80
	极重度	≥81

（行为听阈）500，1 000，2 000，4 000 Hz 的平均值

（1）正常 ≤25 dBHL 生活中无交流障碍。

（2）轻度 26~40 dBHL，可听到和重复 1 m 处的正常语声，但是难以听到微弱的声音（如树叶沙沙声、耳语声等），在嘈杂环境中可能存在理解言语的困难。

（3）中度 成人 41~60 dBHL，可听到和重复 1 m 处提高了的语声，难以理解正常说话声的内容，无法听出辅音（如 s、sh 等），经常需要他人重复讲话，在交谈时不自觉地将自己的说话声调大。

（4）重度 61~80 dBHL，当叫喊时可听到某些词，只能对一些响亮的声音作出反应（如汽车鸣笛声等），在大多数交谈环境中都会有严重的听力障碍，必要时应用唇读和手势。

（5）极重度 ≥81 dBHL，不能听到和听懂叫喊声，无法听到任何说话声，只能听到非常响亮的声音（如飞机轰鸣的声音），需增加康复措施如唇读和手势。

（二）听力筛查阳性指标

婴幼儿及儿童听力筛查包括运用筛查型听力筛查仪听力筛查（如前所述），便携式听觉评估仪听力筛查，听觉行为观察法听力筛查。其中听觉行为观察法听力筛查阳性指标见表 2-30，便携式听觉评估仪听力筛查阳性指标见表 2-31。

表 2-30 0~3 岁儿童听觉观察法听力筛查阳性指标

年龄	听觉行为反应
6 月龄	不会寻找声源
12 月龄	对近旁的呼唤无反应 不能发单字词音
24 月龄	不能按照成人的指令完成相关动作 不能模仿成人说话（不看口型）或说话别人听不懂
36 月龄	吐字不清或不会说话 总要求别人重复讲话 经常用手势表示主观愿望

表 2-31　0~6 岁儿童听觉评估仪听力筛查阳性指标

年龄	测试音强度	测试音频率	筛查阳性结果
12 月龄	60(dB SPL, 声场)	2 kHz(啭音)	无听觉反应
24 月龄	55(dB SPL, 声场)	2、4 kHz(啭音)	任一频率无听觉反应
3~6 岁	45(dB HL, 耳机或声场)	1、2、4 kHz(纯音)	任一频率无听觉反应

（室内本底噪声≤45dB(A)）

(三)听力学评估

婴幼儿听力损失诊断评估与干预工作涉及临床医学、听力学及言语病理学、生物医学工程学、教育学、心理学和社会学等诸多领域，需要临床医师、听力师、听觉言语康复专业相关人员及家长密切合作，协同开展工作。听力评估可按如下方案实施。

1. 出生到 6 月龄婴儿听力评估

对于从出生到 6 月龄的婴儿，包括采集婴儿病史和家族史，先天性听力损失高危因素以及父母报告婴儿对声音的反应情况等作进一步评估。

(1)病史□婴儿病史和家族史的询问。

(2)检查□耳镜检查外耳道、鼓膜。

(3)短声诱发脑干听觉诱发电位(ABR)和频率特异性　脑干听觉诱发电位(auditory brain-stem response，ABR)测试，明确每侧听力损失程度。若婴儿有神经性听力损失(听神经病/听觉失同步)的高危因素，如高胆红素血症或缺氧、则使用由极性相反的密波和疏波单极性刺激的短声诱发的 ABR 测试，以确定是否存在耳蜗微音电位。

(4)其他测试项目

1)畸变产物或者瞬态诱发耳声发射测试。

2)使用 1000 Hz 探测音的鼓室导抗图测试。

对婴儿听觉行为的临床观察可以交叉核实各项电生理联合测试的结果。仅仅使用行为观察测听方法不足以确定该年龄段婴儿是否存在听力损失，也不能为扩音装置的验配提供足够信息。

2. 6~36 月龄前婴幼儿听力评估

对于 6~36 月龄的婴幼儿，起确定作用的听力学测试有以下几个方面

(1)儿童病史和家族史。

(2)耳镜检查外耳道及鼓膜。

(3)父母对婴幼儿在听觉和视觉行为及交流重要事件方面的主诉报告。

(4)行为测听(视觉强化测听或者游戏测听，两种方法的选择依赖于儿童的发育程度)，包括双耳各频率的纯音听阈测试和言语测听。

(5)畸变产物或者瞬态诱发耳声发射测试。

(6)声导抗测试(鼓室图和声发射阈)。

行为测听结果不可靠或以前未行 ABR 测试者则需进行 ABR 测试。听性稳态反应(auditory steady state response，ASSR)目前还不能作为新生儿和婴幼儿人群听觉状况的独

立测试方法，可用于补充测试或用于年龄更大的儿童。

六、儿童听力障碍的干预

新生儿听力筛查、诊断、干预，这是一套完整的听力康复系统工程。整个系统工程的干预措施为最后环节，是显示先天性耳聋康复成果的关键。如何进行干预，采用何种方法进行干预，以及何时进行干预，这对患儿的听力、言语—语言康复很重要。干预方法有声放大听力矫正即助听器；医学干预包括中耳疾病治疗，听力重建手术以及人工耳蜗植入；听功能训练和言语-语言康复训练。

（一）助听器的验配

助听器，是一种提高声音强度的装置，可帮助听力障碍患者充分利用残余听力，进而补偿聋耳的听力损失。作为一种听力康复于段，它不能使听力障碍患者的听力恢复至正常，但能将声音放大到患者能够听见的水平，帮助听力障碍患者更好地与人交流。

1. 助听器适应证

凡是听力损失达到影响正常言语交流的永久性听力障碍，都是助听对象。选配助听器前，对听力做一次全面检查、评估，准确地评价出听力损失的程度，再选配助听器。

2. 助听器干预时间

通过国内外学者的研究发现，对早期确诊听力障碍的患儿进行声放大听力矫正干预，干预时间最佳在出生6个月甚至更早，使患儿逐渐认知声音，对他们今后的言语—语言发育起着很重要的作用

3. 佩戴助听器后跟踪随访

（1）随访内容　评估助听器效果，复查听力以监测听力障碍儿童听力进展情况；复查助听听阈；必要时再次指导听力障碍儿童正确使用助听器；根据需要调整助听器音质和音量，助听器检查或更新；是否需要对最大声输出功率（maximum output power，MPO）、耳模及阻尼器进行调整；是否使用其他助听装置；了解听力障碍儿童能听到的声音及语言辨别力的改进情况；和听力障碍儿童家长讨论助听器及耳模使用情况；回答家长提出的问题等。为了更全面地了解听力障碍儿童在生活中是否充分发挥助听器的功能，随访形式可采用询问家长，也可采用问卷形式，最后通过得分来判断助听器的使用情况并重新出具助听器处方，制定下一步训练计划，确定新的训练目标。

（2）随访时间　一般是在佩戴助听器第一年应每三个月复查一次，以后每半年一次。偏僻地区的听力障碍儿童，到医院或助听器验配机构就诊不方便，可采取第一次验配时留观时间长一些，或助听器验配人员定期以通信等形式进行随访。

（二）人工耳蜗植入

人工耳蜗植入的基本原理是把机械能转化为电信号直接传递给耳蜗神经，绕开了深度耳聋患者损坏或缺失的毛细胞。由于绝大部分感音神经性耳聋是耳蜗感受器细胞功能障碍造成的，因此对听觉系统进行电刺激通常能获得较好效果。虽然国内外已经成功地广泛开展了人工耳蜗植入，但儿童人工耳蜗植入仍然是一个包含术前评估、植入手术、

康复训练以及听障儿教育等一系列问题的复杂过程。

1980年，美国 William F、House 首次对儿童人工耳蜗植入进行了临床实验观察，随后人们开始越来越多地关注儿童多通道人工耳蜗植入问题，并开始了大量临床研究。最终美国食品药品监督管理局(FDA)于1990年6月27日通过了22通道人工耳蜗可以用于2~17岁儿童的决定，人工耳蜗植入从此成为了听力障碍儿童的选择之一。

随着新生儿听力和基因联合筛查的广泛开展，很多先天性听力障碍的患儿在出生后不久即被发现，有效的治疗措施也随之尽早实行，人工耳蜗植入候选听障儿的标准逐渐放宽。听力障碍儿童联合委员会推荐在3个月大确诊的听力障碍的儿童应在6个月时开展适当的干预措施。而耳聋程度较重不能获益于传统助听器的幼儿则可以选择植入人工耳蜗。其适应证如下：

（1）适应年龄为12个月至17岁11个月。

（2）双侧重度/极重度感音神经性耳聋。

（3）无听觉经验，助听器效果获益有限(家长问卷调查或言语识别率<30%)。

（4）家庭对人工耳蜗有正确认识和适当的期望值者。

（5）各年龄段的语后聋者。

（6）有条件进行术后系统康复培训。

（7）无手术禁忌证。

（三）听功能训练和言语-语言康复训练

患儿经助听器选配和人工耳蜗植入听力矫正之后，需进行听功能训练和言语-语言康复训练，具体如下：

1. 听功能训练的具体内容：

（1）听觉察觉。

（2）听觉注意。

（3）听觉定位。

（4）听觉识别。

（5）听觉记忆。

（6）听觉选择。

（7）听觉反馈。

根据上述内容逐一进行训练，促进患儿的听功能正常发育。

2. 言语-语言康复训练

言语训练程序为音素、音节、单词以及短句训练。对于语言康复应遵循以下几点：

（1）有条件最好在康复中心进行系统训练。

（2）激发听障儿童的语言兴趣。

（3）循序渐进，从音素到短句，重复攻关。

（4）抓住言语行为环节，安排对话内容。

根据上述语言康复方法，使听力障碍患儿的语言早期康复。

第九节　儿童眼保健

一、儿童视功能发育特点

(一)正常视功能发育特点

外界的信息80%来自视觉(vision)。新生儿出生后,两眼球的解剖结构发育已接近完成,具有一定的视感应功能和视觉活动(如眨眼反射、瞳孔反射等),但视觉的调节功能很差。出生后的前半年是视觉迅速发育的敏感期,此时如果出现发育异常可引起视力丧失。

视觉的调节能力随着年龄的增长逐渐成熟。2~4周婴儿的两眼能凝视光源,追随物体达中线;2个月时能追视水平方向运动的物体;3~4个月时会用眼睛积极寻找成人,能像成人那样改变晶状体的形状,呈现双眼视觉。双眼视觉的出现,使婴儿控制手部动作的能力增强,较准确抓住挂在上方的玩具,并通过这种行动,觉察不同距离的物体;5个月时追视物体的准确度可达75%;6个月时眼睛晶状体的调节功能达成人水平,可通过改变体位来协调视觉,出现眼手的协调动作;8~9个月开始出现视深度感觉,能较长时间看3~3.5 m内人物的活动;12~18个月视力为0.2,辐辏动作更好,视觉调节功能基本完善,但视深度感觉仍较差;2~3岁能识别物体大小、距离、方向和位置,可区别垂直线与横线,视力达0.5。5岁视力达1.0;我国目前确定的不同年龄儿童正常视力下限为:3~5岁为0.5,6岁及以上为0.7。

视觉发育还表现在颜色视觉方面,1个月时就能区分蓝色、紫色、黄绿色与灰色;2个月时能区分黄色与红色;4个月婴儿的色觉已和成人相似,喜欢清晰、鲜明的基本色,尤其是红色和蓝色。部分2岁的幼儿已能识别并匹配几种颜色,2.5岁时基本都能匹配红、白、黄、黑、绿等8种颜色;3岁左右开始能说出颜色名称。

(二)视功能发育异常

眼睛的结构与视功能的发育过程与身体其他器官一样,在正常情况下是比较稳定的。但如果受到内外环境中各种有害因素的影响,则可发生异常,导致畸形或先天异常,出现视功能障碍。

1.小眼球

小眼球(microphthalmia)是由于原始视泡发生障碍引起眼球发育停滞而致,多并发角膜混浊、白内障、小晶状体、球状晶状体、远视等异常。

2.眼组织缺损

眼组织缺损(coloboma)是由于胚裂闭合不全所引起的虹膜、睫状体、脉络膜、视网膜、视神经等部分组织缺损。多有严重的视力障碍、斜视、眼球震颤等合并症。

3. 眼白化症

眼白化症(albinism)为先天性遗传性色素缺乏所致,表现为色素膜缺损、眼球震颤;同时伴有近视性散光及黄斑发育不全,视力显著减退。

4. 全色盲(achromatopsia)

在视网膜视锥细胞内,存在分别对红、绿、蓝光敏感的三种感光物质,当这些物质部分或全部缺损时,可引起先天性色盲。先天性色盲者中红、绿色盲者多见,蓝色盲比较少见,全色盲则更罕见。先天性色盲是一种由 X 染色体隐性遗传的色觉障碍,男性发生率约 5%,女性发生率不足 1%。患者对颜色不能识别、Sloan 色盲试验测定不能完成,暗适应视网膜对光的综合电反应缺损,常合并弱视、眼球震颤等;视力往往很差,多低于 0.1。

5. 先天性青光眼

先天性青光眼(hydrophthalmoscongenitas)是因角、巩膜连接处的分化异常所致的畸形。由于引流异常,或由于前房角有永存的胎生中胚层,或者两种因素同时存在,导致正常的房水向外引流受阻,从而使眼内压升高和眼球扩大,最终视神经乳头产生明显的病理凹陷。这是一种致盲率较高的眼病。

6. 先天性白内障

先天性白内障(congenital cataract)是最常见的、出生时即已发生的先天性眼部畸形。在我国,这是致盲的首位病因。

7. 先天性黄斑缺损

先天性黄斑缺损(congenital macular coloboma)是黄斑的先天性发育缺陷。一般认为是在胚胎期由于某些病原菌感染所致,常伴有眼球震颤,多有中心视力严重障碍。

二、视力异常

视力异常主要包括视力低下及低视力。视力低下是指裸眼远视力低于相应年龄的正常值。各种屈光不正和眼病,如远视、近视、斜视和弱视等均可造成儿童的视力低下。低视力(low vision)是指双眼的视功能减退达到一定程度,且不能用药物、手术或常规的屈光矫正方法(不包括+4.00D 以上的阅读眼镜、针孔镜或望远镜等)来提高视力,从而使其生活和工作能力丧失者。

(一)远视

远视(hypermetropia, hyperopia)即眼在调节放松的状态下,平行光线(一般认为来自 5 m 以外)经过眼的屈光系统后,所聚成的焦点位于视网膜之后,因而在视网膜上不能形成清晰的像。≤+3.00D 的远视称为低度远视;+3.25D~+5.00D 为中度远视;+5.00D 以上为高度远视。

1. 分类与原因

(1)轴性远视 由于眼球前后轴较短所引起的远视。儿童大多数远视眼为轴性远视。婴儿出生时由于眼球前后轴短,屈光度为 2.00~3.00D,为生理性远视。之后其远视程度随年龄增长、眼球发育而逐渐减低,直到青春期时变为正视。眼球前后轴每缩短

1 mm 约产生+3.00D 远视。

在下述病理情况下，也可使眼球前后轴变短而引起远视：

1）眼眶肿瘤或炎症组织压迫眼球后极；

2）视网膜脱离使网膜前移；

3）视神经乳头水肿使视网膜前移。

（2）曲性远视　由于各种原因，如先天性扁平角膜、外伤等，使角膜或晶状体等屈光面弯曲度变小，从而使屈光力下降。一般角膜曲度半径每增加 1 mm，可产生+6.00D 远视。

（3）指数远视　常由于晶状体、房水、玻璃状体屈光指数变化所引起，如老花眼，即老年人眼晶状体屈光指数生理性下降所致。

2.临床表现

（1）视力减退　6 岁以下低、中度远视的儿童由于调节能力很强，一般不表现出视力下降。但随着年龄增大、调节力逐渐减退、阅读量增加、阅读字体变小，特别是重度远视者会出现视力减退现象。

（2）弱视　由远视引起的屈光不正性弱视占弱视患儿的 80%~90%，一般发生在高度远视，且在 6 岁前未给予适当矫正的儿童。

（3）内斜视　远视者未进行屈光矫正时，为了获得清晰的视力，在视远时即开始使用调节，视近时使用更多的调节，从而产生内隐斜或内斜视。当内斜视持续存在时，会引起斜视性弱视。

（4）眼睛疲劳　6 岁以内儿童低、中度远视的儿童因为其调节幅度很大，近距离阅读的需求也较少，一般无任何症状。6 岁以后特别是 10 岁以后由于阅读量增加、阅读字体变小，开始出现视觉症状，例如眼酸、眼球或眼眶疼痛等；年龄再增大或重度远视者还可出现落泪、畏光、眼前闪光、复视以及眩晕、恶心、呕吐、记忆力减退、失眠等。

3.矫治

（1）矫正方法　需配用远视眼镜（凸透镜）。

1）6 岁以下的轻度远视一般属生理性，不必配镜矫正。但如出现视力减退、视疲劳症状或斜视（隐性或显性斜视），即使轻度远视也应散瞳验光、配镜，进行早期矫正，以预防斜视性弱视的发生。对高度远视患儿，更应及时验光配镜进行矫正。

2）6~16 岁儿童的远视，应散瞳验光配镜。超过+3.00D 者，应经常戴用矫正眼镜；低于+3.00D 者，若临床症状不明显，可只在看书时戴；如出现明显的视力减退、视力疲劳或斜视，轻度远视也应戴镜矫正。

3）16 岁以上的远视是否矫正，需根据视力、症状、工作性质或用眼情况决定。一般年龄越大，调节能力越差，越需通过配镜来矫正，尤其是读书写字或从事近距离工作时。

（2）配镜原则　矫正越完全（即散瞳验光确定的应矫正的度数配得越足），效果越好，但常以戴镜以后感到舒适、症状消失、视力正常为标准，应根据具体情况酌情调整。

1）儿童作屈光检查应在用阿托品麻痹睫状肌的情况下进行。配镜的屈光度应从客观检查的结果中减去+1.50~+2.00D，以适应睫状肌的张力，但有斜视或眼睛疲劳明显时，应完全矫正。

由于儿童远视常随年龄增长逐渐过渡到正视，因此，一般应定期 2~6 岁每 6 个月 1

次散瞳验光,6岁以上每年1次散瞳验光,根据远视减轻情况及时更换合适的眼镜,以避免因长期矫正过多而引起近视。

2)16岁以上远视若无明显症状,验光可在不散(未麻睫状肌)条件下进行,一般应配足镜片的度数,以使眼睛获得最佳视力。

4. 预防

(1)注意营养　提供平衡膳食,保证合理营养。

(2)讲究眼卫生　注意用眼卫生,减轻调节紧张和过度辐辏(多在户外活动,多视远处物体,避免注视过近、细小的物体)。

(3)视力　定期检查视力,及时矫正可能出现的异常,预防斜视和弱视的发生。

(二)近视

近视(myopia)是指眼在调节放松状态下,平行光线(即来自5 m以外)经过眼的屈光系统后,所聚成的焦点位于视网膜之前,以致看远时物像在视网膜上形成一个模糊的弥散环而视物不清。临床上将≤-3.00D的近视称为轻度近视:-3.00~-6.00D为中度近视;>-6.00D为高度近视。

1. 发生原因

目前认为儿童近视由遗传和环境两大因素综合作用所致。

(1)遗传因素　系常染色体隐性遗传,研究显示,家系中双亲均有高度近视的家庭,子代患高度近视者为100%;双亲之一有高度近视者,子代患高度近视者57.5%;双亲表现正常者,子代患高度近视者为21.3%。

(2)环境因素:

1)视觉方面:

a.近距离注视;

b.低亮度色光,特别是蓝光可引起高度近视;

c.视觉图像:眼睛的视觉功能需经常受到视觉图像的刺激才可维持正常。

2)非视觉方面:

a.睫状肌过度收缩:在昏暗光线下、走路、乘车看书或长期近距离用眼;

b.眼外肌压迫:经常过近看书,长期压迫内直肌可能导致眼轴延长;

c.饮食与营养:蛋白质缺乏可诱发近视,过量吃糖可影响晶状体的代谢导致近视;

d.温度:临床上常可观察到儿童高热之后近视度数增加,动物实验也观察到这种现象。

2. 分类及特点

(1)病理性近视的主要特点:

1)发病年龄早,近视度数高,常在-6.00D以上,从儿童或青少年开始直到成年后眼轴仍不断加长,近视呈进行性发展;

2)家族性遗传因素较明显;

3)视力矫正不良;

4)由于眼轴不断加长,巩膜向后扩张,可导致后巩膜葡萄肿及眼底改变;

5）晚期易发生一些并发症，如黄斑出血、视神经萎缩、玻璃体液化或混浊、视网膜脱离等。

（2）单纯性近视的主要特点：

1）多在青少年时期发生，一般为中、低度（小于-6.00D），到成年后屈光度即稳定下来，不再发展；

2）家族遗传因素不很明显；

3）用适当的镜片可将视力矫正至正常；

4）眼球、眼底改变不明显，一般不出现并发症。

3. 临床表现

（1）远视力降低、近视力正常 在不使用阿托品等睫状肌麻痹剂时，如远视力<1.0（对数视力表<5.0）、近视力（33 cm处）≥1.0即为近视。

（2）视疲劳 如眼胀痛、头痛、恶心等。

（3）外斜视与弱视 由于看近时不用或少用调节，以致集合功能相应减弱，日久可发生外隐斜或外斜视；外斜视患儿视物时，因不能形成双眼单视，还可引起弱视。

（4）玻璃体改变、突眼 高度近视者往往发生玻璃体混浊或液化，以致眼前常感黑影飘浮；高度轴性近视者因眼球前后轴过长，外观可呈现眼球突出状态。

（5）眼底改变 病理性近视患者可出现豹纹状眼底、巩膜后葡萄肿；黄斑区可出现色素增生及出血。此外，在视网膜周边部可出现囊样变性，并易发生裂孔和视网膜脱离。

4. 矫治

首先应鉴别真、假性近视。对裸眼远视力<1.0、近视力≥1.0的13岁以下儿童，用1%阿托品滴眼以麻痹睫状肌，每天1次，连续3天。然后用检影法检查屈光度：凡近视度消失，呈现为正视或远视者为假性近视。假性近视不应佩戴近视眼镜，采取放松、缓解睫状肌痉挛的方法即可矫正。

真性近视的矫正与治疗：

（1）光学矫正 应佩戴凹透镜进行矫正，配镜和戴镜原则为：

1）配镜度数应以"获得较好视力"的最低度数为原则；

2）凡视力在0.8以下者均应佩戴眼镜；如不影响学习和工作，可暂不佩戴或只在看远物时佩戴；

3）中度、高度近视的眼睛初次配镜时，由于眼睛不能立即适应完全矫正所需的度数，可采取分次配镜、逐步给足度数的方法；

4）高度近视者或屈光参差明显者（两眼屈光度在2.00D以上）可佩戴角膜接触镜，以避免高度凹透镜使视网膜物像过小或视网膜成像大小差异太大、融合困难所造成的屈光参差性弱视。

（2）屈光手术 目前常用准分子激光屈光性角膜切削术、准分子激光原位角膜磨镶术。手术疗法有利有弊，应持慎重态度；手术年龄一般要求在18周岁以上且无特殊职业要求者。

（3）隐形眼镜佩戴 角膜矫形接触镜（OK镜）也称角膜塑形镜，是一种特殊设计的角膜接触镜（隐形眼镜），戴镜时通过机械压迫使角膜中央变平，可暂时性降低近视度数

(-1.50~-5.00D)，提高裸眼视力，对控制儿童和青少年近视进展有一定的作用；但不能治愈近视，且必须坚持长期使用，一旦停戴，角膜形态逐渐恢复到原始状态，近视度数也会回到配镜时数据；OK镜验配复杂，还必须严格按要求佩戴并定期随访观察；如使用不当有可能引起严重的并发症(例如角膜损伤、角膜缺氧，造成角膜溃疡和角膜上皮损害)。因而，验配OK镜属于医疗行为，一定要在正规医院，由专业医生权衡利弊后进行。

5.预防

(1)注意用眼卫生　阅读、写字、看手机或平板银屏、使用电脑和看电视时，都应注意姿势、角度和距离。

1)阅读时不可趴着、躺着；眼睛与读物的距离以30~35 cm为宜；每次阅读、书写的时间不应连续超过1小时；课桌和椅的尺寸、阅读物字体的大小等应按要求设置。

2)学习场所应宽敞，采光和照明度要符合规定；光源最好在左上方，避免光线(或反射光)直射到眼睛。

3)有节制地看电视或用电脑。看电视时应坐在电视机的正面，眼睛与电视屏幕的距离至少保持在3 m以上(即电视机对角线的6~8倍)，高度与眼睛平行，以减少眼睛的紧张度。

(2)提高调节能力，缓解或消除眼肌的紧张：

1)远眺：向5 m以外的远处眺望，每天3~4次，每次5分钟。

2)晶状体操：①先凝视眼前20~30 cm处的近物(如手指或物品)1~2分钟，然后看5 m以外目标1~2分钟，如此反复连续做数次为一回；或加快远、近凝视交替速度(每分钟反复交替8次左右)15分钟为一回，每天可反复进行多回次。②将眼的视线从眼前0.5 m处逐渐向远方移动，直至5 m或更远，每天可反复进行多次。

3)眼保健操：洗净双手，按揉时手法要轻缓，按揉面要小、做到穴位正确，以出现酸胀感觉为度。防止用力压眼球。一般每天上午、下午各做1次；儿童做完家庭作业或晚上临睡前还可再增加1~2次。

(3)良好生活习惯与营养供给　合理安排生活制度和饮食营养保证充足的睡眠、必要的户外活动、适当的体育锻炼、合理的饮食安排和营养供给等。在保证足量的优质蛋白(动物蛋白和豆类蛋白)摄入的基础上，注意合理补充硒元素(动物肝脏、瘦肉、玉米、洋葱、海鱼等含量较高)、维生素A(各种动物肝脏以及牛羊的奶汁、蛋黄中含量较多)及富含胡萝卜素的食品(胡萝卜素进入人体内能转化成维生素A，这些食品主要有胡萝卜、南瓜、西红柿及绿色蔬菜等)；要控制蔗糖及甜食的摄入量。

(4)定期视力检查　学龄前儿童应每6个月、中小学生每年进行1次视力检查，及早发现并纠正近视。

(5)开展优生优育、控制遗传因素　男女双方均为病理性近视者时不宜婚育。

(三)斜视

斜视(strabismus, squint)是指双眼的相对位置和(或)双眼单视功能的异常。国内报道3~6岁儿童斜视患病率约为1%，国外报道为2.7%~7.2%。斜视因双眼单视功能的缺失不仅影响美观，还可导致弱视等视觉功能障碍。

1.分类

根据发病原因，分为共同性斜视和麻痹性斜视两大类。

共同性斜视是一种眼位偏斜，即双眼不能同时注视同一目标，但可进行同向及异向的共同运动，因此称共同性斜视。主要表现：当用任何一眼注视目标时，斜视角立即集中到另眼上，但两眼的斜视度数相同（即第一斜视角等于第二斜视角）。第一斜视角是指用健眼注视时，斜眼出现的偏斜角度；第二斜视角是指用斜眼注视时，健眼出现的偏斜角度。共同性斜视绝大多数发生在儿童双眼视觉开始形成和发育过程中的2~5岁，以2~3岁更为集中，其中内斜视约占80%，外斜视约为20%。

麻痹性斜视主要因为支配眼外肌的神经核、神经或肌肉出现病变，使两眼不能协调地进行同向及异向共同运动，因此亦称为非共同性斜视。发病后一条或数条眼肌发生麻痹，致使眼球偏向与麻痹肌作用相反的方向，所以也称麻痹性斜视。共同性斜视与麻痹性斜视的鉴别，见表2-32。

表 2-32 麻痹性斜视与共同性斜视的鉴别

项目	麻痹性斜视	共同性斜视
发病	骤然	逐渐
眼球运动	向麻痹肌作用方向运动障碍	无异常
斜视角	第二斜视角>第一斜视角	第二斜视角=第一斜视角
复视	有	无
代偿性头位	有	无

2.检查方法

(1)病史 详细询问斜视发病时间、发病年龄、原因或诱因、伴随症状、进展情况、治疗情况、全身疾病史及家族史等。

(2)视力及屈光检查 用1%阿托品散瞳后，检查远视力、近视力和正视力。

(3)眼球运动、偏斜方向检查 通过命令（如向右看）或用玩具、灯光、声响诱导儿童向6个运动方向（右上—左上—左—左下—右下—右）转动眼球以确定每条眼肌功能有无异常。还应注意斜视是恒定性还是间歇性，是否有代偿头位等。

(4)斜视角测定 需在医院眼科用专用仪器检查测定，也可用角膜映光法和三棱镜遮盖法进行简易的测定。

1)角膜光点/反映法：检查者与患者相对而坐，在患者眼前33 cm处持小灯，并嘱患者注视此灯光。检查者留心观察患者双眼角膜上光点的位置，通过观察斜视眼角膜上光点反射的位置即可大致判断其斜度。由于此距离时角膜反射每毫米的移位约相当于7.5°，因此如反射点在瞳孔边缘处，斜视度为15°；在瞳孔缘与角膜缘之间为30°；在角膜缘处为45°。

2)三棱镜遮盖法：嘱患者注视3 cm处的光点，检查者用纸板遮盖一眼，同时密切注意双眼的动间：当遮盖一眼时，如另一眼移向鼻侧属外斜视，如移向颞侧属内斜视；如遮盖右眼时，左眼向上移，遮盖左眼时右眼向下移，说明右眼上斜，反之是左眼上斜。

当用以上方法检查完偏斜性质后，再在斜视眼前放一个三棱镜(内斜者三棱镜底向外，外斜者三棱镜底向内，上斜时三棱镜底向下)，逐渐增大三棱镜度数，直至交替遮盖双眼，不再出现眼位移动为止，此时三棱镜的度数即为斜视的度数。

3. 治疗原则

(1)共同性斜视

1)矫正屈光不正：须散瞳验光并酌情配镜。

2)治疗弱视：斜视眼中有半数以上伴有弱视，特别是内斜视更易伴有弱视，两者互相影响，因此治疗斜视应首先治疗弱视。

3)正位视训练：当弱视眼视力已提高至 0.6 以上或两眼视力相等但无双眼视觉者，即可作正位视训练(包括同时知觉训练、融合训练和立体视训练三级功能的训练)。

4)手术治疗：经以上治疗不能使眼位完全矫正者，需进行手术矫治。手术宜及早进行。对于 7 岁以上儿童，手术一般只能恢复正常的眼位，而难以重建其双眼视觉功能。

(2)麻痹性斜视

1)针对病因进行治疗。

2)对症治疗。

3)其他治疗，如超声波、音频电疗等。

4)手术：治疗 6 个月以上，发病原因已消除后发生眼肌功能麻痹，无法恢复者，可考虑进行眼肌移植术以矫正斜视。

4. 预防

婴幼儿期即开始定期检查，如发现远视或屈光参差，应密切观察；如已出现眼位偏斜，应给予充分的屈光矫正，直至双眼注视能力巩固为止。

(四)弱视

弱视(amblyopia)是指视觉发育期内由于单眼斜视、屈光参差、高度屈光不正以及形觉剥夺等因素，引起的单眼或双眼最佳矫正视力低于相应年龄的正常视力下限(3~5 岁为 0.5，6 岁及以上为 0.7)、眼部检查无器质性病变；或双眼最佳矫正视力相差 2 行及以上、较差的一眼为弱视。弱视是儿童发育过程中常见的眼病，患病率为 2%~4%。弱视儿童由于双眼视觉发育紊乱，单眼或双眼矫正视力低于正常，没有完善的立体视觉，因而会出现立体视盲。

1. 分类

(1)斜视性弱视　发生在单眼性斜视，弱视眼有斜视或曾经有过斜视。由于眼位偏斜后引起异常的双眼相互作用，斜视眼的黄斑中心凹接受的不同物像(混淆视)受到抑制，导致斜视眼最佳矫正视力下降。

(2)屈光参差性弱视　当两眼屈光度相差较大(即屈光参差较大，两眼球镜相差≥1.50D 或柱镜相差≥1.00D)时，黄斑形成的物象大小及清晰度不等，使屈光度较大的一眼存在形觉剥夺，导致弱视。

(3)屈光不正性弱视　多发生在没有佩戴过屈光矫正眼镜的高度屈光不正患者，尤其是高度远视或高度散光，双眼最佳矫正视力相等或近似者，常为双侧性。一般远视

≥5.00D、近视≥10.00D、散光≥2.00D 会引起弱视。

（4）形觉剥夺性弱视　在婴幼儿期因屈光间质混浊（如先天性白内障、角膜混浊）、上睑下垂遮盖全瞳孔、不适当地遮盖一眼使形觉刺激不足、剥夺了黄斑形成清晰物像的机会而引起的弱视。可为单侧或双侧，单侧比双侧更为严重。有研究表明，仅 7 天的不恰当单眼遮盖即可形成不可逆转的形觉剥夺性弱视。

2. 诊断

诊断弱视应至眼科做下列检查：外眼部及眼底检查、验光、斜视检查、固视性质检查、双眼单视检查、视网膜检查、融合功能检查、立体检查等。

（1）视力检查　不同年龄儿童正常视力下限不同，3~5 岁儿童正常视力下限为 0.5，Snellen 视力表双眼视力相差不超过两行；>5 岁儿童正常视力下限为 0.7，Snellen 视力表双眼视力相差不超过两行。

（2）屈光状态检查　必须充分麻痹睫状肌后进行检影验光，以获得准确的屈光度数。

（3）注视性质检查　直接检眼镜下中心凹反射位于 0~1 环为中心注视、2~3 环为旁中心凹注视 4~5 环为黄斑旁注视、5 环以外为周边注视。

（4）电生理检查　例如视觉诱发电位（VEP），包括图形视觉诱发电位（PVEP）和闪光视觉诱发电位（F-VEP），主要用于判断视神经和视觉传导通路疾患。婴幼儿可用 F-VEP 检查。

如果幼儿视力不低于同龄儿童正常视力下限，双眼视力相差不足两行，又未发现引起弱视的危险因素，则不宜草率诊断为弱视，应列为观察对象，定期进行复查。

3. 治疗

由于儿童的视觉发育存在敏感期，因此弱视的治疗效果与年龄有密切关系，年龄越小，则疗效越好。如果年龄超过了敏感期，疗效将变差甚至无效，一般 5~6 岁较佳，12 岁以后治疗无效。所以，一旦确诊，应立即开始治疗，治疗的基本原则为消除病因、准确地验光配镜和对优势眼的遮盖。

（1）消除病因　及时矫正斜视和已经存在的屈光不正，提高视力，恢复两眼视物功能：早期治疗先天性白内障或先天性完全性上睑下垂等。

（2）遮盖疗法　即遮盖优势眼，强迫使用弱视眼。应用遮盖法治疗时，必须间断性解除遮盖，并密切观察被遮盖眼视力的变化，避免被遮盖眼发生遮盖性弱视。由于弱视治疗效果易反复，因而待双眼视力平衡后，要逐步减少遮盖时间，慢慢停止遮盖治疗，以使疗效巩固。

（3）压抑疗法　压抑疗法即光学药物疗法适于中、低度单眼弱视及对遮盖治疗依从性不好的儿童。治疗方法包括：

1）近距离压抑疗法：适用于最佳矫正视力≤0.3 的儿童。优势眼每天滴 1%阿托品散瞳，并戴矫正眼镜，使优势眼只能看清远距离：弱视眼在矫正眼镜上再加+3.0D，使之无须调节便能看清近距离。

2）远距离压抑疗法：适用于最佳矫正视力>0.3 的儿童。优势眼过矫+3.0D，使其只能看清近距离：弱视眼只戴最佳矫正眼镜，促使其看远。

（4）其他治疗　例如红色滤光片（波长 640 mm）法、后像疗法、海丁格刷刺激等，主要适于旁中心注视者。视刺激疗法(CAM)对中心凹注视、屈光不正性弱视效果较好,可作为遮盖疗法的辅助治疗。

(5)综合疗法对于中心注视性弱视,一般采取常规遮盖疗法或压抑疗法,联合视刺激疗法(CAM)、辅助精细训练;对于旁中心注视性弱视,可先采取后像疗法、红色滤光片或海丁格刷刺激转变注视性质,待转为中心注视后,再按中心注视性弱视治疗。也可以直接常规遮盖。

在弱视的治疗过程中,一定要定期复诊。复诊时间根据患儿年龄确定,一般年龄越小,复诊间隔时间越短。1岁儿童复查间隔为1周,2岁儿童为2周,4岁儿童可为1个月。

弱视治愈后可能复发。所以,不仅要早期发现、早期治疗,而且治愈后仍需追踪观察2~3年。

4.预防

加强弱视知识的宣传教育对预防和治疗弱视、缩短疗程、提高治愈率具有重要作用。儿童视觉发育在10岁前为敏感期,其中3岁前为关键期。应定期为婴幼儿检查视力,一般6个月检查1次。对有弱视、斜视或屈光不正家族史的婴幼儿更应及早进行检查。发现斜视或注视姿势异常者,要及时检查和治疗。

(五)低视力

1.定义及特点

1992年,世界卫生组织(WHO)在泰国曼谷召开"儿童低视力处理"国际研讨会上确定,双眼中视力较好眼睛的最佳视力<0.3,但≥0.05为低视力;<0.05到无光感,或视野半径<10°者均视为盲。1973年WHO制定的低视力分级标准见表2-33;我国1987年残疾人抽样调查规定的视力残疾标准见表2-34。

表2-33　视力损伤的分类

视力损伤类别	级别	最佳矫正视力	
		较好眼	较差眼
低视力	1级	<0.3	≥0.1
	2级	<0.1	≥0.05(指数/3 m)
盲	3级	0.05	≥0.02(指数/1 m)
	4级	0.02	光感
	5级	光感	

注:国际疾病分类标准,世界卫生组织,1973

表 2-34　我国 1987 年残疾人抽样调查视力残疾标准

类别	级别	最佳矫正视力
盲	一级盲	<0.02-光或视野半径<5°
	二级盲	0.05-0.02,或视野半径<10°
低视力	一级低视力	<0.1-0.05
	二级低视力	<0.3-0.1

2.低视力的康复

有些眼病目前尚缺少有效的治疗手段和方法,经积极治疗后仍可能处于盲和低视力状态。对于这些患者应当采取积极的康复措施,尽可能使他们能像正常人一样地生活。

对于仍有部分视力的盲人和低视力患者来说,应当采用光学助视器和非光学助视器来改善他们的视觉能力,使他们能够利用残余视力工作和学习,获得较高的生活质量。目前使用的助视器有远用和近用两种。

(1)远用助视器　如放大 2.5 倍的 Galileo 式望远镜,可以帮助患者看清远方景物;但不适合行走时佩戴。

(2)近用助视器

1)手持放大镜:是一种凸透镜,可使视网膜成像增大。

2)眼镜式助视器:主要用于阅读,其优点是视野大,携带方便。

3)立式放大镜:将凸透镜固定于支架上,透镜与阅读物之间的距离固定,可以减少透镜周边部的变形。

4)双合透镜放大镜:由一组消球面差正透镜组成,固定于眼镜架上,有多种放大倍数,可根据需要选用。其优点是近距离工作时不需用手扶持助视器,但焦距短,照明的要求高。

5)近用望远镜:在望远镜上加阅读帽而制成。其优点是阅读距离较一般眼镜式助视器远,便于写字或操作。缺点是视野小。

6)电子助视器:即闭路电视,包括摄像机、电视接收器、光源、监视器等,对阅读物有放大作用。其优点是放大倍数高、视野大,可以调节对比度和亮度,体位不受限制、无须外部照明,更适用于视力损伤严重、视野严重缩小和旁中心注视者,但携带不便。

非光学助视器包括大号字的印刷品、用于改善照明的设置、阅读用的支架、导盲犬等。对于视物或阅读时感到对比度差或眩光明显的低视力患者,给其戴用浅灰色的滤光镜可减少光的强度,戴用琥珀色或黄色的滤光镜片有助于提高对比敏感度。

此外,近年来研究成功并逐渐应用于低视力康复的技术和器具还有声呐眼镜、激光手杖、字声机、触觉助视器、障碍感应发生器等。

三、结膜炎

结膜炎(conjunctivitis)是因感染、过敏、化学物刺激或外伤等原因引起的以眼结膜充血、渗出、乳头肥大和滤泡形成等改变为特征的结膜疾病,是眼科常见疾病之一。其中危害儿童健康最重要的结膜炎为新生儿淋病奈瑟菌性结膜炎、急性细菌性结膜炎(又称"急性卡他性结膜炎",俗称"红眼病")和衣原体性结膜炎(沙眼)。

1. 分类

结膜炎按其发生可分为以下两类:

(1)外源性 由于受外界各种微生物感染或风尘、理化毒物等的刺激而产生炎症。

(2)内源性 致病菌通过血行或淋巴感染结膜,或因邻近组织炎症蔓延而致。根据其病因可分为细菌性、病毒性、衣原体性、真菌性、变态反应性等。其中常见者为细菌、病毒或衣原体感染所致。衣原体感染者常被特称为沙眼。病程短于3周者为急性结膜炎,超过3周者为慢性结膜炎。

2. 临床特点

结膜炎的常见症状有异物感、烧灼感、痒、畏光、流泪;重要体征有结膜充血、球结膜水肿、结膜囊内有分泌物(脓性、黏脓性、浆液性等)、乳头增生、滤泡形成、假膜和真膜、结膜肉芽肿、假性上睑下垂(多见于沙眼等)、耳前淋巴结肿大等。由于本病发作时眼结膜因扩张的血管和出血使之成为红色,故俗称"红眼病"。

3. 诊断要点

(1)病史 感染性结膜炎多双眼发病,且常快速传染至密切接触人群(如家人或托幼机构儿童)。急性病毒性结膜炎在疾病早期多为一眼发病,数天后则对侧眼也受累。

(2)症状与体征 临床上可根据结膜炎的基本症状和体征如结膜充血、分泌物增多、眼睑肿胀等作出诊断;其中结膜滤泡和乳头出现的位置、形态、大小均是重要的诊断和鉴别诊断依据,例如沙眼的炎症上睑结膜较下睑严重,滤泡常出现于上睑结膜边缘部,而包涵体性结膜炎的滤泡增殖性改变更常见于下睑结膜。此外,分泌物的多少及性质、真膜(假膜)、溃疡、疱疹、角膜炎及血管翳是否存在,耳前淋巴结是否肿大,都有助于诊断。

(3)实验室检查 结膜炎病因的确定需依靠实验室检查。实验室检查包括病原学检查、细胞学检查,以及免疫学和血清学检查等。

1)病原学检查:结膜分泌物涂片可帮助诊断有无细菌感染,例如淋病奈瑟菌引起的结膜感染,在结膜上皮和中性粒细胞的细胞内可以找到成双排列的淋病奈瑟菌。必要时可做细菌和真菌的培养、药物敏感试验等。如无菌生长,则应考虑衣原体或病毒可能性,需做分离鉴定。另外,还可应用免疫荧光、酶联免疫测定、聚合酶链反应(PCR)等方法来检测病原体的抗原。检查患者急性期和恢复期血清中血清抗体的效价也有助于诊断病毒性结膜炎,特别是单纯疱疹病毒性结膜炎,其急性期的外周血中血清抗体滴度可升高4倍甚至更多。

2)细胞学检查:结膜分泌物涂片检查 Gram 染色(鉴别细菌种属)、Giemsa 染色(分辨细胞形态、类型)有助于临床诊断。结膜刮片的取材部位应选择在炎症最明显的区域,以提高检出率。细菌性结膜炎涂片多形核白细胞占多数。病毒性结膜炎则是单核细胞特别是淋巴细胞占多数。假膜形成(流行性角结膜炎)时中性粒细胞增多,提示结膜坏死。衣原体结膜炎涂片中性粒细胞和淋巴细胞各占1/2。过敏性结膜炎活检标本中见嗜酸和嗜碱性粒细胞,但结膜涂片中数量很少。

4. 治疗原则

针对病因治疗，局部给药为主，必要时全身用药。急性期不能用纱布、眼罩等包扎患眼(因包扎后眼内温度、湿度增高，更有利于细菌生长，而且分泌物不易排出，反而使炎症加重)。

(1)滴眼剂滴眼　滴眼剂滴眼是治疗结膜炎最基本的给药途径。对于微生物性结膜炎，应选用敏感的抗菌药物或(和)抗病毒滴眼剂。必要时可根据病原体培养和药敏试验选择有效的药物。重症患者在未行药物敏感试验前可用几种混合抗生素滴眼剂滴眼。急性期应频繁滴用滴眼剂，每隔1~2小时1次。病情好转后可减少滴眼次数。

(2)眼膏涂眼　眼膏在结膜囊停留的时间较长，宜睡前使用，可发挥持续的治疗作用。

(3)冲洗结膜囊　当结膜囊分泌物较多时，可用0.9%氯化钠溶液或3%硼酸水冲洗，每天1~2次，冲洗液切勿流入健眼，以免引起交叉感染。

(4)全身治疗　严重的结膜炎如淋病奈瑟菌性结膜炎和衣原体性结膜炎，除了局部用药外，还需全身使用抗生素或磺胺药。

5. 预后和预防

大多数类型的结膜炎治愈后不会遗留并发症，少数可因并发角膜炎而损害视力。

结膜炎多为接触传染，因此要教育儿童养成勤洗手、勤洗脸、不用手和衣袖擦眼的卫生习惯。对传染性结膜炎患者应及时隔离，患者用过的卫生用具(毛巾、手帕、脸盆等)或接触过的物品(如钱币、键盘、钥匙或门把手等)要严格消毒。医务人员检查患者后要洗手消毒，防止交叉感染。对学校、托幼机构、游泳池等人员应进行卫生宣传、定期检查、加强管理。

新生儿出生后应常规立即用1%硝酸银滴眼剂滴眼或涂0.5%四环素眼药膏，以预防新生儿淋病奈瑟菌性结膜炎和衣原体性结膜炎。

6. 常见的结膜炎

(1)新生儿淋病奈瑟菌性结膜炎(gonococcal conjunctivitis)　主要是分娩时经患有淋病奈瑟菌性阴道炎的母体产道而被感染，发病率大约为0.04%，潜伏期为2~5天(出生后7天发病者多为产后感染)，双眼常同时受累。患病后主要症状有畏光、流泪，结膜高度水肿，重者突出于睑裂之外，可有假膜形成。分泌物由病初的浆液性很快转变为脓性，脓液量多，不断从睑裂流出。常有耳前淋巴结肿大和压痛。严重病例可并发角膜溃疡甚至眼内炎。感染的婴儿可能还并发有其他部位的化脓性炎症，如关节炎、脑膜炎、肺炎、败血症等。

(2)急性或亚急性细菌性结膜炎(bacterial conjunctivitis)　又称"急性卡他性结膜炎"，俗称"红眼病"，多见于春秋季节，传染性强，起病急骤，来势凶猛，可在一定范围内(特别是学校、托幼机构等集体生活场所)暴发流行，也可散发感染。潜伏期为1~3天，双眼同时或相隔1~2天发病。发病3~4天时炎症最重，以后逐渐减轻，病程一般少于3周。

治疗原则为去除病因，抗感染治疗。①局部治疗：结膜囊冲洗，当患眼分泌物多时，可用3%硼酸水或0.9%氯化钠溶液冲洗结膜囊；冲洗时要小心操作，避免损伤角膜上皮；冲洗液勿流入健眼，以免造成交叉感染。②全身治疗：严重者应全身及时、足量使用抗生素,尽量肌内注射或静脉给药。

(3)沙眼(衣原体性结膜炎) 沙眼(trachoma)是一种由沙眼衣原体引起的慢性传染性角膜结膜炎,偶有急性发作。因其在睑结膜表面形成粗糙不平,形似沙粒的外观,故名沙眼。多发生于儿童或少年期,常双眼发病,是导致目盲的主要疾病之一。

沙眼衣原体的抗原型有12种之多,其中地方性流行性沙眼多由A、B、C或Ba抗原型所致。沙眼衣原体的原发感染可使结膜组织致敏,再次暴露于沙眼衣原体,可引起迟发型超敏反应,后者是沙眼急性发作的原因,也是重复感染的表现。

沙眼的临床表现:潜伏期为5~14天。轻度沙眼可无自觉症状,或仅有轻微的刺痒、异物感和少量分泌物;重者有畏光、流泪、疼痛等,常自觉视力减退。

沙眼衣原体主要侵犯睑结膜,首先侵犯上睑的板部上缘与穹隆部,以后蔓延至全部结膜与穹隆部,最后逐渐进展形成瘢痕,急性沙眼感染主要发生在学前和低年级学龄儿童,但在20岁左右时,早期的瘢痕并发症才开始变得明显。其病变及临床特征如下:

1)结膜肥厚、充血:由于出现血管扩张,以及结膜上皮淋巴细胞及浆细胞等慢性炎症细胞弥漫性浸润,使原本透明的结膜变得混浊肥厚,呈模糊充血状。

2)乳头肥大:睑结膜面粗糙不平,呈现密集的线绒状小点,由扩张的毛细血管网和上皮增殖而成。

3)滤泡增生:初发时在上睑结膜出现散在的黄白色小点,不突出于结膜表面,夹杂在肥大的乳头之间,为沙眼早期诊断依据之一。以后滤泡逐渐增大,变成灰黄色半透明胶状扁球形隆起,大小不等,排列不整齐,易被压破,挤出物为胶样。

4)角膜血管翳:首先在角膜上缘的半月形灰白区出现血管网充血,继而新生的血管伸入透明的角膜上皮与前弹力层之间,各新生血管之间伴有灰白色点状浸润,是角膜上皮对沙眼衣原体的一种组织反应,也是沙眼早期诊断的依据之一。由于血管细小,必须在放大镜或裂隙灯下方可看见。病情严重时,血管翳可侵及角膜表面形成灰白色混浊,严重影响视力。

5)瘢痕形成 如沙眼持续数年甚至数十年,各种炎性病变(如滤泡、乳头等)发生破溃或坏死,逐渐被结缔组织代替而形成瘢痕。瘢痕常使视力减退,甚至可造成失明。

沙眼的诊断:典型的沙眼诊断并不困难。早期沙眼的确诊必须具备的条件:①上睑结膜血管模糊,乳头肥大及滤泡形成等,主要是出现在睑板部上缘或上穹隆部及内眦、外眦部;②角膜上缘有血管翳;③必要时做睑结膜刮片,在结膜上皮细胞中可找到包涵体或培养分离出沙眼衣原体。

沙眼的治疗:①局部治疗,0.1%利福平眼药水或0.1%酞丁胺眼药水或0.5%新霉素眼药水滴眼,每天4次,每次1~2滴。夜间可使用红霉素类眼膏,疗程最少10~12周;②口服药物,对急性期、炎症广泛、刺激症状明显者,除以上治疗外,可口服红霉素30~40 mg/(kg·d),分4次服用,一般疗程为3~4周;③手术治疗,纠正倒睫及睑内翻是防止晚期沙眼瘢痕形成导致失明的关键措施。

沙眼的并发症:

a.睑内翻及倒睫:在沙眼的后期,病变可侵及睑板,睑板因瘢痕组织收缩而变短,加之睑结膜特别是睑板上沟部位因瘢痕而收缩,遂使睑板向内弯曲如舟状,形成典型的睑内翻倒睫。倒睫亦可单独发生,乃由于毛囊附近受病变侵犯后产生的瘢痕所致。倒睫的长期刺激可使角膜浅层呈现弥漫性点状浸润,继而上皮剥脱,形成溃疡,称沙眼性角膜炎或沙眼性角膜溃疡,此时患者有异物感、怕光、流泪、疼痛及视力模糊等症状。应及时做内翻矫正及电解倒睫术,以免造成严重的损伤。

b.沙眼性角膜溃疡:在血管翳的末端有灰白色点状浸润,一旦破溃,即形成浅层溃疡,这些溃疡互相融合,形成小沟状溃疡。这种由沙眼血管翳与倒睫所引起的溃疡称为沙眼性角膜溃疡。前者以药物治疗为主,后者应做手术矫正睑内翻倒睫。

c.上睑下垂:由于上睑结膜及睑板组织增生肥厚,使上睑重量增加;同时病变侵及苗勒肌和上睑提肌,使提睑功能减弱,因而发生上睑下垂,治疗仍以沙眼病治疗为主。

d.沙眼性眼干燥症:由于结膜表面瘢痕化,将结膜的副泪腺及杯状细胞完全破坏,泪腺导管在上穹隆部的开口也被封闭,黏液和泪液完全消失,结膜及角膜干燥,严重时结膜角膜呈弥漫性实质性混浊,上皮角化、肥厚,形似皮肤、视力极度降低,此时应予以鱼肝油或人工泪液(含有甲基纤维素)点滴以减轻结膜、角膜干燥。或行泪小点封闭术,以减少泪液的流出。

e.泪道阻塞及慢性泪囊炎:沙眼衣原体侵犯黏膜,可引起泪小管阻塞或鼻泪管阻塞进而形成慢性泪囊炎。

沙眼的预防:主要是防止接触传染,勤洗手、用流动水洗脸,不共用脸盆和毛巾,不用脏手和不干净的手绢擦眼睛。有条件时应定期体检,以使早期发现及早治疗。

四、0~6岁儿童眼保健系统管理

基层医疗保健机构按照国家卫生行政部门制定的技术规范对辖区0~6岁的儿童实施系统性的眼保健健康管理,通过眼保健宣传教育、视力评估和相关眼病的筛查,早期发现影响儿童视觉发育的眼病,及早矫治或及时转诊,以预防儿童可控制性眼病的发生发展,保护和促进儿童视功能的正常发育。

(一)健康管理

1.健康管理的时间

健康儿童应当在生后28~30天进行首次眼病筛查,以后分别在3、6、12月龄和2、3、4、5、6岁健康检查的同时进行阶段性眼病筛查和视力检查。

2.新生儿眼疾病的防治

具有眼病高危因素的新生儿,应当在出生后尽早由眼科医师进行检查。新生儿眼病的高危因素如下:

(1)新生儿重症监护病房住院超过7天并有连续吸氧(高浓度)史。

(2)临床上存在遗传性眼病家族史或怀疑有与眼病有关的综合征,如先天性白内障、先天性青光眼、视网膜母细胞瘤、先天性小眼球、眼球震颤等。

(3)巨细胞病毒、风疹病毒、疱疹病毒、梅毒或毒浆体原虫(弓形体)等引起的宫内感染。

(4)颅面形态畸形、大面积颜面血管瘤,或者哭闹时眼球外凸。

(5)出生时难产,器械助产导致损伤。

(6)眼部持续流泪,有大量分泌物。

3. 对低体重儿或早产儿眼病检查

出生体重<2000 g 的早产儿和低出生体重儿,应当在生后 4~6 周,由眼科医生进行首次眼底病变筛查。

(二)检查内容和方法

1. 检查内容

在儿童健康检查时应当对 0~6 岁儿童进行眼外观检查,对 4 岁及以上儿童增加视力检查。

有条件的地区可增加与儿童年龄相应的其他眼部疾病筛查和视力评估:满月访视时进行光照反应检查,以发现眼部结构异常;3 月龄婴儿进行瞬目反射检查和红球试验,以评估婴儿的近距离视力和注视能力;6 月龄婴儿进行视物行为观察和眼位检查(角膜映光加遮盖试验),1~3 岁儿童进行眼球运动检查,以评估儿童有无视力障碍和眼位异常。

2. 检查方法

(1)眼外观 观察眼睑有无缺损、炎症、肿物,眼睫毛是否内翻,两眼大小是否对称;结膜有无充血,结膜囊有无分泌物、持续溢泪;角膜是否透明呈圆形;瞳孔是否居中、形圆、两眼对称、外观为黑色。

(2)光照反应 检查者将手电灯快速移至婴儿眼前照亮瞳孔区,重复多次,两眼分别进行。婴儿出现反射性闭目动作为正常。

(3)瞬目反射 受检者取顺光方向,检查者以手或大物体在受检者眼前快速移动,不接触到受检者。婴儿立刻出现反射性防御性的眨眼动作为正常。如 3 月龄未能完成,6 月龄继续此项检查。

(4)红球试验 用直径 5 cm 左右色彩鲜艳的红球在婴儿眼前 20~33 cm 距离缓慢移动,可以重复检查 2~3 次。婴儿出现短暂寻找或追随注视红球的表现为正常。如 3 月龄未能完成,6 月龄继续此项检查。

(5)眼位检查(角膜映光加遮盖试验) 将手电筒放至儿童眼正前方 33 cm 处,吸引儿童注视光源;用遮眼板分别遮盖儿童的左眼、右眼,观察眼球有无水平或上下的移动。正常儿童两眼注视光源时,瞳孔中心各有一反光点,分别遮盖左右眼时没有明显的眼球移动。

(6)眼球运动 自儿童正前方,分别向上、下、左、右慢速移动手电灯。正常儿童两眼注视光源时,两眼能够同时同方向平稳移动,反光点保持在两眼瞳孔中央。

(7)视物行为观察 询问家长儿童在视物时是否有异常的行为表现,例如,不会与家人对视或对外界反应差,对前方障碍避让迟缓,暗处行走困难,视物明显歪头或距离近,畏光或眯眼、眼球震颤等。

(8)视力检查 采用国际标准视力表或对数视力表检查儿童视力,检测距离 5 m,视力表照度为 500Lx,视力表 1.0 行高度为受检者眼睛高度。检查时,一眼遮挡,但勿压迫眼球,按照先右后左顺序,单眼进行检查。自上而下辨认视标直到不能辨认的一行时为止,其前一行即可记录为被检者的视力。对 4 岁视力≤0.6、5 岁及以上视力≤0.8 的儿童，或两眼视力相差两行及以上的儿童，都应当在 2 周内复查一次。

（三）眼及视力保健指导

1. 早期发现，及时就诊

识别儿童常见眼部疾病，儿童若出现眼红、畏光、流泪分泌物多、瞳孔区发白、眼位偏斜或歪头视物、眼球震颤、不能追视、视物距离过近或眯眼、暗处行走困难等异常情况，应当及时到医院检查。儿童应当定期接受眼病筛查和视力评估。

2. 注意用眼卫生

（1）培养良好的用眼卫生习惯，包括培养正确的看书写字姿势，正确的握笔方法，在良好的照明环境下读书、游戏。

（2）儿童持续近距离注视时间每次不宜超过 30 分钟，操作各种电子视频产品时间每次不宜超过 20 分钟，每天累计时间建议不超过 1 小时。2 岁以下儿童尽量避免操作各种电子视频产品。眼睛与各种电子产品荧光屏的距离一般为屏面对角线的 5~7 倍，屏面略低于眼高。

（3）屈光不正儿童要到具有相应资质的医疗机构或眼镜验配机构进行正规散瞳验光，调整眼镜屈光度，不要使用劣质及不合格眼镜。

（4）不要盲目使用眼保健产品，要在专业医生指导下合理、适度使用。

（5）合理营养，平衡膳食。经常到户外活动，每天不少于 2 小时。

3. 防止眼外伤

（1）儿童应当远离烟花爆竹、锐利器械、有害物质，不在具有危险的场所活动，防范宠物对眼的伤害。

（2）儿童活动场所不要放置锐利器械、强酸强碱等有害物品，注意玩具的安全性。

（3）儿童眼进异物，或眼球扎伤、撞伤，要及时到设有眼科的医疗机构就诊。

4. 预防传染性眼病

（1）教育和督促儿童经常洗手，不揉眼睛。

（2）不要带领患有传染性眼病的儿童到人群聚集的场所活动。

（3）社区或托幼机构应当注意隔离患有传染性眼病的儿童，防止疾病传播蔓延。

（四）转诊

出现以下情况之一者，应当予以及时转诊至上级妇幼保健机构或其他医疗机构的相关专科门诊进一步诊治。

（1）具有眼病高危因素的新生儿和出生体重<2000 g 的早产儿和低出生体重儿。

（2）眼睑、结膜、角膜和瞳孔等检查发现可疑结构异常。

（3）检查配合的婴儿经反复检测均不能引出光照反应及瞬目反射。

（4）注视和跟随试验检查异常。

（5）具有任何一种视物行为异常的表现。

（6）眼位检查和眼球运动检查发现眼位偏斜或运动不协调。

（7）复查后视力，4 岁儿童≤0.6、5 岁及以上儿童≤0.8 或两眼视力相差两行及以上。

第十节　儿童康复

一、儿童康复概述

(一)基本概念

1.康复

WHO 对康复的定义是指:"采取一切有效的措施,预防残疾的发生和减轻残疾的影响,以使残疾者重返社会。康复不仅是指训练残疾者适应周围的环境,而且也指调整残疾者的环境和社会条件以利于他们重返社会。在拟订有关康复服务的计划时,应有残疾者本人、他们的家属以及所在社区的参加。"因此,康复应为综合性康复或者全面康复,包括采用医学康复、职业康复、教育康复、社会康复等方面的措施。

2.康复医学

康复医学(rehabilitation medicine)是医学科学的一个新领域。它通过不同医学专业的人员如医生、护士、物理治疗师、作业治疗师、言语治疗师等以小组工作的方式、采取综合性康复的方法,来解决患者的残疾问题,改善功能障碍,提高患者的自理能力,使其发挥其最佳的身体、心理、社会、职业、非职业和教育的潜力。

3.儿童康复医学

儿童康复医学是康复医学的亚专科,随着社会的发展及生活方式的变化、现代医学水平的提高和疾病谱的变化,儿童康复医学涉及的疾病及康复需求范围日益扩大,主要包括脑性瘫痪、精神发育迟缓(智力低下)、孤独症谱系障碍、癫痫、注意缺陷多动障碍、学习障碍等多发的疾病或障碍;脑积水、骨关节疾病、颅脑损伤、分娩性周围神经麻痹、烧伤、心脏疾病、支气管哮喘等常见疾病;遗传性代谢性疾病,如进行性肌营养不良、苯丙酮尿症;神经肌肉疾病、脊柱裂、颅脑先天畸形、四肢先天畸形及其他先天性疾病和创伤等。

(二)儿童康复的发展历程

20 世纪 40 年代从现代康复医学创立初期,康复医生就开始为残疾儿童实施康复治疗,2003 年美国开始设立儿童康复相关从业证管理制度。20 世纪 80 年代初,在李树春教授等老一辈儿童康复工作者的带领下,我国儿童康复起步,同时国际所流行的康复治疗理论和技术也引入我国,并被逐渐推广应用。我国首先开始了以脑瘫康复为先导的儿童康复,后逐渐推广到孤独症谱系障碍、先天畸形、癫痫、遗传代谢性疾病等儿童相关疾病的康复,迄今为止已有 30 余年的历史。

我国政府自 20 世纪 80 年代开始,将儿童康复纳入中国残疾人事业五年一期的发展纲要,例如,"八五""九五""十五""十一五""十二五""十三五""十四五"发展纲要。"八五"期间,国家增加了低视力儿童配用助视器、智力残疾儿童康复训练等内容。"九五"期间,国家增加了肢体残疾儿童矫治手术、残疾儿童辅助器具装配等。"十五"期间,国家进一步推动残疾儿童工作,提出到 2015 年残疾人"人人享有康复服务"的目标,其中包括残疾儿童,并应优先重视和实现这一目标。"十一五"期间,国家加大对贫困残疾儿童康复的救助,提出"优先开展残疾儿童抢救性治疗和康复,对贫困残疾儿童给予补助,研究建立残疾儿童救助制度"。2010 年,国务院办公室转发中国残联等部门和单位《关于加快推进残疾人社会保障体系和服务体系建设的指导意见》中,要求支持 0~6 岁残疾儿童免费实施抢救性康复,包括贫困聋儿康复、贫困孤独症儿童康复、贫困肢体残疾儿童康复、贫困智力残疾儿童康复、贫困残疾儿童辅助器具配备等实施专项资金补助。"十二五"期间,国家将大规模、全方位开展残疾儿童康复工作,更加注重残疾儿童康复制度建设,探索建立残疾儿童早预防、早筛查、早转介、早治疗、早康复的工作机制。"十三五"期间,我国支持残疾人事业发展,建立健全残疾人基本福利制度,实现残疾人基本民生保障。完善重度残疾人医疗报销制度。加强残疾人无障碍设施建设和维护,把 0~6 岁残疾儿童康复、贫困残疾人基本辅助器具适配列入重点康复工程。我国儿童康复事业在社会各界的关注下,蓬勃发展。"十四五"期间,建立建全覆盖城乡儿童的基本公共卫生服务和基本医疗保障制度,完善服务体系,提高儿童身心健康水平;保护儿童基本安全,降低社会中的可预防伤害,建构多元社会支持和保护网络,创造儿童友好型社会环境。

二、儿童康复常用的康复评定量表

(一)婴幼儿发育量表

1.新生儿行为评定量表

新生儿行为评定量表(NBNA)是适用年龄最小的行为发育量表,适用于出生新生儿时期的婴儿。用于早期发现脑损伤引起的新生儿行为异常,并充分利用早期神经系统的可塑性强的时机,进行早期干预;可对围产期有问题的高危儿进行检测。

2.丹佛发育筛查量表

丹佛发育筛查量表(DDST)的适用年龄为 0~6 岁。临床用于发育筛查,能筛查婴幼儿发育中的一些可能存在但尚无临床症状的问题,亦用于高危婴儿的发育监测。

3.Gesell 发育诊断量表

Gesell 发育诊断量表(gesell developmental scale, GDS)的适用年龄为 4 周至 3 岁(小于 6 岁),测试内容为适应性行为、大运动、精细动作、语言、个人-社会性行为。

4.贝利婴儿发育量表

贝利婴儿发育量表(BSID)的适用年龄为 2~30 月龄,该量表用于评定婴幼儿发育水平。主要内容包括运动(精细运动、大运动)、语言和认知发育、社会-情感适应性行为量表(家长填写)。

5.52 项神经运动检测

52 项神经运动检测适用于 0~1 岁婴儿,高危儿童每个月检查一次,对头围、意识状态,被动、主动肌张力,原始反射、运动状态和姿势反射作评估。

（二）智力量表

1. 韦氏智力发育量表

韦氏智力发育量表分为：①韦氏幼儿智力量表（WPPSI）；②韦氏儿童智力量表（WISC）。可供不同年龄儿童使用。

2. 图片词汇测试

图片词汇测试（PPVT）是一种可以快速评定儿童语言能力和学习能力的量表，为美国智能不足协会介绍的诊断精神发育迟缓常见的9种智能测验方法之一。其适用年龄为3~9岁，适用范围为阅读或语言障碍、精神发育迟缓或其他测试不可配合的儿童。

（三）行为量表

行为量表是适应性行为评定，为婴儿-初中生社会能力量表（日本S-M生活生活能力检查修订版），其适用年龄为6个月至14（15）岁儿童，其目的是测试儿童的个体发展和对环境的适应能力，这也是诊断精神发育迟缓的重要依据。

（四）运动量表

运动量表包括大运动量表和精细运动评估量表。

1. 大运动量表

（1）Alberta婴儿运动量表（AIMS）　适用年龄为0~18个月婴儿，其作用是注重对婴儿的运动质量的评估，因此可以较早地识别运动发育不成熟或运动模式异常的婴儿，用于高危儿早期监测，并对干预方案的制定尤其是干预要点的选择提供有价值的参考信息。

（2）Peabody运动发育量表（PDMS2）　适用年龄为0~72月龄的小孩，包括各种原因导致的运动发育障碍儿童。该量表是目前在国外康复界和儿童早期干预领域中被广泛应用的一个全面的运动功能评估量表。

（3）粗大运动评定量表（gross motor function measure，GMFM）该量表是脑瘫儿童粗大运动评定中使用最广泛的量表。

（4）粗大运动能力分级系统（gross motor function classification system，GMFCS）　该量表是在ICF理念下诞生的分级方法，注重功能、技能、自发运动，主要通过评定儿童在日常环境（家庭、学校和社区）中的能力来确定其不同的级别。

2. 精细运动评估量表

（1）精细运动功能测试（fine motor function measure scale，FMFM）　其适用年龄为0~3（6）岁幼儿，可以跟踪幼儿精细运动功能的发育情况，评估精细运动康复疗效。

（2）手功能的分级系统（manual ability classification system，MACS）　针对脑瘫儿童在日常生活中操作物品能力进行分级的系统，反映儿童在家庭、学校和社区中最典型的日常能力标准评定及日常活动中的双手参与能力，适用于4~18岁儿童。

(五)语言量表

1. 语言发育迟缓检查

语言发育迟缓检查(S-S法)适用于年龄为 1 岁 6 个月至 6 岁 6 个月语言发育迟缓的患儿。其评估目的为：①发现和确定患儿是否存在语言发育迟缓；②迟缓属于哪一个类型；③与正常儿童相比处于哪一个阶段；④评估结果作为制定训练计划的依据。

2. 婴幼儿沟通及语言筛检测验

婴幼儿沟通及语言筛检测验适用于一般儿童及各类身心障碍儿童，其年龄为 0~3 岁。

通过与养育者访谈调查结果来判断其语言发育是否通过，是否需要进一步评估，无须转介。

3. 儿童发展筛检量表

儿童发展筛检量表适用于一般儿童及各类身心障碍儿童，年龄为 0~6 岁。通过检查得出儿童是否存在需追踪对象、发展迟缓可疑对象。通过语言与沟通发展、社会人格发展、动作技能(粗动作)、动作技能(精细动作)、知觉认知发展这五大方面进行筛查。

4. 改良 Frenchay 构音障碍评定法

改良 Frenchay 构音障碍评定法是通过量表，检查包括构音器官反射、呼吸、唇、下颌、软腭、喉、舌、言语等 8 大项和 28 细项，每项按严重程度分 a~e 五级，a 为正常，e 为严重损伤，通过对构音器官功能检查评价构音障碍的严重程度。

5. CRRC 构音障碍评定法

CRRC 构音障碍评定法于 1992 年开始用于临床，是国内目前较广泛应用的评价方法。构音器官评定规定范围包括呼吸、喉、腭咽机制、硬腭、舌、面部、口、下颌和反射。构音检查包括会话检查、音节复述检查(50 个单词)、文章检查、构音类似运动检查及结果分析。

6. 汉语语音清晰度测试字表评定法

汉语语音清晰度测试字表评定法用于检测语音障碍者的语音清晰度和异常语音类型的诊断。其评定内容包括语音清晰度字表 Ⅰ (选择性语音清晰度检查)、语音清晰度字表Ⅱ(诊断性检查)。

7. 构音语音能力主观评估词表评定法

构音语音能力主观评估词表评定法广泛应用在构音语音障碍的临床评估。该词表由 50 个单音节词组成，其中包含 21 个声母、13 个韵母和 4 个声调，每一个词都有配套的图片，该词表通过对 18 项音位对、36 项最小音位对和音位习得情况的分析，来反映患者声母音位习得的能力、声母音位对比的能力，以及汉语构音清晰度。

(六)孤独症筛查量表

1. 孤独症行为量表

孤独症行为量表(ABC)用于 8 月龄至 28 岁，共 57 个项目，适用于孤独症筛查。

2. 克氏孤独症行为量表

克氏孤独症行为量表(CABS)适用于 2~15 岁快速筛查。共 14 个项目,分数越高,可能性越大。

3. M-CHAT 量表

M-CHAT(改良婴幼儿孤独症量表中文修订版)适用于 18~24 月龄,量表中 11、18、20、22 回答"是",其余回答"否"提示筛查不通过。若 2、7、9、13、14、15 中有 2 项或以上不通过,或在全部项目中有 3 项或以上不通过,视为存在孤独症或其他发育障碍的风险。

4. 婴幼儿沟通及象征性行为发展量表

婴幼儿沟通及象征性行为发展量表(CSBSDP)适用于 6~24 月龄,CSBSDP 是一个用来评估孩子社交沟通时表示各种各样目的能力的检查量表,比如需求、分享和抗议。除此以外,这份检查表还会关注到孩子运用手势、目光交流、发音、单词和玩玩具的能力。

(七)孤独症诊断量表

1. 儿童孤独症评定量表

儿童孤独症评定量表(CARS)适用于 2 岁以上,是常用的自闭症诊断工具。由专业人员填写。

2. 孤独症诊断访谈量表

孤独症诊断访谈量表(ADI-R)和孤独症诊断观察量表(ADOS-G),目前这两种量表在国外应用广泛,尤其在欧美国家已享有孤独症诊断"金标准"的美誉,我国尚未正式修订。

三、儿童康复治疗策略及原则

不同年龄段特殊需求儿童处于生长发育的不同阶段,各项功能的障碍程度及环境状况亦不尽相同。因此,应重视不同年龄段特殊需求儿童康复治疗目标的制定及康复策略的选择。

1. 婴儿期策略

婴儿期康复重点应围绕对婴儿身心发育的全面促进,包括粗大及精细运动功能、精神心理功能的建立和发展。

2. 幼儿期策略

幼儿期功能障碍的特点已经明确,在智力、语言、思维和社交能力发育日渐增速的同时,功能障碍的未成熟性,各种功能发育的不均衡性,异常发育所导致的功能紊乱,各类异常的多样性,以及发育向异常方向发展、强化而固定的"顺应性"等趋势最强,也是儿童迅速形成自我模式的关键时期。这一阶段康复治疗的重点应围绕上述特点进行,同时注重心理及社会功能全面发育的重要作用和影响。

3. 学龄前期策略

学龄前期儿童活动范围和种类扩大,主动学习能力增强,开始主动地控制自身得以适应环境。因此这一时期的康复治疗应以发掘特殊需求儿童自身潜力为重点,应用各类康复手段。康复治疗的重要目标是为入学做准备。

4. 学龄期策略

学龄期的主要目标是适应学校的环境，应以学会独立、建立计划和处理自我面对问题及需求的能力为主。此阶段已经从康复训练为重点转向认知与文化的学习，康复治疗的重点应放在学会如何使用辅助用具，如何增强自理能力和学校学习能力等。因此，这一阶段应采取多种措施和丰富多彩的康复方法，以适应特殊需求儿童接受教育，生活自理，从儿童阶段向成人阶段发展的需求。

儿童康复治疗原则如下：

（1）早期发现异常表现、早期干预。

（2）综合性康复。

（3）与日常生活相结合。

（4）康复训练与游戏相结合。

（5）遵循循证医学的原则。

（6）集中式康复与社区康复相结合。

四、常用的儿童康复治疗技术

1. 物理治疗

物理治疗包括运动疗法和物理因子疗法。运动疗法是根据疾病的特点和患者的功能情况，选用合适的功能活动和运动方法对患者进行训练，以防治疾病，是促进身心功能恢复的一种治疗方法。它是康复医疗的一种最基本的和重要的措施，包括 Vojta 疗法、以 Bobath 术为代表的神经发育学疗法、以引导式教育（Petö 疗法）、平衡功能训练、减重步态训练等治疗。物理因子疗法：应用自然界的和人工的各种物理因子，如电、光、声、磁、热、冷、矿物质和机械等作用于人体，以预防和治疗疾病的方法，包括水疗、蜡疗、脑电生物反馈、肌电生物反馈、超声波治疗、经颅磁刺激、神经肌肉电刺激、微电疗法等治疗。

2. 作业治疗

作业治疗是康复医学的重要组成部分，是一个相对独立的康复治疗专业，其目的是协助残疾者和患者选择（choose）、参与（engagement）、应用（apply）有目的性和有意义的活动，预防、恢复或减少与生活有关的功能障碍（自理、工作、游戏/休闲），达到最大限度恢复躯体、心理和社会方面的功能的目的，从而增进健康。主要包括：①早期的上肢关节训练——抑制上肢异常运动模式，提高相关肌群力量，改善关节活动度，提高自主控制能力。②直接使用手的训练——精细运动的训练。③日常生活基本技能训练：如进食及穿脱衣服训练。④环境改良：如无障碍设施的使用。

3. 语言治疗

语言治疗是指通过各种手段对有语言障碍的患者进行针对性的治疗，其目的是改善交流功能，使患者重新获得最大的沟通和交流能力。所采用的手段是言语训练，或借助于交流替代设备如交流板、交流手册、手势语等。主要包括：失语症、构音障碍、语言发育迟缓、口吃、自闭症、听力障碍所致的语言障碍、某些心理过程的失调和心理异常造成的言语障碍等疾病。

4. 中医传统康复疗法

中医传统康复疗法是以中医基础理论为核心，以整体观念和辨证论治为康复特点，采用中医传统疗法对残疾者进行康复活动的疗法，包括针灸、穴位注射、推拿、按摩、中药熏洗等治疗。

5. 感觉统合治疗

感觉统合治疗是指大脑和身体相互协调的学习过程，是指机体在环境内有效利用自己的感官，以不同的感觉通路（视觉、听觉、味觉、嗅觉、触觉、前庭觉和本体觉等）从环境中获得信息输入大脑，大脑再对其信息进行加工处理（包括解释、比较、增强、抑制、联系、统一），并作出适应性反应的能力，简称"感统"。适应证：感觉统合失调、注意力缺陷多动症、自闭症、智力障碍、脑性瘫痪、语言障碍、学习障碍、运动障碍、行为障碍、脑白质软化、身体灵活度不足、姿势不正、双侧协调不佳、多动、爱惹人、语言发育迟缓、视觉空间不佳、阅读困难、自信心不足、注意力不集中、容易跌倒、方向感不明、学习能力以及习惯培养不起来等治疗。

6. 康复工程

康复工程是工程学在康复医学领域中的应用，是康复医学与工程技术相结合的一门学科。它是指在康复医学临床实践中，利用工程学的原理和手段，通过功能代偿和适应的途径来矫治畸形、弥补功能缺陷和预防功能进一步退化，使患者能最大限度地实现生活自理和回归社会。内容包括：矫形器、假肢、助行器与轮椅、自助具、无障碍设施与环境改造、新技术在康复工程中的应用。

7. 引导式教育

引导式教育是一种以教与学为本，比较完整而全面的系统。它有别于其他康复方法的根本原理是应用丰富多彩的引导式内容和手段，如节律性意向、音乐和游戏等调动儿童的兴趣，激发他们主动学习的热情，以适当的目的为媒介，提供意识指令性诱导，通过复杂的引导者与功能障碍者的整体互动，诱发功能障碍者本身的神经系统形成组织化和协调性，达到功能康复。功能康复的同时会反过来促进脑组织的生物学康复。同时强调良好的心智、性格、人际关系、情绪、决心、意志、意识、经验和期望等会帮助他们战胜自己的行动障碍和促进全面的功能康复。

8. 药物治疗

目前，我国应用比较广泛的是治疗脑损伤的各类促进脑代谢药物和神经生物制剂，以及针对脑损伤儿童伴随症状及合并症的药物治疗，如抗感染药物、抗癫痫药物、降低肌张力的药物（地西泮、巴氯芬等）、抑制不自主运动的药物（左旋多巴和盐酸苯海索等多巴胺类药物）、神经肌肉阻滞剂等，肉毒毒素 A（botulinum toxin A，BTX-A）注射治疗痉挛越来越被重视并逐渐广泛应用。抗精神疾患的药物、中枢神经兴奋剂、抗组胺类药物、抗抑郁制剂、锂盐和维生素等被选择性地应用于孤独症等疾病的治疗。

9. 手术治疗

肌腱延长、肌腱转移、旋转截骨术等是常用的矫形手术方法，选择合适的时机进行矫形手术可以缓解肌肉痉挛、平衡肌力，矫正畸形，调整肢体负重力线，改善运动功能，为康复治疗创造有利条件。脊神经后根切断术是 3~8 岁、GMFCS Ⅲ~Ⅳ级下肢痉挛脑瘫治疗的一种选择。巴氯芬鞘内注射是严重痉挛型脑瘫儿童治疗的一种选择。选择性周围神经部分切断术是痉挛性脑瘫儿童保守治疗无效的治疗选择。

10. 其他治疗技术

其他治疗技术包括音乐治疗、多感官刺激、文娱体育、心理疗法、游戏疗法、马术治疗等。

五、儿童康复护士的角色

康复治疗由治疗组完成，治疗组包括医生、护士、治疗师，在康复治疗中，康复护士具有下列作用。

1. 康复护理评定者

康复护理评定作为康复整体护理的基础、制定康复护理计划的前提具有举足轻重的地位，它包括躯体、心理和社会三方面功能的评定，作为一名康复护士应掌握基本的评定方法，基于此提出康复问题，制定护理计划。

2. 康复护理技术实施者

康复护理技术是康复护理学的重要内容，是使病伤残者身心健康和功能恢复的重要手段，在实施康复护理过程中要根据总的康复计划，与其他康复专业人员紧密配合，组成一个康复治疗组来完成患者的康复工作。

3. 康复疗效及病情的观察者

由于护士与患者的接触机会最多，时间最长，可及时观察到患者的心理状态、功能训练的恢复进度以及对康复的需要等，对康复治疗后出现的问题可及时向医生及治疗师反馈，从而停止或调整治疗方案。

4. 治疗组的协调者、督促者

在实施康复治疗的过程中，康复护士需要根据康复对象的治疗时间来协调各项工作，尤其是与护理有关的工作，康复护士需要督促患者遵守治疗的时间和安排。

5. 康复治疗的延续者、教育者

及时宣传康复知识，通过引导、鼓励和帮助，使患儿家长掌握护理技巧，为回归家庭做准备。

六、常用儿童康复护理措施

(一) 概述

随着围生期保健水平的提高和儿童疾病谱发生的重大变化，新生儿病死率明显下降，传染病和营养性疾病显著减少，但由各种疾病所引起的功能障碍儿童的数量却仍呈增加趋势。功能障碍儿童的康复日益受到广泛关注和高度重视。对功能障碍儿童应实施多样化康复治疗的同时，通过有效的护理干预，积极进行全面、科学、有效的康复护理，以促使功能障碍儿童在智力、语言、运动功能等方面得以全面康复，以提高功能障碍儿童的生活质量。

(二)能量与营养素的需求

1. 能量

儿童生长发育迅速,新陈代谢旺盛,摄入的膳食应保证有足够的营养,满足体内生长发育的需要,以进行正常生理活动,避免发生营养缺乏性疾病。尤其是功能障碍儿童,有的伴有脑损伤,使口咽运动神经支配以及进食技能学习受到影响,从而导致不同性质和程度的进食技能异常,进而出现摄食困难和言语障碍。因此,供给适合于儿童生理特点的营养种类和数量,是促进儿童健康成长的重要环节。

2. 营养素

儿童处于生长发育旺盛时期,需要充足的营养,特别是大脑细胞的发育离不开蛋白质、脂肪、糖类(碳水化合物)、维生素和矿物质。但功能障碍儿童因其摄食功能障碍,严重影响营养物质的摄取,导致机体营养的缺乏。所以,要根据功能障碍儿童的生理特点和消化、吸收特点及需求来补充合理的营养物质,预防营养缺乏性疾病,促进其生长发育。

(三)环境要求

1. 地面及居室要求

功能障碍儿童所在的居室及活动场所不用地毯,地板不涂蜡,地面要注意防滑、洁净、无障碍物,以保证儿童活动安全。

2. 家具摆放

室内各家具之间应该有足够的活动空间,如床旁、桌前和柜前一侧应该留有 1.6 m 的空间,以方便患者 360°旋转轮椅,从而满足各种生活需要。如果床头一侧有柜子,柜子应该与床有 1 m 的活动空间,方便轮椅进入。

3. 窗户设计

为了减轻儿童的心理障碍,居室的窗户设计不能按常规进行,要让儿童能观望到窗外的自然景色,居室窗口应低于一般常规高度。

4. 墙壁要求

为了方便儿童行走和站立,在楼道、走廊、厕所、洗澡间及居室的每个房间的墙壁上应安装扶手。

5. 房门要求

为了方便轮椅通过,儿童所住居室的每个房门均要取消门槛,门的有效宽度至少为 85 cm;为了方便视力障碍者、偏瘫儿童和截瘫儿童,房门应设计为轨道式推拉门为宜;房门的门把手应低于一般房门所安装的高度,门锁最好采用按压式,可减少用力,方便儿童开启。

(四)纠正异常姿势

1. 正确的抱姿

(1)原则 注意抑制异常姿势,使患儿的头、躯干尽量处于或接近正常的位置,双侧手臂不受压;应避免患儿面部靠近抱入胸前侧,防止患儿丧失观察周围环境的机会。

(2)抑制角弓反张抱姿 对竖头能力尚未获得者,应建立居中对称模式的抱姿,以防止头部后仰及上肢旋前。具体操作如图 2-17 所示。

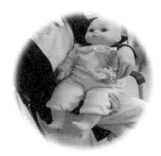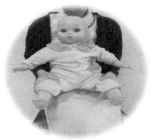

图 2-17 抑制角弓反张抱姿

(3)痉挛型下肢瘫抱姿 对双下肢硬直模式、内收肌紧张的患儿，家长一手扶住臀部，一于扶住肩背部，将患儿竖抱怀里，将其两腿分开，分别搁置在家长两侧髋部或一侧髋部的前后，有利于缓解双下肢痉挛的目的，具体操作如图 2-18 所示。

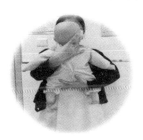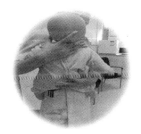

图 2-18 痉挛型下肢瘫抱姿

(4)软瘫患儿的抱姿 怀抱软瘫患儿时，同样要使其头、躯干竖直居中，家长用手托住患儿臀部，使其背部依靠在家长胸前，以防发生脊柱后突或脊柱侧弯畸形，也有利于训练患儿的正确躯干立直姿势(图 2-19)。

2.适宜的卧姿和睡姿

(1)侧卧位 抑制不对称性颈紧张反射(ATNR)；患儿双手易向中线伸肘，上肢运动(图 2-20)。

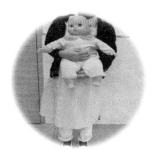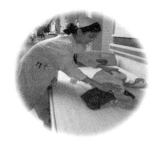

图 2-19 软瘫患儿抱姿　　　　　图 2-20 侧卧位

（2）俯卧位　促使抬头，严重 TLR 姿势反射的患儿不宜长时间俯卧（图 2-21）。

（3）不随意运动型脑瘫患儿睡姿　由于此类脑瘫儿睡眠时紧张会消失，活动时肌紧张和不随意的动作增多，导致盖被子困难，可以穿长袖睡衣或被子上系带子加以固定（图 2-22）。

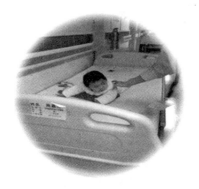

图 2-21　俯卧位

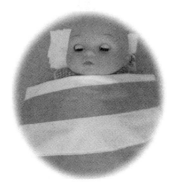

图 2-22　脑瘫儿睡姿

（4）仰卧位睡姿　适用于身体和四肢以伸展性紧张为主的患儿（拱背、头后仰），也可以采用仰卧位，但必须要将患儿放置在特殊的悬吊床内，为避免患儿视觉狭窄，可在床上方悬挂玩具来逗引，使头保持正中位，同时有利于双手功能恢复。悬吊床中间的凹陷形状能够使患儿躯干及四肢过度伸展的情况得到改善。同时还能保持头部在正中位（图 2-23）。

（五）日常生活护理

1. 喂食的护理

（1）用具选择　倾斜奶液充满奶嘴时，奶液一滴一滴地滴出，说明选择的奶嘴孔的大小合适，勺子不要太大、太深、太尖，要小一些、平一些、头圆一些，勺把较长的，选用一些有吸盘的碗，或底部加橡胶圈、防滑垫的，起到固定防滑的作用，方便喂食，适当给予保温措施（图 2-24）。

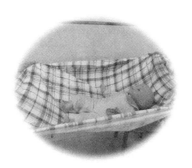

图 2-23　仰卧位睡姿

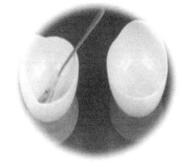

图 2-24　喂食用具

（2）正确的喂食姿势　原则是避免全身肌张力的升高，身体两侧对称，避免不必要的不自主运动或异常动作出现。

1）抱坐喂食：孩子半卧位，头部在家长的胳膊肘上，头微微前屈，肩背部由家长的前臂承托，双手放在身体的前面，髋屈曲，膝关节屈曲后略高于髋关节，这样孩子肌张力可相对正常，喂食较容易进行。

2）面对面喂食：使用直角位置，垫好，让孩子靠在上面，面对家长。

3）坐位喂食：具有一定的头部控制和坐位平衡能力，孩子坐在家长的一条大腿上，头轻度前屈，髋关节和膝关节屈曲，并搁在家长垫高的另一条大腿上。

4）坐在固定椅子上喂食：对有坐位平衡能力的孩子，前方有小桌子，双下肢分开，两足踩在板上（图2-25）。

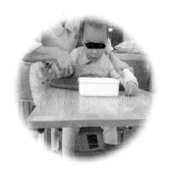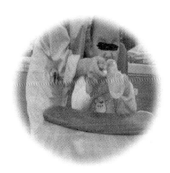

图2-25　坐位喂食

5）侧卧位喂食：让孩子在一定坡度的垫子或枕头上，头稍前倾，双下肢屈曲。

（3）喂食注意事项

1）对于一些口腔闭合困难的患儿：用调羹将食物放入其嘴内后，可用拇指与示（食）指夹住患儿的下巴并稍用力缓缓上抬，使患儿的嘴闭合。也可以用示指和中指轻按患儿上颌，使患儿的嘴闭合。如果患儿仍将食物含在嘴里不吞咽，家长可用两个手指刺激患儿舌根来促使患儿产生吞咽动作（图2-26）。

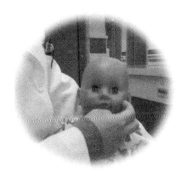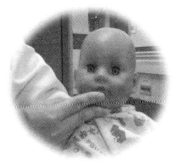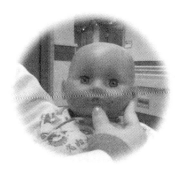

图2-26　手指刺激舌根产生吞咽动作

2）对于一些有强烈咬牙反射的患儿：调羹一放进他的嘴里时，他会反射性地立即将调羹牢牢咬住，在这种情况下，家长千万不要采用暴力将调羹抽出，因为这样会损伤患儿的牙齿，也会刺激患儿咬得更牢。正确的操作手法是：耐心等待患儿松口，然后迅速取出。

2.穿脱衣服的护理

(1)俯卧位穿脱衣服　对上肢屈曲紧张、下肢痉挛的孩子,俯卧位时,患儿双臂易向前伸出,双腿自然分开,易于穿脱尿布、裤子(图 2-27)。

(2)侧卧位穿脱衣服　手足徐动型脑瘫患儿在侧卧位时,髋、膝、踝关节都容易屈曲,四肢僵硬减少,易于穿裤子、短袜、鞋子等(图 2-28)。

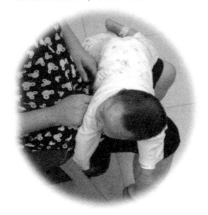
图 2-27　俯卧位穿脱衣服

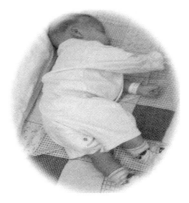
图 2-28　侧卧位穿脱衣服

(3)仰卧位穿脱衣服　对伸展模式、角弓反张患儿,采取仰卧位,头高脚低位,促进患儿头、颈屈曲,且肩与上肢易于向前方活动,同时也促进髋关节与膝关节的屈曲,这样的体位穿、脱衣物较为容易,同时抑制了异常姿势。

(4)坐位穿脱衣服　对具有一定坐位平衡能力的患儿,脊柱对着母亲身体充分向前倾是比较简单的方法,坐在地上、桌上,从背后来控制,家长可以帮助患儿臀部弯曲,身体充分前倾,都不会立刻失去平衡而倒下(图 2-29)。

3.洗浴的护理

(1)洗浴温度　调节浴室温度在 27℃ 左右,调节水温在 38℃~39℃。

(2)防滑　室内应设有防滑地面、扶手等安全措施。

(3)浴盆选择　应精心设计浴盆,比如浴盆底要倾斜,以便能支撑患儿的背部,或者准

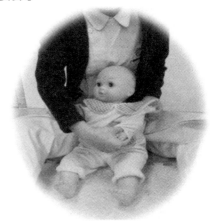
图 2-29　坐位穿脱衣服

备一个可固定于浴盆上的防滑枕,使患儿可以躺卧于浴盆中。重症痉挛型患儿洗浴,可以将一个大球,充半量的气体,放于浴盆中,患儿可坐其上或俯卧其上进行洗浴。不随意运动型患儿坐位不稳定,可以用松紧带固定患儿的背部。不能取坐位的患儿,可以让患儿利用放入浴盆中的木板洗浴。

（六）促进日常生活活动能力

日常生活活动(activities of daily living, ADL)是指人们为了维持生存及适应生存环境而每天必须反复进行的、最基本的、最具有共性的活动。广义的 ADL，除了包括日常生活活动能力之外，还包括与他人的交往能力、学习和应用知识的能力、完成一般任务和要求的能力以及管理好自己生活方式的能力。

日常生活活动包括运动、自理、交流及家务活动等。运动包括床上运动、轮椅转移、室内行走、上下楼梯等。自理包括进食、更衣、洗澡、修饰(洗脸、梳头、刷牙、刮脸)、如厕等。交流包括打电话、识别环境标识、阅读、书写等。家务活动包括购物、洗衣、备餐、使用家具及环境控制器(电源开关、水龙头、钥匙等)。

日常生活活动能力反映人们在家庭(或医疗结构内)和社区中的最基本能力，是康复医学中最基本和最重要的内容，在日常生活活动中，最大限度的自理构成了康复护理工作的一个重要领域。要改善康复对象的自理能力，首先就必须进行 ADL 评定。

1.日常生活活动能力评定方法

ADL 评定方法有多种。常用的标准化的 PADL 评定有 Barthel 指数、Katz 指数、PULSES、修订的 Kenny 自理评定等。常用的 IADL 评定有功能活动问卷(the functional activities questionary，FAQ)、快速残疾评定量表(rapid disability rating scale，RDRS)、功能独立性评定量表(functional independence measure，FIM，儿童版为 Weerim)等。Barthel 指数：Barthel 指数评定简单、可信度高，是目前临床应用最广、研究最多的一种 ADL 的评定方式，它不仅可以用来评定治疗前后的功能状况，而且可以预测治疗效果，住院时间以及预后(表2-35)。虽然 Barthel 指数有较高的信度和效度，评定简单易行，但也有一定的缺陷。如评定的等级比较少，相邻等级之间的分数值差别比较大，评估不够精确细致。后有学者在 Barthel 指数的基础上进行了改良，称为改良 Barthel 指数(表2-36)，此量表常用于成人日常生活活动能力的评定。

表 2-35 Barthel 指数评定内容

项目	评分标准		日期
1.控制大便	0=完全依赖 5=稍依赖	0=较大依赖 10=自理	
2.控制小便	0=完全依赖 5=稍依赖	0=较人依赖 10=自理	
3.修饰(洗脸、梳头、刷牙、刮脸)	0=完全依赖 0=稍依赖	0=较大依赖 5=自理	
4.上厕所	0=完全依赖 5=稍依赖	0=较大依赖 10=自理	
5.进食	0=完全依赖 5=稍依赖	0=较大依赖 10=自理	

续表 2-35

项目	评分标准		日期
6. 床椅转移	0=完全依赖 10=稍依赖	5=较大依赖 15=自理	
7. 行走(平地 45 m)	0=完全依赖 10=稍依赖	5=较大依赖 15=自理	
8. 穿衣	0=完全依赖 5=稍依赖	0=较大依赖 10=自理	
9. 上楼梯	0=完全依赖 5=稍依赖	0=较大依赖 10=自理	
10. 洗澡	0=完全依赖 0=稍依赖	0=较大依赖 5=自理	
总分			
评定者			

评分标准: 20 分以下者为完全残疾, 生活完全依赖; 20~40 分为重度残疾, 生活需要很大帮助; 40~60 分为中度残疾, 生活需要帮助; 60 分以上者为轻度残疾, 但生活基本自理; 100 分为无须依赖。

表 2-36 改良 Barthel 指数评定

项目	评分标准		日期
1. 控制大便	0=完全依赖 5=中等帮助 10=完全独立	2=较大帮助 8=最小帮助	
2. 控制小便	0=完全依赖 5=中等帮助 10=完全独立	2=较大帮助 8=最小帮助	
3. 修饰(洗脸、梳头、刷牙、刮脸)	0=完全依赖 3=中等帮助 5=完全独立	1=较大帮助 4=最小帮助	
4. 上厕所	0=完全依赖 5=中等帮助 10=完全独立	2=较大帮助 8=最小帮助	
5. 进食	0=完全依赖 5=中等帮助 10=完全独立	2=较大帮助 8=最小帮助	

续表 2-36

项目	评分标准		日期
6. 床椅转移	0=完全依赖 8=中等帮助 15=完全独立	3=较大帮助 12=最小帮助	
7. 行走(平地 45 m)	0=完全依赖 8=中等帮助 15=完全独立	3=较大帮助 12=最小帮助	
8. 穿衣	0=完全依赖 5=中等帮助 10=完全独立	2=较大帮助 8=最小帮助	
9. 上楼梯	0=完全依赖 5=中等帮助 10=完全独立	2=较大帮助 8=最小帮助	
10. 洗澡	0=完全依赖 3=中等帮助 5=完全独立	1=较大帮助 4=最小帮助	
11. 使用轮椅(只有在行走评定为完全依赖时,才评定轮椅使用)	0=完全依赖 3=中等帮助 5=完全独立	1=较大帮助 4=最小帮助	
总分			
评定者			

改良 Barthel 指数评定标准:完全依赖,完全依赖别人完成整项活动;较大帮助,某种程度上能参与,但在整个活动中(一半以上)需要别人提供协助才能完成;中等帮助,能参与大部分的活动,但在某些过程中(一半以下)需要别人提供协助;最小帮助,除了在准备和收拾需要协助,患者可以独立完成整项活动,或进行活动是需要别人从旁监督或提示,以保证安全;完全独立,可以独立完成整项活动,而不需别人的监督、提示或协助。

评分标准:20 分以下者为完全残疾,生活完全依赖;20~40 分为重度残疾,生活需要很大帮助;40~60 分为中度残疾,生活需要帮助;60 分以上者为轻度残疾,但生活基本自理;100 分为无须依赖。

改良 Barthel 指数结果的临床意义与 Barthel 指数相同。

2. 脑瘫儿童日常生活活动能力评定

儿童康复中以脑性瘫痪疾病最常见,脑瘫儿童往往存在多方面能力缺陷,在进行运动康复时,除了要促进运动功能的恢复,还需要进行 ADL 训练,ADL 训练使儿童在现实生活环境中,将学到的各种动作结合起来,运用到实际生活中。当前。社会及家庭对脑瘫儿童最基本的要求是生活自理,即掌握穿衣、进食、如厕、行走等最基本的技能,ADL训练已列为康复医学的重要目标。

　　由中国康复研究中心制定的脑瘫儿童日常生活活动能力评定量表,可较全面反映脑瘫儿童治疗前后粗大运动、精细动作、手眼协调动作、肌力及肌张力情况(表 2-37)。该量表包括 9 个部分:个人卫生动作、进食动作、更衣动作、排便动作、器具使用、认知交流动作、床上动作、移动动作、步行动作,共 50 项,满分为 100 分。

表 2-37　脑瘫儿童日常生活活动能力评估表

评定项目		得分				
		独立完成 2 分	独立完成但时间长 1.5 分	能完成但需要辅助 1 分	即使辅助也难完成 0.5 分	不能完成 1 分
个人卫生动作	1. 洗脸					
	2. 洗手					
	3. 刷牙					
	4. 梳头					
	5. 使用手绢					
	6. 洗脚					
进食动作	1. 奶瓶吸吮					
	2. 用手进食					
	3. 用吸管吸吮					
	4. 用勺叉进食					
	5. 端碗					
	6. 用茶杯饮水					
	7. 水果剥皮					
更衣动作	1. 脱上衣					
	2. 脱裤子					
	3. 穿上衣					
	4. 穿裤子					
	5. 穿脱袜子					
	6. 穿脱鞋					
	7. 系鞋带、扣子、拉链					

续表 2-37

评定项目		得分				
		独立完成2分	独立完成但时间长1.5分	能完成但需要辅助1分	即使辅助也难完成0.5分	不能完成1分
排便动作	1. 能控制大小便					
	2. 小便自我处理					
	3. 大便自我处理					
器具使用	1. 电器插销使用					
	2. 电器开关使用					
	3. 开关水龙头					
	4. 剪刀的使用					
认知交流动作	7岁前认知 1. 大小便会示意					
	2. 会招手打招呼					
	3. 能简单回答问题					
	4. 能表达意愿					
	7岁后认知 1. 书写					
	2. 与人交谈					
	3. 翻书页					
	4. 注意力集中					
床上动作	1. 仰卧位↔俯卧位					
	2. 仰卧位↔坐位					
	3. 坐位↔跪位					
	4. 独立↔坐位					
	5. 爬					
	6. 物品料理					
移动动作	1. 床↔轮椅或步行器					
	2. 轮椅↔椅子或便器					
	3. 操作轮椅手闸					
	4. 乘轮椅开关门					
	5. 移动轮椅前进					
	6. 移动轮椅后退					

续表 2-37

评定项目		得分				
		独立完成2分	独立完成但时间长1.5分	能完成但需要辅助1分	即使辅助也难完成0.5分	不能完成1分
步行动作	1. 扶站					
	2. 扶物或步行器行走					
	3. 独站					
	4. 单脚站					
	5. 独行5 m					
	6. 蹲起					
	7. 能上下台阶					
	8. 独行5 m以上					
总分						

评分标准：50项，满分100分。能独立完成，每项2分；能独立完成，但时间较长，每项1.5分；能完成，但需他人辅助，每项1分；2项中完成1项或即使辅助也很困难，每项1分；不能完成，每项0分。轻度障碍，75~100分；中度障碍，50~74分；重度障碍，0~49分

3. 日常生活活动能力训练

（1）个人卫生训练

1）让患儿认识头、脸、五官等身体各部位名称，位置及上下、前后、左右等方位。熟悉常用的梳洗用具如梳子、牙刷、毛巾等的名称和使用方法，并把用具放置在手能够得到的范围内。

2）给患儿提供便于抓握、运用的用具，如粗齿或长柄梳子，较小、软毛的牙刷，必要时使用电动牙刷，在浴盆周围安装扶手等。

3）卫生梳洗训练的项目主要包括洗手、擦嘴、拭鼻子、洗脸、拧毛巾、刷牙、洗澡等，进行训练时，家长应根据患儿的年龄及能力采取协助或指导的方式，让患儿在训练中掌握上肢的伸屈、旋转、手指抓握、手腕活动和保持肩关节稳定性等技能。

（2）进食训练

1）配备一张合适的椅子，必要时用固定带将患儿围在中间或在患儿脚上捆绑固定带，提供足够的稳定性。

2）根据实际情况，使用适当的辅助用具，比如一侧陡直的小碗，碗下放置防滑垫，可根据需要选择使用食物保温器具。

3）让患儿采取手部抓握的方式握住勺子，拇指在勺柄下方，最重要一点是让家属协助患儿在自己进食时控制过度伸展，使姿势对称，家属可以通过帮助控制肩膀、手臂、胸部和在腰部给予支撑来实现。

（3）更衣动作的训练

1）穿脱衣物的训练：

a.让患儿理解身体的各部位，服装的结构及身体在空间的位置。

b.让患儿了解身体部位，区别裤子、衣服的名字和作用。

c.根据患儿的稳定和平衡能力，选择正确的穿衣姿势。对于坐位平衡能力较差的患儿，可采取侧卧位方式穿脱衣服，或借助的支撑墙的支撑，把脚蹬在墙上以抬高臀部，靠在墙上，使髋部和腿弯曲，身子向前倾斜，容易发生向后摔倒的患儿也可借助墙角来支撑；对于能够移动的患儿，可让其采取坐在凳子上的姿势。

d.患儿练习穿脱衣的时候，可以在他前面放一把椅子或一张桌子，以便在必要时用来支撑，家长也可以根据患儿姿势和控制能力扶住患儿的臀部、大腿、膝盖或脚，从而给他一个支撑点。

e.穿衣时先穿患侧肢体的衣服，脱衣时先脱健侧肢体的衣服。

2）穿脱鞋子训练（图2-30）：

a.体位：保持孩子臀部尽量向后坐，背部挺直，髋屈曲，稳妥地坐在箱凳上。

b.鞋子的选择：选择前端开口较低、带有魔术贴的鞋子。

c.方法：教孩子用左手脱右侧鞋，右手脱左侧鞋，孩子空闲的一只手臂可以伸直肘关节，提供稳定性，家属从侧方给予帮助，一步一步引导孩子手的活动，做此活动时，鼓励孩子双手交替使用，这一点对偏瘫的孩子很重要。

3）穿脱袜子训练（图2-31）：

a.体位：保持孩子臀部尽量向后坐，背部挺直，髋屈曲，稳妥地坐在箱凳上。

b.方法：要用颜色鲜艳的袜子以鼓励孩子看脚上的袜子，教孩子用左手脱右侧袜子，用右手脱左侧袜子，孩子空闲的手臂可用绑肘以伸直肘关节和提供稳定性，鼓励孩子去看、去摸脚趾，并和脚趾玩耍。

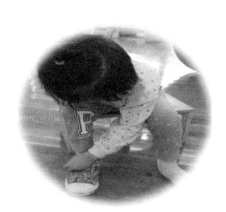

图2-30 穿脱鞋训练

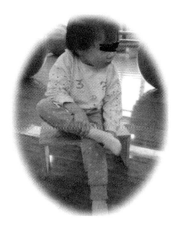

图2-31 穿脱袜子训练

（4）如厕训练

1）选择一个能让患儿保持稳定性的便盆，便盆的坐面与臀部紧密接触，后面有支持物，患儿坐在上面时两足正好着地（图 2-32，图 2-33）。将大凳子倒放，置便盆于其中，椅子横木可以抓握，可避免患儿在其中跌倒。

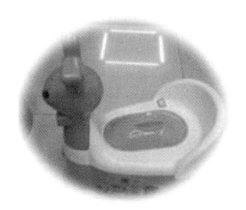

图 2-32　便盆（1）

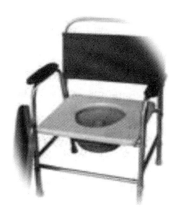

图 2-33　便盆（2）

2）在排泄时，让患儿用只手抓握栏杆，另一只手脱下裤子，身体慢慢下移，坐于便盆上，完成排泄动作。站立困难的患儿可以应用膝立位独立完成排便动作。

3）注意如厕时的规律性，每天在同一时间同一地点进行训练，对其进行解释，使其明白坐便盆的目的，适当给予赞扬，多次训练后，形成条件反射，利于习惯形成。

4）对于较大患儿如厕时，家长在听得见患儿呼唤声的不远处，增加其安全感。

（七）心理护理

与正常儿童相比，功能障碍儿童由于运动障碍、社会活动受限以及常伴有智力、语言、视觉、听觉等多种障碍，容易出现心理问题或不适应，如得不到及时矫治，则会加重其功能障碍。因此，做好功能障碍儿童的心理护理是十分必要的。

1. 与儿童建立良好关系

对于运动、语言、智力等方面存在功能障碍的儿童应不歧视、不嘲讽，要不厌其烦、态度和蔼、耐心细致地照顾他们，让其感受到温暖和关爱。应该经常与儿童交流，包括眼神鼓励、语言沟通和身体爱抚，给儿童讲故事，组织集体游戏，创造良好的成长环境。

2. 努力营造正常的学习生活环境

与儿童接触中，有的放矢地抓住每个机会，通过与儿童一起游戏，如搭积木、玩玩具等，促进与儿童的感情交流。努力创造一个儿童与其他孩子一起生活游戏的正常环境，经常带儿童外出活动，增加与人群、社会的接触，逐步改变儿童的孤僻性格，提高其社会适应能力。

3. 发挥父母的参与和合作作用

对于儿童家长，要给予充分的理解和支持，了解他们的想法和要求，耐心解答他们提出的问题，减轻家长的焦虑心理，使他们树立信心，并积极配合和参与对儿童的康复训练，如果儿童的问题与父母的养育方式有关，如过分娇宠或过于严厉，要让父母认识到问题所在，取得他们的合作，以改善儿童行为与生活习惯，为儿童的康复治疗创造一个良好的氛围。

课程思政

　　3岁以下婴幼儿照护服务是生命全周期服务管理的重要内容，事关婴幼儿健康成长，事关千家万户，更是完善全面两孩政策配套措施的有力举措。

　　婴幼儿时期处于人体生长发育的关键期，身长和体重是衡量婴幼儿营养状况的重要指标。随着经济的发展，生活水平的不断提高，婴幼儿的生长发育问题备受重视，父母们更是时刻关注，想尽办法确保其小孩的健康，婴幼儿更是要健康才可以茁壮成长。

矫形器的使用

踝足矫形器（AFO）：是具有从小腿到足底的结构，对踝关节运动进行控制的矫形器（图2-34）。适用于踝关节与足部各种障碍：足内外翻、足下垂。

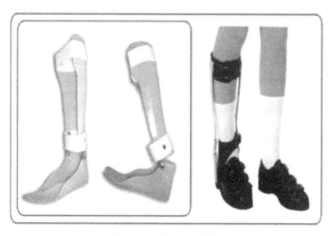

图2-34　踝足矫形器

膝踝足矫形器（KAFO）：由大腿部到足底部的结构组成，可控制膝关节和踝关节运动的矫形器（图2-35）。适用于O型腿、X型腿、膝反屈。

佩戴矫形器目的：①稳定关节，预防和矫正肢体畸形；②限制关节、肢体的异常活动；③减轻疼痛或恢复其承重功能。

佩戴方法：①放松痉挛的跟腱，手掌握住前足，将足尖向背侧持续牵拉，使跟腱尽量松弛；②解开矫形鞋的带子；③保持踝关节背屈位，先将足跟穿入矫形鞋的跟部，用拇指持续按住踝关节，扣紧踝关节处的固定带。把患者的前脚掌穿入鞋内，摆好正确的

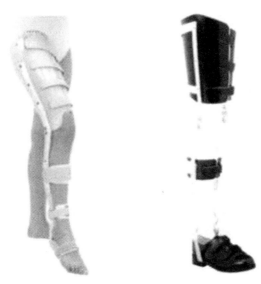

图 2-35　膝踝足矫形器

位置，扣紧其余的鞋带；④摆正足与小腿的相对位置，若患者伴有足内旋需将足向外侧旋转。注意足跟要紧贴脚托，固定时先固定踝部绑带，后固定小腿。

客观题测验

主观题测验

第三章

围婚期保健

围婚期保健PPT

学习目标

1. 识记围婚期保健、婚前保健的概念。
2. 识记婚前医学检查的主要疾病。
3. 理解婚前检查的意义、内容。
4. 运用孕前保健内容。
5. 运用婚前保健指导。

第一节　围婚期保健的意义及相关法则

从确定配婚对象开始到婚后受孕为止的时间段为围婚期。围婚期包括婚前、新婚和受孕前三个时期。由于婚前的准备时间、结婚至受孕的时间不等，所以，围婚期的长短不一致；由于结婚年龄的不同，特别是再婚者的年龄可能会更大，所以，婚围期所处的年龄阶段很难确定。围婚期保健的目的是避免医学上认为不适当的结婚和生育，保证婚配双方的健康，使双方婚后拥有美满和谐的婚姻生活；防止一些疾病，特别是遗传性疾病的延续，减少人类的遗传负荷，促进下一代的健康。

婚姻不仅关系到婚配双方以及整个家庭的幸福，而且还会影响整个民族的兴旺和社会的发展。围婚期保健为新婚夫妇提供婚前医学检查、围婚期健康和婚前与遗传咨询等一系列的保健服务，达到提高生活质量和人口素质的目的。

一、围婚期保健的意义

围婚期保健是促进家庭幸福和后代健康的基础，其意义体现在以下几个方面：
（1）有利于婚配双方和下一代的健康。

（2）有利于提高人口素质，减少人类基因遗传负荷。

（3）有利于夫妻生活的美满。

（4）有利于有效地掌握好受孕时机和选择适当的避孕方法。

二、围婚期保健的相关法律规范

为了保证围婚期保健的有效实施，1994年10月27日，全国人民代表大会第八届常务委员会第十次会议通过了《中华人民共和国母婴保健法》，自1995年6月1日起施行该法，从此，我国的围婚期保健工作走上了法制化的道路。婚前保健是《中华人民共和国母婴保健法》规定的母婴保健服务的重要内容。为了更好地施行《中华人民共和国母婴保健法》，2001年，中华人民共和国卫生部颁布了《中华人民共和国母婴保健法实施办法》。根据《中华人民共和国母婴保健法实施办法》对围婚期保健工作的要求和目前婚前保健工作中存在的问题，2002年6月，卫生部对1997年制定的《婚前保健工作规范》进行了修订，使婚前保健工作更加规范。为了使婚检工作有一个奋斗目标，国务院颁布的《中国儿童发展纲要（2001—2010年）》提出，到2010年，我国的婚前医学检查率在城市要求达到80%，在农村要达到60%。

婚前保健是促进妇女生殖健康、保证优生的重要环节，是围婚期保健的基础和重点。《中华人民共和国母婴保健法》第7条和《婚前保健工作规范（修订）》均明确规定了我国婚前保健技术服务的内容，包括婚前医学检查、婚前健康教育和婚前卫生咨询3个方面。

> **课程思政**
>
> 　　围婚期保健是公共卫生事业的一部分，我国政府努力提供优良、温馨的环境，优化服务流程，开展人性化服务，经过多方面努力，已初见成效。以优质的服务扩大影响，吸引更多的结婚登记对象自愿接受婚前保健，提高婚检率，是我们进一步努力的目标。

第二节　婚前医学检查

预习案例

> 　　张某，女，22岁；李某，男，25岁，男女双方准备结婚，去当地社区医院做一次全面的身体检查，看是否符合婚姻法规定的情况。
>
> 　　思考：男女双方需要做哪些方面检查与登记？

　　婚前医学检查是准备结婚的男女双方对可能影响结婚和生育的疾病进行的医学检查，是保证男女双方健康婚配的前提。

一、婚前医学检查内容

(一)询问病史

1. 一般情况

双方姓名、出生日期、家庭住址、职业、工作单位、文化程度、联系方式。

2. 双方的血缘关系

《中华人民共和国婚姻法》第七条规定："直系血亲和三代以内的旁系血亲禁止结婚。"直系血亲指与自己同源而出的亲属，从自身往上数，亲生父母、祖父母、祖外父母均为长辈直系血亲；自身往下数，亲生子女、孙子女、外孙子女均为晚辈直系血亲。所谓三代以内的旁系血亲指从祖父母同源而出的后代之间的血缘关系，均禁止结婚。

3. 现病史

现病史是临床检查的方向和依据，包括现存的疾病(特别是对婚育有影响的疾病)的发生、发展、变化和治疗的全过程。

4. 既往史

应询问既往健康情况和曾患过的主要疾病，重点是影响婚育健康的疾病，如有关精神病、指定传染病、性病、重要脏器的疾病等。

5. 月经史

初潮年龄、月经周期、经期、经量、有无痛经及末次月经日期等，用于发现影响婚育的妇科疾病。

6. 既往婚育史

如系再婚应询问既往婚育史，特别注意有无流产、死胎、早产、死产及先天性病残儿生育史。

7. 与遗传有关的家族史

以父母、祖父母、外祖父母及兄弟姐妹为主，注意家庭成员中有无遗传性疾病。如已病故要了解其死因，必要时绘制家系谱。

8. 家族近亲婚配史

询问双方是否有家庭近亲婚配。

(二)体格检查

1. 一般项目

测量血压、体重、身高、视力、辨色力等，注意身材是否特殊矮小、巨大、过胖、过瘦。全身皮肤颜色、皮肤是否出现瘢痕等。

2. 全身检查

应注意有无特殊面容、特殊体态、语言表达及智力状况、精神状态和行为有无失常等。进行常规内科、外科体格检查(心、肺、肝、脾、甲状腺、淋巴结、脊柱、四肢等)。

3. 第二性征及生殖器官检查

（1）女性生殖器检查　对未婚妇女一般只做肛门腹部双合诊，检查时要注意子宫大小、双侧附件情况、是否触及包块、有无压痛等；如经肛门检查发现内生殖器有可疑病变而必须做阴道窥器检查或阴道指诊时，务必征得受检者及其家属同意后方可进行。检查时动作要轻柔，采用小号窥器窥视阴道和宫颈，进行双合诊或三合诊检查。注意外阴发育及阴毛分布、大小阴唇和阴蒂发育；注意处女膜有无闭锁、筛状（注意处女膜是否破裂进行描述）外阴皮肤，黏膜是否有炎症、丘疹、疱疹、破损、溃疡或疣；观察阴道分泌物的量、性质、色、味等，常规取分泌物检查，防止将性病漏诊。棉签进入阴道后注意是否有纵隔等。

（2）男性生殖器检查　取直立位检查，重点检查影响婚育的生殖器发育异常以及肿块：有无尿道下裂、尿道上裂、包茎短小、阴茎硬结、隐睾、睾丸过小、大睾丸、精索静脉曲张、鞘膜积液等。

（三）辅助检查

1. 必要的常规检查项目

可初步检查出传染病及某些性传播疾病，如胸部透视、尿常规、血常规、梅毒筛查，血清转氨酶和乙型肝炎病毒表面抗原检测，女性阴道分泌物滴虫、霉菌等的检查。

2. 特殊的检查项目

根据需要或自愿原则可进行其他检查，如乙型肝炎病毒血清学标志物检测、艾滋病病毒、淋球菌、支原体和衣原体检查以及精液常规检查、乳腺红外线扫描和染色体核型分析等。

二、婚前医学检查的主要疾病

《婚前保健工作规范（修订）》明确规定，婚前医学检查主要包括对下列疾病的检查。

1. 严重的遗传性疾病

由遗传因素先天形成，患者全部或部分丧失自主生活能力，子代再发高风险，医学上认为不宜生育的疾病。

2. 指定的传染性疾病

《中华人民共和国传染病防治法》中规定的艾滋病、梅毒以及医学上认为影响结婚和生育的其他遗传病。

3. 有关精神病

精神分裂症、狂躁抑郁型精神病以及其他重型精神病。

4. 其他与结婚和生育有关的疾病

身体重要脏器疾病和生殖系统疾病等。

三、婚前医学检查转诊

在婚前医学检查中发现有上述对婚育有影响的疾病，原则上应由主检医生负责，经过询问病史及检查后，提出转上级医疗机构会诊的建议。为了慎重提出每一项医学意见，同时也弥补婚前保健机构本身医疗条件的局限，在每一个地区都要建立婚前医学检查的转诊会诊制度及网络，要与医疗条件好的专科或综合医院联系，进行疑难病症的转诊，特别是对可能要提出"不宜生育""控制下一代性别的对象"，一定要经过会诊后方可向服务对象提出建议。

四、医学意见

婚前医学意见是医生结合医学检查的结果，对接受检查者从医学的角度和对婚育有无影响方面考虑，对服务对象的婚姻和生育提出的建议。这一点在《婚前保健工作规范》中已有明确的规定。

1. 未发现医学上存在不宜结婚的情况

婚前医学检查未发现影响婚育的疾病或异常情况，并已接受婚前卫生指导和咨询者。这是绝大多数及95%的婚前保健对象的结果。

2. 建议不宜结婚

这是来自《婚姻法》第七条的规定，即有下列情形之一者禁止结婚：①直系血亲和三代以内的旁系血亲；②患有医学上认为不应当结婚的疾病。根据规定，《婚前保健工作规范》将禁止结婚的情况确定为：

(1)直系血亲或三代以内旁系血亲关系。

(2)一方或双方为重要、极重度智力低下，不具有婚姻意识能力。

(3)重型精神病，在发病期间有攻击行为的。

3. 建议暂缓结婚

建议暂缓结婚本非是不让结婚，这是婚前保健医生在提出建议时，必须向服务对象讲明的一点。暂缓结婚是为了阻止传染病的传播及避免精神病患者在患病时对他人进行攻击。暂缓结婚的情况是指：指定传染病在传染期间、有关精神病在发病期内或其他医学上认为应暂缓结婚的疾病。

4. 建议采取医学措施，尊重受检者意愿

这一建议来自可能会终生传染的不在发病期的传染病患者或病原体携带者，如乙型肝炎病毒携带者、艾滋病病毒感染者。考虑到终生携带病毒的特征，医生应向受检者说明情况，提出预防、治疗及采取其他医学措施的意见，还要提出告知对方的建议。无论受检者坚持结婚与否，都应充分尊重受检双方的意愿。

5. 建议不宜生育

患有医学上认为不宜生育的严重遗传病及其他重要脏器疾病的患者，"建议不宜生育"，这一点对于服务对象而言，接受是较为困难的，往往需要医生的反复解释，最重要的是提高服务对象的依从性。在告知建议不宜生育的同时，要提醒其若坚持妊娠一定要进行产前检查，得到医生的指导，另有某些疾病产前检查仍不能检查出来，如单基因遗传病。

6. 其他婚育的建议

(1)建议控制下一代　X连锁隐性遗传病的传递规律为女性遗传给子代，是致病基因携带者可将致病基因传给儿子(50%机会发病)，所以，对已知女方为致病基因携带者(如血友病、假性肥大症肌营养不良等)，若与正常男性婚配，应在受孕后适时作产前诊断以判定胎儿性别，控制生女而不生男。值得注意的是，这一情形的性别鉴定，是属于

医学上认为有必要的鉴别,有充分的依据方可进行。

(2)缺陷性疾病的婚姻选择　影响性生活和生育器官缺陷或疾病,应在双方了解病情,经治疗有效后结婚。如无法矫治的严重缺陷,应说明情况,知情选择。

(3)恶性肿瘤疾病的婚姻选择　患重要脏器严重疾病或晚期恶性肿瘤,结婚生育会使病情更趋恶化,甚至缩短其生命期限者,应劝阻结婚,更不宜结婚。

五、《婚前医学检查表》及《婚前医学证明》的填写说明

(一)《婚前医学检查表》的填写说明

1. 一般情况
(1)填写日期　受孕者婚检日期。
(2)身份证号　受孕者身份证号码,如为现役军人请填写士兵证或军官证号,在号码前注明证件的名称。身份证遗失的,由当地公安局部门出具证明。
(3)户口所在地属。
(4)现住址　如现住址与身份证地址不一致,填写现在居住地址。
(5)职业。
(6)文化程度。
(7)民族。
(8)邮编:现居住地的邮政编码。
(9)工作单位:如是无业人员或待业填"无"。
(10)联系电话。
(11)对方姓名。
(12)编号:与受检者本人《婚前医学检查证明》编号一致。
(13)对方编号:与对方的《婚前医学检查证明》编号一致。
(14)检查日期:受检者实际检查的日期。

2. 病史部分
采用选项划圈和填写具体情况的方法。
(1)血缘关系、既往史和现病史　血缘关系是指准备结婚双方的血亲关系,特别是直系血亲或三代以内的旁系血亲关系,既往史指以往曾经患过,但是现在已经治愈的疾病,现病史指目前所患的疾病,仍在治疗中。如曾经患过乙型肝炎,在肝脏病周围划圈后在其他栏划线上填写"乙肝"。表中未注明的疾病都可填写在其他栏内。
(2)月经史　填写本人月经情况,如为原发性闭经,在初潮年龄划线上填写原发性闭经,如为绝经或手术切除子宫史的对象,在末次月经栏填写绝经或手术日期并在后面注明绝经或子宫切除。
(3)既往婚育史　注明以前是否有过婚育史,流产次数。
(4)与遗传有关的家族史　有家族史的应注明患者与婚检对象的关系。
病史询问完成后,由受检人签名,若受检人无书写能力,由受检人的监护人签名。

3. 体格检查表的填写
(1)体格检查中未发现异常,在"无""正常"或相应的周围划圈,数字部分应根据检

查结果如实填写。

（2）有身高和体重异常的在特殊体态"有"栏内注明。

（3）如有异常在空格内详细描述，但不能将疾病名称作为检查结果填写。

（4）有听力、视力、语言障碍的在五官异常栏内注明。

（5）在检查中发现的特殊情况，若体检表中无相应栏目，请在其他栏内描述。

4. 第二性征及生殖器检查

生殖器的检查应该严格按照检查时的要求进行全面体检，根据检查结果在相应的情况周围划圈或在相应的划线上填写检查结果，不能将疾病名称作为检查结果填写。

检查医生签名：综合体检医生及男女婚检医生检查后在各自检查项目后的签名栏内签全名，不能用盖章代替。

5. 实验室检查

（1）将婚前医学检查综合检验及其他特殊检查报告单一起粘贴在"检验报告黏贴处"。

（2）检验报告上的检验结果应使用数据及文字按正规要求填写，不得使用"－""＋"或其他符号，可手写"阴性""阳性"等字样或盖章，检查者要签全名，填写报告日期。

6. 检查结果

（1）检查结果未见异常应在未见异常上打"√"。

（2）对医学检查中发现的异常特征和化验结果，但不能作出疾病诊断者，在异常情况栏内注明相应的检查结果。对"已确诊""已治愈"但对结婚和生育有影响的疾病，仍在异常情况栏内注明。

（3）对医学检查中检出的疾病符合"已确诊""未治愈"者，按规范的疾病诊断名称，在疾病诊断栏内按疾病对婚育影响程度依次填写，凡属于遗传性疾病，虽"已治愈"者，因其仅限于表型治愈，遗传因素并未消除，虽不符合"未治愈"标准，仍应列入"疾病诊断"栏。

7. 医学意见

医学意见是根据婚前医学检查结果在五种医学意见中选择一项，并在相应的结果上打"√"。

8. 婚前卫生咨询

应简明地填写咨询内容，咨询内容应为针对检查结果所进行的预防、治疗或其他医学措施的建议，以及针对受检者所提出的问题的解答。

9. 咨询指导结果

根据受检双方对咨询指导意见的态度，在相对应的情况上打"√"，并由婚检双方签名。需转诊的填写转诊医院及转诊日期和复诊时间，主检医生再复核体检结果，进行卫生咨询后签发《婚前医学检查证明》，填写发证日期后签写全名。

《婚前医学检查表》必须填写完整，不能用其他符号代替检查结果，不能使用同音字代替，也不能用盖章代替。

(二)《婚前医学检查证明》的填写说明

1. 完整填写

《婚前医学检查证明》必须填写完整，各项栏目里如姓名、编号、出生日期、民族、单位、国籍等要与居民身份证、"婚前医学检查表"一致。

2. 明确血缘关系

是否为直系血清和三代以内旁系血亲关系，在"有"或"无"相应位置划圈。

3. 婚前医学检查结果

根据检查结果填写：①未发现医学上不宜结婚的异常情况或疾病；②患有在传染期内的传染病；③患有发病期内的精神病；④患有不宜生育的严重遗传病或其他重要脏器疾病；⑤医学上不宜结婚的其他疾病。

4. 医学意见

医学意见是根据检查结果从五类医学意见中选定相应的意见，并在相应的结果上打"√"。

主检医生应签全名，盖婚前医学检查专用章，《婚前医学检查证明》在填写时需用钢笔或水笔填写，不能用盖章代替。

课程思政

婚前医学检查是促进夫妻双方身体健康、保证优生优育的重要环节，因此在实际工作中，要求各领域人员各司其职，严格按照相关制度进行工作，确保婚前医学检查有序有效地开展。

第三节　围婚期健康教育

预习案例

张某，女，22 岁；李某，男，25 岁，男女双方准备结婚，由于新婚，对受孕知识不够了解，当地医院的保健人员为婚配双方提供生殖健康知识的宣传教育。

思考：请问围婚期健康教育包括哪些？

围婚期健康教育是指对准备结婚的男女双方和已婚未育的夫妇进行以生殖健康为核心的、与结婚和生育有关的保健知识教育。围婚期健康教育是围婚期保健服务的主要内容之一，围婚期保健服务人员为婚配双方进行婚前医学检查，同时及时地为其提供与结婚和优生优育等有关的生殖健康知识的宣传教育，不断把围婚保健带到社区，并与计划生育宣传教育相结合。

围婚期健康教育包括性保健和性教育、新婚避孕知识及计划生育指导，受孕前的准备、环境和疾病对后代的影响等孕前保健知识、遗传病的基本知识、影响婚育的有关疾病的基本知识以及其他生殖健康知识等。

一、婚前性保健和性教育

(一)性生理

性生理知识教育首先应对结婚双方讲解男女生殖器官的解剖和功能，让双方掌握两性的性生理活动过程的科学知识。围婚期妇女性生理发育已经成熟，发育成熟的生殖功能为婚姻奠定了生理基础，围婚期性生理特点主要表现为性的生理活动。

1.性生理活动的生物学基础

性活动是婚姻生活的重要组成部分，正常满意的性生活是建立幸福家庭不可缺少的内容。要使性生活能充分发挥性的功能，应具备以下几个方面的条件。

(1)正常的性器官　这是性活动的前提，男女只要一方生殖器存在一些缺陷或疾病，都可能引起性生理活动的障碍。

(2)健全的神经内分泌系统　性功能能充分发挥，靠的是中枢神经系统—垂体—性腺轴中三者相互作用，互相制约协调完成一系列的生理反应，健全的神经内分泌系统在整个性生理反应中起到主导作用。

(3)适当的性激素　主要起到诱发性欲的作用，雌激素对于没有经验的女生尤为重要。男性性功能的发挥一生都要借助雄激素的作用。

(4)性刺激　必要的性刺激是诱发性生理的先决条件。性刺激包括听觉、视觉和触觉等的刺激，各种性刺激通过大脑皮质转化为性欲，继而能激起各种控制的中枢兴奋，引起器官完成性生理活动。

2.性生理活动的过程

人的性生理反应不仅涉及性器官，还是神经、内分泌以及全身各系统精确而有规律地完成一系列生理反应的连续过程，一次健康完整的性生理反应过程，是一个从性欲开始被唤起到平复的连续生理活动过程，称为"一个性反应周期"。玛斯特-约翰逊的4相"性反应周期"分别为兴奋期、持续期、高潮期、消退期四个阶段。

(1)兴奋期　兴奋期是性冲动萌发和性功能全面发挥的准备阶段。男性兴奋期的特征表现为阴茎的勃起，其次是阴囊壁内肌纤维的紧缩，还有一小部分男性，在性兴奋期发生乳头竖起的现象。女性在兴奋期主要特征是出现阴道润滑作用、乳房的勃起。男女双方在兴奋期均同时伴有颜面红润、呼吸急促、血压上升、肌肉紧张等全身反应。

(2)持续期　持续期又称高涨期或平台期。从阴茎进入阴道开始，双方便进入了持续期。此期，阴蒂头和阴蒂体向耻骨联合退缩，前庭大腺也分泌黏液，使阴部更为湿润，乳晕充血肿胀更加明显。

(3)高潮期　性器官的连续摩擦，能提高性刺激强度，当在性刺激积累到一定高度时，男女双方可达到性满足的高潮期。男性性高潮的标志为射精活动，女性以阴部肌肉包括阴道外三分之一肌肉、子宫和肛门括约肌不可控制的节律性收缩为特征，同时，男女伴有快感体验，为时极短，约几秒钟，全身反应表现为肌肉不自主地轻微颤抖、身心兴奋，心跳、呼吸次数增多，血压上升。在性高潮中，男女双方在精神感受上是不一样的，男性主要是极度的特殊快感，女性主要是极大的舒适感和满足感。

（4）消退期　男女双方性高潮以后，各种生理变化就迅速复原而进入消退期，出现出汗反应，双方性器官的充血慢慢消退，全身感到舒适，情绪也逐渐平稳，男性的阴茎开始软缩。

男性射精后立即进入不应期。不应期的长短主要取决于年龄和体质，少则10~20分钟，多则数小时或更长。女子无明显不应期。

卡普托也有3相"性反应周期"，他将性反应周期分为性欲期、兴奋期和高潮期。这一学说，可以解释为临床上出现的性功能障碍。

3. 男女两性性反应的特点和差异

男女性生理活动必备的条件基本相同，性功能发挥过程也基本相同，但两性的性反应表现存在一定的差异。

（1）性诱导阶段　男强女弱、男快女慢，这是男女性反应的基本差异，大多数男子的性欲比女子旺盛，性冲动易于激发并且发展较快，平复也较为迅速。女子的性欲较男子弱，性兴奋不易被唤起，进展慢，消退较缓，所以女子在性兴奋之前，往往需要一定的诱导阶段。

（2）两性对各种性刺激的敏感性不同　性刺激是诱发性生理反应的必备条件之一。性想象和视觉刺激是男子有效的兴奋剂，妻子的柔美体态，亲昵的表情很容易唤起丈夫的性冲动，女子在触觉和听觉上较为敏感，丈夫甜蜜的话语、拥抱、接吻和爱抚等容易激起女性的性兴奋。

（3）动情部位男女有差异　人体的某些部位在受到刺激后，容易诱发兴奋，这些部位称为动情部位或性敏感部位。男性最为敏感的部位集中在外生殖器及其附近，尤其是阴茎头部特别敏感，女子的动情部位分布较广，阴蒂、阴唇、阴道及其外口周围、大腿内侧，以及臀部、乳房、唇、舌、脸颊、耳朵等都是女性的动情部位，其中阴蒂最为敏感。

（二）性心理

性心理是围绕性特征、性欲和性行为展开的心理活动，由性意识、性观念、性知识、性经验、性情感等构成。性生理是驱动性生理活动的必备条件，性意识是指对性的感觉、作用和地位的自我认识，是性生理活动的基础。长期以来，人们普遍都认为性功能的好坏、性生活的质量都取决于生理条件，一旦发生性功能障碍，就一味地寻找生理上的疾病，从而忽视了心理因素，其实大多数的功能障碍都是因为性生理发展异常。围生期性生理活动主要是围绕性行为而展开的一系列生理活动，通过性行为来表达彼此之间的情感，逐渐建立夫妻之间的和谐生活。

（三）性卫生

性生活包括性生理、性心理和性过程的卫生。

1. 男女性器官的卫生

不论男女，除了定期的洗澡以外，还要经常注意外阴部的清洁卫生。男子要经常清洗阴囊和阴茎，多数男子的包皮和龟头间有一些分泌物积存从而形成包皮垢，包皮垢是细菌生长的良好基地，如果不经常清洗，不但会引起自身感染，还会在性交时将携带的细菌带入女方的阴道内，引起女性泌尿生殖器感染而造成炎症。研究发现包皮垢还是一种致癌物质，是男子阴茎癌和女子宫颈癌的诱发因素之一。女性生殖器比男性生殖器更易被感染，因为大小阴唇和阴蒂之间有许多皱褶，阴部的分泌物常积蓄在此，而且阴道口与尿道口、肛门接近，极易发生污染，所以保持外阴部的清洁尤为重要。

2. 科学的对待处女膜问题

由于旧观念的影响，许多人将处女膜作为判断女子贞操的"铁证"，因此有多少的无辜妇女被失去尊严、幸福，甚至夺去生命。其实，处女膜只是女性阴道口周围的一层膜状组织，中间有小孔，月经初潮后经血便从此流出，处女膜的结构千差万别：有的孔小，甚至无孔，不进行手术难以进行性生活，有的孔大，勃起的阴茎能顺利进入，有的很薄，有的很厚；有的很有弹性，有的很坚牢；有的较嫩弱，在剧烈的体育活动，强烈较大的体力劳动，甚至在骑自行车时，早已破裂。所以我们不能把处女膜作为判断女子贞操的标志。

3. 顺利地度过首次性生活

男子的首次性生活多表现为兴奋、渴望和好奇，女子表现为紧张、羞涩和恐惧心理。如果男子只图自己的性生活愉快，不注意方式，不仅会给女性身体上造成不应有的损伤，甚至会引起出血或感染，而且这种痛苦的首次生活，会造成女方丧失对性生活的欲望。

4. 性生活的频率、时间、体位

新婚夫妻性要求欲望比较强烈，性交的次数也比较频繁，每天 1 次甚至多次，一般情况下，青年人每周性交 2~3 次，中年人每周 1~2 次，老年人两周 1 次或更长时间 1 次。其实，性交的频率并不是一个重要的问题，也没有一个统一的标准，这完全是由夫妻双方的需要而决定的。

性生活的时间大多数选择晚上入睡前，以便性生活后能有充分的休息时间，不影响第二天的工作或学习。

人类性交的姿势或称之为性交体位。一对夫妻，往往会选择一种或几种固定的性交姿势，偶有变化是正常的，可以增加性生活的乐趣。

男女在性交频率、时间、体位的选择中，应该"顺其自然，尊重选择"。

5. 建立和谐的性生活

性生活的和谐是指夫妻双方在性生活过程中相互配合，能共同获得性生活的满足，性生活的和谐是家庭和睦的保证，和谐性生活能促进机体的新陈代谢，有利于身心健康。

(1) 婚前性生理和心理准备　婚前健康检查给婚配双方提供了生理上的准备，性生理准备依靠双方对性生活知识的掌握，围婚期健康教育可以提供这方面的知识。

(2) 坚实的爱情基础和良好的健康与精神状态　婚姻及性生活是建立在感情基础上的，没有坚实的爱情便很难建立起和谐的生活。男女之间从爱情到相恋，再共同步入结婚的礼堂，这不仅仅是异性间的相互吸引，更重要的是双方的相互关爱，这是家庭幸福的基础，男女在性生理和性心理上存在差异，双方应该遵循这种差异而不是去违背这些自然事实去行事。爱情是婚姻的基础，而爱情不光是肉欲和性爱，还有友谊、尊重、理解、支持等，健康而结实的爱情是完美性生活的根本条件。性生活需要消耗双方大量的体力，需要双方能够情投意合，良好的健康与精神状态有利于性功能的发挥，为性生活的和谐提供可能。

（3）无对无错消除封建思想的干预　长期以来受到封建思想的影响，男女不平等的思想依旧残余，也反应在性生活方面，女性在性生活中应处于被动、消极的状态中，女性有性的要求或在性生活的过程中只要稍稍放开一些，则被视为淫荡，男子有这方面情况则视为正常。这种错误的观念使许多女性把性生活当成一种义务而随便应付。因此，为了双方性生活的和谐，必须端正性的认识，消除不健康的思想。

（4）性知识与性技巧的应用　掌握两性性反应的特点和规律，共同努力，在性生活的实践中运用恰当，从而提高性生活的和谐程度。

6. 避免无准备婚前性生活

两性的结合要经过恋爱和结婚两个阶段，恋爱阶段只是双方精神和情感的交往，结婚后双方才能有肉体的结合，这才是合法的，也是符合伦理道德。有些男女在婚前就发生性关系，这种未婚先有性生活的弊端很大。

（1）使正常的恋爱关系受到破坏。

（2）损坏女性的身心健康。

（3）给新婚蒙上了羞耻。

（4）可以引起许多矛盾与纠纷。

7. 遵守女性不同生理时期对性生活的禁忌

性生活是夫妻两人间生理和心理上的需要，是夫妻生活的一个重要内容，但是如果一方发生生理或心理上的变化，甚至不适合性生活的情况，夫妻双方应注意协调，避免引起不适。

（1）月经期　月经期由于宫颈口较松，内膜剥脱后子宫内膜又有创面，易被细菌侵入而增加生殖器官感染的机会，月经期进行性生活会使盆腔充血更明显，造成月经量过多、经期延长、月经淋漓不尽等不良现象；月经期进行性生活，部分的精子可能通过毛细血管直接进入血液，刺激女性体内产生抗精子抗体，从而引起"免疫性不孕症"，治疗较为困难。

（2）妊娠期　有流产史者应避免性交，这时因为胎盘尚未形成，胚胎发育尚不稳固，性冲动会引起盆腔充血、子宫收缩，可能造成流产。

（3）产褥期　妇女生殖器产后一般需要 6~8 周才能复旧，产后的生理功能也有所降低，所以产后 8 周内应避免性生活。

（4）哺乳期　哺乳期间妇女对性的要求较少，而且生殖器官处于萎缩状态，组织比较脆弱，性交活动可能会造成组织创伤而引起出血。

（四）性与婚姻

性在婚姻中的地位是非常重要的。我国的离婚率从 20 世纪 80 年代以来，呈直线上升，1980 年我国结婚为 716.7 万对，离婚为 34.1 万对，离婚率 0.7%，到 1995 年，结婚为 929.7 万对，离婚则达到 105.5 万对，离婚率为 1.8%，15 年间，离婚率上升了近 3倍。有社会学专家预测，进入 2000 年后，我国的离婚数以每年 20 万对的速度递增。

美国一研究离婚的专家菲利浦博士说："20 宗离婚案中，有 19 宗是由于不愉快的性生活所致。"也就是说，他认为离婚95%是与性生活不满意有关。这个数字可能因研究对象数量不足而影响其结果的科学性，但是这却提醒人们，保持良好的性生活对美满婚姻的重要性。

（五）蜜月里常见的疾病及性功能障碍的防治

1.泌尿系感染

女子新婚阶段易发生膀胱炎，表现为尿频、尿痛甚至血尿，常伴有畏寒发热、食欲减退、全身疲乏、腰痛等。

膀胱炎的预防与控制方法，主要在于注意性生活的卫生，性交前后双方均应将外生殖器清洗干净，以减少感染机会，性交后女方应立即排尿，以清洁尿道，同时用水清洗外阴，平时经常锻炼以增强体质，提高机体的免疫力，多饮水，增加尿量，有利于将体内的代谢废物排出体外。出现膀胱炎后，应立即就诊治疗。

2.性交疼痛

性交时或性交后女方发生疼痛称为性交疼痛，疼痛的部位主要是阴道口周围、阴道下腹部及腰骶部等。妇女在初次性交时，由于处女膜破裂和外阴擦伤，发生轻微的疼痛是常见的。如果1周后仍有明显的疼痛感，会影响正常的性生活。

3.阴道痉挛

阴道周围肌肉包括肛门括约肌和提肛肌不自主的、痉挛性的收缩称为阴道痉挛，易导致性交困难或不能性交，严重时大腿内收肌同时发生痉挛性收缩，使外阴部不能暴露。

4.性冷淡和性高潮抑制

性冷淡包括无性欲以至完全拒绝性交，无性高潮，虽有性欲但也不拒绝性交，但无法达到性高潮，因而对性生活不感兴趣。

导致女性性高潮抑制的原因可分为器质性病因和心理性病因。器质性病因如阴道、外阴、子宫、附件、膀胱，以及盆腔的各种病理情况，包括炎症、外伤等，由于性交时可能引起疼痛或不适，从而抑制性高潮反射的产生。心理性病因包括社会文化思想的束缚，使得女性在性表达上和要求方面处于抑制状态。

5.性欲亢进

某些妇女具有强烈的、无法抑制的且十分频繁的性交要求称为性欲亢进。一些患者由于具有异常大的性耐受量，普遍频繁的性生活不能使其达到满足，也有的妇女是因为性交时达不到高潮，或某些精神神经疾病也会引起不能自主的要超过男性的欲望，而表现为多次、重复的性交要求。

性欲亢进的预防与控制因病因不同而不同，如对性耐受量大和不能达到性高潮者，应通过有关性知识和技巧学习，提高性生活的满意度来降低对性要求的欲望，有神经疾病者，应行相关治疗。

二、新婚生育及节育指导

中国是世界上人口最多的国家，人均占有资源相对贫乏。实行计划生育，提倡优生优育，控制人口数量，提高人口素质，已成为我国的一项长期的基本国策。它既关系到我国现代化建设的战略目标能否实现，又关系到中华民族的兴衰，所以人人都关心和重视这一直接影响国计民生的大事，妇幼保健部门加强新婚生育及节育指导，是落实计划生育国策的环节之一。

(一)受孕原理

1. 生命的产生

生命源于精子和卵子的结合，男性的生殖细胞是精子，在睾丸的曲细精管内生成，精子的生成是在性成熟以后开始的，从青春期一直持续到老年期，但随着年龄的增长，睾丸产生精子的能力会逐渐减弱，睾丸产生的精子储存于附睾，射精时，精液通过输精管排出体外，成人射精量一次 3~5 mL，每毫升精液中含精子数量为 6 千万到 1 亿 5 千万个，但一次射精后的精子只有 1%~5% 可以进入宫腔，能达到输卵管的更少，为 200 个左右，质量差的因不能达到宫腔而被淘汰。精子在女性生殖道内的寿命一般不超过 3 天。女性的生殖细胞是卵子，新生儿卵巢内的卵泡为 15 万~50 万个，随着年龄的增长而逐年减少，在青春期前至少有 30~40 万个，这些卵泡从青春期起开始进行成熟分裂，每月有 15~20 个卵泡发育，但只有 1 个卵细胞发育成熟并排出。排卵由双侧卵巢交替进行，女生一生约有 30 年的生育期。月经周期为 28 天的妇女，排卵一般发生在下次月经前的第 14 天，也就是月经周期的第 14 天，卵子在生殖道内可存活 1~2 天，排卵后 24 小时卵子的活力最强，特别是 15~18 小时内，卵子的受精能力最强。受精一般发生在输卵管的中外 1/3 的位置，即输卵管的壶腹部。在此位置卵子与精子相遇，一般只有一个精子能优先进入卵子与其结合形成受精卵。受精卵在输卵管中停留 3~4 天，才能到达子宫。在输卵管内停留的期间发生卵裂，形成桑葚胚，进入子宫后形成胚泡。受精后 5~8 天，子宫内膜发生蜕膜变，子宫内膜增厚、血管增多，细胞肿胀，并含有丰富的糖元。进入宫腔后能分泌一种蛋白酶，可溶解侵蚀子宫内膜，在受精后的 7~13 天，胚泡植入子宫内膜的致密层后，子宫表面的缺口迅速修复，在这个过程称为"着床"。此后孕卵逐渐发育，从胚胎发育成胎儿。妊娠的全过程约需 40 周。

2. 受孕条件

受孕的条件包括：①男方必须能产生健全且有活力的精子，精液内必须含有一定数量和质量的精子，并能将精子顺利的运输到女性生殖器内，达到输卵管的壶腹部；②女方的卵巢能排出健全成熟的卵子，并能通过输卵管；③子宫颈黏液状态必须适合精子的生存和穿透；④在合适的时间和地点精子和卵子相遇，精子能够穿入卵子形成受精卵；⑤孕卵能通过输卵管，同时，在这一过程中发生卵裂，形成桑葚胚；⑥子宫内膜蜕膜变，做好受精卵着床和发育的准备；⑦子宫内膜和胚泡的发育必须同步；⑧两性正常的神经内分泌调节功能。

(二)优生的方法

1. 受孕时间的选择

(1)受孕年龄的选择　《中华人民共和国婚姻法》规定："男子结婚不得早于 22 周岁，女子不得早于 20 周岁。"这是法定的最低年龄，并不等于是生育的最佳年龄，综合医学及社会等各方面的因素，普遍认为女性的最佳结婚年龄为 23~25 岁，男性的最佳结婚年龄为 25~27 岁，女性的最佳生育年龄为 25~29 岁，男性的最佳生育年龄为 25~35 岁。

(2)受孕时期的选择　受孕的最佳时期是在每年的夏末秋初，也就是每年的 8、9 月份。

2. 避免不利因素

受孕受诸多因素影响，形成不孕症的原因也是多方面的。正常婚后，不孕率占8%，因此要避免不孕的不利因素，常见的不利因素：①环境因素；②疾病；③药物；④病毒感染；⑤个人不良嗜好；⑥情绪与营养。

3. 计划受孕方法

婚配双方结婚后，在了解受孕和优生的知识后，为了使受孕能够按计划实现，就必须要掌握一定的受孕方法和技术。"自然计划受孕法"是实现计划受孕的理想途径。自然计划受孕法是根据女性生殖系统周期性的生理变化，通过日程推算法、基础体温测量法和宫颈黏液观察法等，掌握自己的"易受孕阶段"和"不易受孕阶段"，从而达到目的，据理论基础：精子在女性生殖道内寿命为1~3天，而卵子排出后如果1~2天未能受孕则自行变性。所以，在一般情况下，排卵前3天至排卵后24小时内进行性生活，是最能实现受孕的。

（1）日程推算法　女性排卵大多数在月经来潮前的12~16天，平均14天，通过对以往12个月的月经周期记录，以以往最短的月经周期减去2周，即得出以后周期中最早可能发生排卵的日子，从以往最长的月经周期中减去2周，即得出以后周期中最晚可能发生排卵的日子，因为排卵可能发生在下次月经前的16天，又因为精子在女性生殖道内最长可存活3天，这样就可以推算出"不易受孕阶段"的最后一天。由于排卵也可能发生在下次月经前的12天，又因卵子可在生殖道内最长能存活2天，这样就可以推算出"易孕阶段"的最后一天。因此，得出以下一个公式：

以往最短的周期天数−（16+3）=排卵前"不易受孕阶段"的最后一天（次日即为"易孕阶段"的第一天）。

以往最长的周期天数−（12−2）=排卵后"易受孕阶段"的最后一天"次日即为"不受孕阶段"的第一天）。

日程推算法适用于月经周期规律的妇女。

（2）基础体温测量法　女性基础体温在月经周期中呈周期性变化，基础体温一般在36.2℃~36.5℃，排卵时最低，排卵后由于孕激素刺激下丘脑的体温调节中枢，使得基础体温有所上升，并持续到下次月经来潮前，一般认为在体温上升前的最低点是排卵日。在体温处于升高水平的最初3天内为"易受孕阶段"，从第4天起到下次月经来潮前为"不易受孕阶段"。

（3）宫颈黏液观察法　由于女性宫颈黏液的性状受体内雌激素和孕激素的影响很大，月经前后体内的雌激素水平较低，宫颈黏液量少而稠厚，甚至没有黏液，所以阴部感到干燥，在月经周期中期时，体内的雌激素水平逐渐上升，宫颈黏液逐渐增多，并越来越稀薄，接近排卵期。这种黏液出现的最后一天称为"高峰日"，高峰日前后48小时内发生排卵。

二、婚前健康教育的形式

1. 集中宣教

利用服务对象在等待辅助检查报告期间，通知服务对象集中听课和观看录像，讲解性保健，性教育、新婚避孕知识、孕前保健知识、遗传病和影响婚育疾病的基本知识等，同时观看《新婚学校》等录像。

2. 个别指导

集体听课和观看录像只能提供常规的信息，在接收集中指导后，必然有一些服务对象对某些问题还有些不解，此时，婚前保健服务人员应给予详细解答和热情的指导。

3. 提供资料

集中宣教和个别指导后，向每一对服务对象提供《新婚教育》等宣传资料，作为集中宣教后补充。

婚前健康教育方法由省级妇幼保健机构根据婚前健康教育的内容，指定宣传教育材料。婚前保健机构通过多种方式系统的为服务对象进行婚前生殖健康教育，并向婚检对象提供婚前保健宣传资料。婚前健康教育的时间不少于40分钟，并进行效果评估。

> **课程思政**
>
> 新《婚姻登记条例》对婚检不作硬性要求，这是从尊重婚姻的隐私权和自由权、尊重人权的角度出发而制定的，自愿婚检的实施是以公民具有较高的文化道德素质和认同感为基石。如何去改变年轻人对婚前医学检查的认知和态度，婚前健康教育显得尤其重要。

第四节　婚前健康与遗传咨询

预习案例

> 张某，女，22岁；李某，男，25岁，男女双方准备受孕，由于男方有红绿色盲症，去当地医院进行检查与咨询。
> 思考：医生对此情况会给出什么建议？

婚前健康与遗传咨询是婚检医生向婚配对象针对医学检查结果发现的异常情况以及服务对象提出的具体问题进行解答、提供信息、交换意见，帮助受检对象在知情的基础上做出合适的决定的一种服务方式。医师在提出"不宜结婚""不宜生育"和"暂缓结婚"等医学意见时，应该充分尊重服务对象的意愿，耐心的讲解科学道理，对可能产生的后果给予重点解释，并由受检双方在体检表上签署知情意见。

一、婚前健康咨询

婚前健康咨询的服务对象主要是经过婚前医学检查的婚配对象，咨询的内容包括婚前医学检查的医学指导意见、婚检时检查出疾病的就诊指导、性问题的咨询指导、优生优育指导和节育方法咨询等。其中有两项重点问题需要婚检医生主动、耐心地向婚配双方解释清楚，一是"暂缓结婚"，而是"不宜生育"问题。

二、婚前遗传咨询

通过咨询医生与咨询者及其家属共同商讨咨询者提出的各种遗传学问题和在咨询医生的指导帮助下合理解决这些问题的全过程称为遗传咨询。在这一过程中，需要解答遗传病患者或其亲属提出的有关遗传病病因、遗传方式、诊断、预防、治疗、预后等问题，估计再生育时子女中该病的再发风险率或患病风险，提出可以选择的各种处理方案，在咨询者作出决策时提供参考。

(一)遗传咨询对象与程序

1.遗传咨询对象

遗传咨询在判断遗传性疾病或某些先天性疾病中占有很重要的地位。因此，遗传咨询的对象选择应有广泛性与准确性，目前遗传咨询对象主要有：①患有遗传病将要结婚的男女青年或已婚夫妇；②有遗传病家族史的夫妇或将要结婚的男女青年；③长期接触有或潜在有致畸形、突变的物理化学因素的育龄男女青年；④有染色体病患者的父母或同胞；⑤器官发育异常者；⑥已生过严重畸形儿或遗传性疾病患儿的夫妇或有血缘关系的亲属；⑦原因不明的反复自然流产夫妇；⑧有不明原因的死胎、死产或新生儿死亡史夫妇；⑨已生过原因不明智力低下儿的夫妇；⑩有致畸因素接触史的孕妇；⑪不孕夫妇，原因闭经妇女。

2.遗传咨询程序

(1)询问和记录　认真询问和填写好病历，按照遗传咨询病历详细填写，并保管好，以备以后继续咨询适用。

(2)必要检查　根据患者的症状和体征，建议完善辅助检查和必要的实验室检查，但不是每一个患者都要做每一项检查，检查项目应有针对性，有时这类检查还需要其一级亲属，特别是其父母。

(3)对再发风险估计　由于部分遗传病是残疾性的，甚至是致死的，所以要对那些要求生育第二胎的咨询者做出再发风险的估计。

(4)与咨询者商讨对策　包括劝阻结婚、绝育、避孕、人工流产、产前诊断、积极治疗改善症状等措施，此时，应特别强调咨询医生只提出可供咨询者选择的若干方案，并陈述各种方案的优点，让咨询者本人做出选择，而医生不应代替咨询者作出决定。

(5)随访和扩大咨询　为了确保咨询者提供信息的可靠性，观察遗传咨询的效果和总结经验教训，有时需要对咨询者进行随访，以便改进工作，扩大咨询是指咨询医生主动追问咨询者的亲属中其他成员是否患有该病，特别是查明亲属中是否有携带者，这样可以降低遗传病的发病率，从而扩大预防效果。

(二)婚前遗传咨询

通过婚检咨询医生与准备结婚的男女双方及其亲属共同商讨咨询者提出的各种有关后代遗传病问题，并在咨询医生指导帮助下合理解决这些问题的过程称为婚前遗传咨询。

1.婚前遗传咨询的意义

这一过程针对的主要问题是：男女双方或一方，或者他们的亲属中有遗传病患者的存在, 咨询他们婚后是否会出生同样遗传病的患儿, 男女双方有一定的亲属关系, 咨询他俩能否结婚, 结婚的后果是否很严重, 双方中有一方患有某种疾病, 但不知是否为遗传病, 是否会传给后代。婚前检查及遗传咨询是避免有出生缺陷和其他遗传性疾病患儿的出生, 提高人口素质, 国际上一些重视优生的国家, 已经将婚前遗传咨询定为制度, 但是婚前检查及遗传咨询工作尚未引起普遍的重视, 如果能把住这一关, 那将对优生工作更为有益。

2. 遗传性疾病再发风险评估

生育过一个或几个遗传病患儿, 再生育该病患儿的可能性称为再发风险。一般认为可能性为 10% 以上属于高发危险, 5%~10% 为中度风险, 5% 以下为低发风险。也有人是以 10% 以下属低风险, 10% 以上属于高发危险。一般认为属于严重遗传病的高发危险咨询者应劝其采取绝育措施。

(1) 单基因遗传病的再发风险　已经明确为单基因遗传病的患者, 其再发风险可根据孟德尔遗传定律推算。

①常染色体显性遗传病。再发风险为 1/2, 因为绝大多数患者是显性基因的杂合子。如果患者为常染色体显性遗传病的纯合子, 那么子代的再发风险为 100%, 这里指的是常染色体完全显性遗传病(如短指症)。

②常染色体隐性遗传病。如果夫妻双方均为某种常染色体隐性遗传病的杂合子, 子代的再发风险为 1/4, 如果一方为常染色体隐性遗传病患者, 另一方为该病的杂合子, 那么子代的再发风险为 1/2(如白化病)。

③X 连锁隐性遗传病。致病基因位于 X 染色体上, 且隐性。基因可随性染色体向后代传递, 使疾病的遗传与性别有关, X 连锁遗传病中绝大多数属于 X 连锁隐性遗传。其系谱特点: 男性患者多于女性患者; 双亲无病时儿子可能发病, 致病基因来自母亲, 女儿则不发病, 可能为携带者; 无父到子的传递; 杂合子女性通常不发病, 但可有异常; 男性患者通过女儿将致病基因传给外孙, 概率为 1/2(血友病、红绿色盲等)。

④X 连锁显性遗传病。如果父亲为患者, 男孩全部正常, 女孩全部发病; 母亲为患者因大多为杂合子, 所以症状较男性患者轻, 杂合子母亲在所生的子女中有 1/2 为患者(如抗维生素 D 佝偻病)。

⑤Y 连锁遗传病。父亲为该病的患者, 其子女中男孩全部发病, 女孩全不发病, 所以在其生育时应控制下一代的性别。

(2) 多基因遗传病的再发风险　一些常见的先天性畸形和病因复杂的疾病, 其发病有明显的家族倾向性, 近亲婚配时子女发病风险明显增高, 随着亲属级别的降低患病风险也在降低; 但是这类遗传病没有明显的遗传方式, 患者同胞的发病率不遵循 1/2 或 1/4 的规律, 在 1%~10% 之间, 表明这些遗传病有多基因控制的遗传基础, 所以称之为"多基因遗传病", 它的遗传方式非常复杂。

第五节　婚前保健服务机构及人员的管理

1. 机构资质

为了更好地向婚前人群提供服务并确保服务的质量,《母婴保健法》明确规定, 承担婚前保健服务的机构要符合如下条件：

(1)必须首先向市级人民政府卫生行政部门提出申请，接受审批机构的调查和考核，获得"母婴保健技术服务执业许可证"及在《医疗机构执业许可证》上注明，方可开展。

(2)机构内应设置男、女婚前保健科室及配套的宣教、咨询、检验等辅助科室。

(3)婚前保健机构设男、女婚前医学检查医师及主检医生，还有具备专业学历及专业知识的相关人员(检验、健康、教育等)。

(4)有进行体格检查、检验、咨询、宣教、资料统计分析等必备的仪器装备。

(5)服务环境应符合医疗安全、方便群众，保护隐私的标准。

2.人员标准

(1)需经县级人民政府卫生行政部门许可，取得《母婴保健技术考核合格证》。要定期接受培训及考核。

(2)有良好的医德医风，遵循"严肃、认真、亲切、守密"的工作守则。

(3)具有丰富的多学科的专业知识以及相关学科，如心理学、健康教育学、社会学等学科的理论与技能。熟练掌握人际交流技巧。还要了解有关的法律法规，不仅是守法者，还应有向群众宣传的义务。

(4)必须在"母婴保健技术服务执业许可证"的机构从事婚前保健服务。

3.服务环境

设置婚前保健的服务环境，要充分考虑到服务对象不是一个患者，他们是一组健康的人群，所以医疗的安全，避免因检查而遭遇到医源性感染应是首位的，在所有的设置都要考虑到避免医源性感染，要合理的设置环境，在婚前保健的所有服务区域要区分清洁区、半清洁区和非清洁区，每一个诊室也要明确区分。在检查室内要使服务对象的隐私得到保护，要设置一处可以暴露身体隐私部位的区域。在咨询室要考虑到服务对象不要被人看到，特别是面部要有遮挡。

服务环境要保持整洁、舒适，有条件的机构应提供居家化的候诊环境，科室设置合理，在关键地区设置醒目标识，婚前保健服务还要注意到科室间的合作，要尽可能使服务的流程便捷，缩短等待和检查时间。使被服务者在接受各项服务时都能感受到方便，舒适。

本章小结

围婚期保健是从确定婚配对象到婚后受孕为止的一段时期，包括婚前、新婚、孕前3个阶段。围婚期保健是围婚期内预防严重传染疾病和婚后防止遗传性疾病延续和出生缺陷的发生，保证健康婚配和提高出生人口素质重要措施。

客观题测验

主观题测验

第四章

围生期保健

围生期保健PPT

学习目标

1. 识记产前筛查与诊断的疾病。
2. 识记产前诊断的对象。
3. 识记孕妇学校管理职责和管理制度。
4. 理解孕妇学校的教学内容。
5. 理解孕期营养的膳食搭配。
6. 理解孕期营养的重要性。
7. 运用围生期保健的内容分阶段对孕妇实施健康教育。
8. 运用母乳喂养知识对产后产妇实施健康教育。
9. 运用高危妊娠风险管理。
10. 运用所学知识为产妇制订产后康复锻炼计划。

▌ 第一节　产前筛查与诊断

预习案例

张某，女，25 岁，孕 2 产 0，孕 6⁺ 周，2 年前因不规律产检，孕 27 周发现胎儿多发畸形终止妊娠。本次孕精神紧张，频繁去医院做检查，担心出现第一胎的情况。

思考：如何对上述案例中的孕妇进行相应的指导？

产前筛查(prenatal screen)即对胎儿的遗传筛查,是通过对低风险孕妇进行筛查,发现子代中患遗传性疾病高风险的可疑人群。产前筛查结果并不能作为诊断依据,筛查结果阳性仅提示患病风险升高,阴性则提示低风险,高风险人群可进一步做产前诊断。产前诊断(prenatal diagnosis)又称宫内诊断(intrauterine diagnosis)或出生前诊断(antenatal diagnosis),指对可疑出生缺陷的胎儿在出生前应用各种检测手段,如影像学、生物化学、细胞遗传学及分子生物学等技术,全面评估胎儿在宫内的发育状况,对先天性和遗传性疾病作出诊断,为胎儿宫内治疗(手术、药物、基因治疗等)及选择性流产提供依据。

一、产前筛查

目前产前筛查多用于非整倍体染色体异常、神经管畸形和胎儿结构畸形的筛查。常用的筛查的方法有血清生化筛查、无创产前筛查(noninvasive prenatal test,NIPT)和产前超声检查筛查。

(一)非整倍体染色体异常

唐氏综合征是非整倍体染色体异常的一种,是产前筛查的重点。筛查时间分妊娠早期筛查、妊娠中期筛查和妊娠早、中期整合筛查。

1. 妊娠早期筛查

妊娠早期筛查主要采用超声胎儿颈项透明层(nuchal translucency)厚度的测定和孕妇血清学检测。妊娠相关血浆蛋白-A(pregnancy associated plasma protein-A,PAPP-A)和游离β-人绒毛膜促性腺激素(beta human chorionic gonadotropin,β-hCG)是血清学检测的两个指标。血清学检测和 NT 检测联合的检出率为85%,假阳性率为5%。

2. 妊娠中期筛查

妊娠中期筛查主要采用三联血清学检测,包括甲胎蛋白(alpha-fetoprotein,AFP)、人绒毛膜促性腺激素(human chorionic gonadotropin,hCG)或 β-人绒毛膜促性腺激素(beta human chorionic gonadotropin,β-hCG)、游离雌三醇(unconjugated estriol,uE_3)。也增加抑制素 A(inhibin A)作为四联筛查法。根据孕妇年龄、孕周等计算唐氏综合征的发病风险,孕周设定为 15~20 周,检出率为 60%~75%,假阳性率为5%。

3. 妊娠早、中期整合筛查

将妊娠早期和妊娠中期的检测指标整合筛查,从而提高检出率,降低假阳性率。但此方法持续时间长。

(二)神经管畸形

1. 血清学筛查

检测指标为血清的 AFP 值,但受年龄、体重、糖尿病、多胎等因素影响。

2. 超声筛查

通过妊娠中期超声检查可筛查出99%的神经管畸形。

(三)胎儿结构畸形

对于出生缺陷低风险的孕妇,在孕 20~24 周通过超声对胎儿各器官进行系统的筛查,可发现胎儿结构的严重畸形,如无脑儿、严重开放性脊柱裂、单腔心、严重脑膨出、致死性软骨发育不良等,检出率为 50%~70%。

二、产前诊断

(一)产前诊断的对象

通过产前筛查检出的高风险人群需要进一步做产前诊断,另外,2003 年卫生部《产前诊断技术管理办法》提出,孕妇有下列情形之一的,也应当建议其进行产前诊断:

(1)羊水过多或者过少。

(2)胎儿发育异常或者胎儿有可疑畸形。

(3)孕早期时接触过可能导致胎儿先天缺陷的物质。

(4)有遗传病家族史或者曾经分娩过先天性严重缺陷婴儿。

(5)年龄超过 35 周岁。

(二)产前诊断的疾病

1. 染色体异常

染色体异常包括数目异常和结构异常。数目异常包括有整倍体、非整倍体。结构异常包括有染色体部分缺失、倒位、易位、环形染色体等。

2. 性连锁遗传病

多为 X 连锁隐性遗传病。致病基因在 X 染色体上,若孕妇为携带者,有一半的概率生育的男孩会患病,女孩的表型均为正常。因此,若判断胎儿为男性后,可考虑终止妊娠。

3. 遗传性代谢缺陷病

以常染色体隐性遗传病居多。由于基因突变使某种酶缺失,导致代谢抑制、代谢中间产物累积出现临床表现。

4. 先天性结构畸形

出现严重的结构改变,如开放性脊柱裂、唇腭裂、无脑儿、先天性心脏病等。

(三)产前诊断的方法

1. 胎儿结构异常

胎儿结构异常常用的检查方法有我国 Ⅳ 级产前超声检查和磁共振成像。超声诊断是对超声筛查发现的胎儿异常进一步有针对性的检查。磁共振成像主要用于对超声检查发现胎儿异常却不能明确诊断做进一步的评估。

2. 胎儿遗传疾病

胎儿遗传疾病包括胎儿组织的取样技术和实验室技术。通过绒毛穿刺取样

（chorionic villus sampling，CVS）、羊膜腔穿刺术（amniocentesis）或脐血管穿刺取样等获得胎儿绒毛或细胞，再运用 G 显带核型分析、荧光原位杂交技术、染色体微阵列分析、靶向基因测序、全外显子测序等实验室诊断技术，对胎儿染色体核型进行分析或基因诊断。

课程思政

尽管优生优育早已经不是什么新鲜话题，但还是有很多人对优生优育缺乏客观的了解，误以为只有那些"有遗传病家族史""有先天缺陷儿生育史"的家庭才需要"优生优育"检查。也许很多人并不知道，95%以上的先天性缺陷儿是由健康的夫妇所生，遗传因素、环境因素以及遗传与环境因素的交互作用是导致缺陷儿出生的原因。可通过健康教育、孕前保健，孕期合理营养等方式，减少出生缺陷的发生。

第二节　孕妇学校

预习案例

王某，女，35 岁，孕 2 产 1，孕 23 周，单胎，平素月经规律，5 年前曾经分娩一活女婴，在出生后一个月夭折，夫妻家属无夭折史，本次妊娠她和家属都非常紧张。

请思考：李女士在哪里可以学习到孕期的整个过程的知识，发现异常怎么办？

孕妇学校是孕妇接受孕产期健康教育的基地，为增强孕产妇自我保健能力意识，提高产科质量，降低产科母婴发病率，降低剖宫产率，保证围产期孕妇、胎儿、新生儿的健康和安全，发展着重要作用，办好孕妇学校是爱婴医院的重要体现，是医院建设和发展中不可缺少的重要一部分，孕妇学校教育已成为围产保健工作中一个重要的环节，孕妇学校在教学模式、教学内容、教学方法上取得重大的进步。

传统孕妇学校讲课宣教，采用互动课堂模式 固定时间 地点 进行孕期保健知识进行讲课，内容包括孕期不适及处理 营养干预 体重管理 合理用药 分娩先兆 分娩配合 母乳喂养 新生儿沐浴 等并电话咨询，解决孕产妇的疑问和遇到困难。

一、孕妇学校的管理

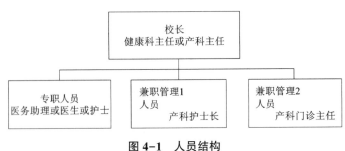

图4-1　人员结构

二、孕妇学校的管理职责

(1)制定适合本单位实际情况的孕妇学校管理制度。

(2)针对妇女妊娠的不同时期，展开孕早/中/晚期和产后的培训。

(3)每次授课后在医院微信平台上上传相关宣教资料，制作健康教育处方及孕产期健康教育宣传单张供孕产妇免费取阅。

(4)保障产科门诊孕妇及时参加孕妇学校的线上及线下课程。

(5)根据情况采取适宜的健康教育方式，如讨论/答疑/角色扮演/模仿操作和游戏等，增强宣教效果。

(6)定期组织母乳喂养周的活动，鼓励支持促进母乳喂养工作。

(7)每周保证有质量的实操课程常态化进行。

(8)提供多元化的实操课程并及时更新内容。

三、孕妇学校校长职责

(1)校长对孕妇学校的教育、教学和管理实行统一领导，专职人员协助校长分管教学、教研、学员管理、日常事务等方面工作。

(2)全面贯彻教育方针，督促专职教师按教学大纲及课程安排完成教学、宣传等事务，指导专职教师制定年度工作计划，定时检查执行情况，总结经验教训，行改进措施。

四、孕妇学校管理制度

根据《中华人民共和国母婴保健法》和《中华人民共和国母婴保健法实施办法》精神要求，开办孕妇学校，在此基础上，成立了孕妇学校，有固定健康教育场所，是为了保证孕妇孕期保健，防止孕妇和新生儿缺陷和新生儿疾病的发生，防止孕期传染病的母婴传播，以保证孕产妇和新生儿健康。为了保证孕妇学校的健康质量、条件和设备，特制订孕妇学校管理制度。

(1)孕妇学校需有固定教室环境要求整洁、宽敞明亮、空气流通。

(2)孕妇学校配备听课运动所需的设施。

(3)孕妇学校配备有电视机、DVD、播放机、投影仪、麦克风等影像设备，并有相应的健康教育播放碟。

（4）孕妇学校有相应的模型展示柜，各种宣传资料。

（5）孕妇学校配备相关健康教育模型，婴儿模型，女性骨盆模型，乳房模型，营养食品等置于展示柜内。

（6）有饮水设备。

（7）每个月发放课程安排，所有孕产妇可在医院相关网站，门诊及 APP 上收到相关的信息，以方便孕产妇上课。

具体的孕妇学校
管理制度

五、孕妇学校教具管理制度

（1）孕妇学校所有教具应入账登记，账物相符，分类摆放整齐。

（2）借用教具需登记，用后及时归还，不得将教具存放在办公室或家里。

（3）孕妇学校教具是为孕妇学校教学服务的工具，非教学用途或个人私用一律不予借出。

（4）借出教具非正常使用而损坏照价赔偿。

（5）保持孕妇学校教具的整齐、完整和清洁，及时维修和清理破损教具，更换破损教具，填写报损单。

（6）每年年底上报添置教具计划及预算。本院内其他科室借用需经孕妇学校主管领导批准方可借出。

六、孕妇学校教学管理制度

教学工作是孕妇学校的中心工作，常规工作则是教学工作的核心所在。为规范孕妇学校教学管理工作，特拟定本细则。

（1）孕妇学校由健康教育科审核负责，孕妇学校的课程安排由产科根据实际情况制定。

（2）计划的制定

1）每年年底，专职教师要及时制定明年规范可行的教学工作计划，计划制定要根据妇女妊娠的不同时期，分别有孕早/中/晚期和产后培训课程。

2）计划在每年年初要完成并上交孕妇学校专管部门审阅通过，符合要求准予实施，不符合要求者，重新制定。

（3）备课

1）所有授课兼职教师必须认真备课，坚决杜绝不备课就上堂讲课，电子备课，要有详细的教学计划、教学重点、教学目标等。

2）备课内容必须与上课内容符合。

（4）孕妇学校授课教师的资质要求　具备较全面的产科及母婴保健知识和技能，有较强的责任心；能严格要求自己、有严谨的工作作风和奉献精神；热爱教学，善于与孕产妇交流沟通；具备中级以上的产科工作实践经验。

（5）每月安排 3~4 次必修课，现场或扫码签到，课后应有问卷分析了解。

1）对师资讲课评估问卷及分析。

2）进行知信行果的调查。

（6）每季及每年年底要有工作总结，总结一年工作成效，分析存在的问题，以此来评估、指导我们的教学工作。

学习案例：

2018 年一季度孕妇学校上课情况分析与改进，如图 4-2~6 所示。

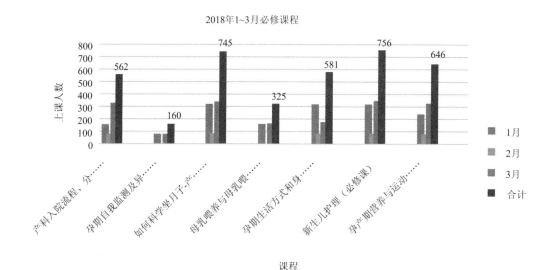

图 4-2　必修课程

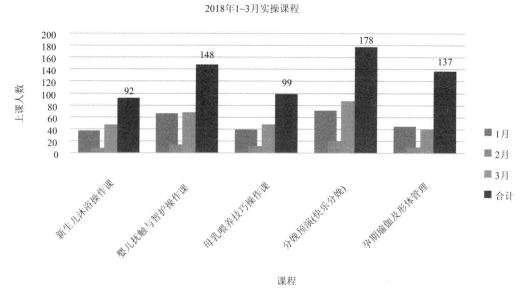

图 4-3　实操课程

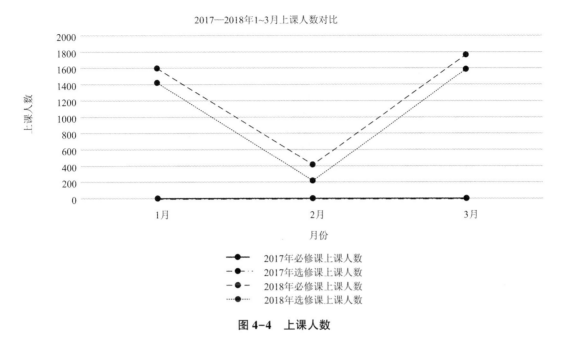

2017—2018年1~3月上课人数对比

图 4-4　上课人数

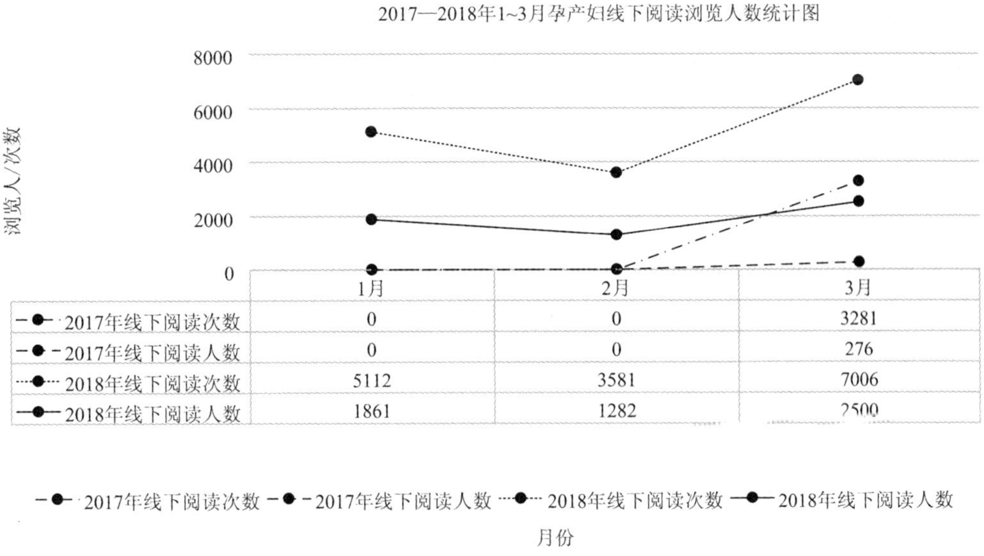

2017—2018年1~3月孕产妇线下阅读浏览人数统计图

	1月	2月	3月
2017年线下阅读次数	0	0	3281
2017年线下阅读人数	0	0	276
2018年线下阅读次数	5112	3581	7006
2018年线下阅读人数	1861	1282	2500

2017年线下阅读次数　2017年线下阅读人数　2018年线下阅读次数　2018年线下阅读人数

月份

图 4-5　线下阅读浏览人数

妇幼护理与保健

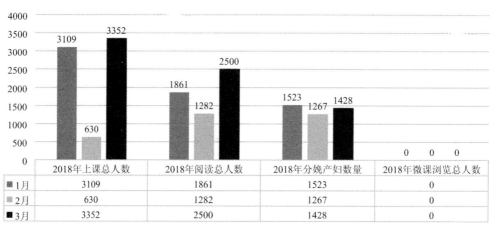

图4-6 孕妇学校工作量

(一)工作评价与分析

(1)孕妇学校现场上课数量 2018年较2017年孕妇到学校现场上课有了大幅度的增加,这与领导和产科医护人员对孕妇学校的重视与支持密不可分的;人力资源的增加,2018年开始开设了小班制实际操作收费制课程。

(2)2017年的数据统计有欠缺 孕妇学校管理系统不完善,孕妇听课部分为中间插入,采用扫二维码签到(上课前先扫码),存在上课迟到未扫码,上课中途离开未扫码签到,在数据统计方面有疏忽,2018年度随着系统的不断完善,专人管理签到,数据统计会得到改善。

(3)听课率分析 孕妇学校现场听课率在2月份有所下降,2月份为2018年春节,受产科门诊总体业务量下降的影响,孕妇学校现场听课率有较明显的下降。

(二)下一步工作的改进

(1)专人签到,确保参加课程人员均能时时签到。

(2)对产检的孕妇加大宣传力度,对必须课程要求预约参加。

(3)完善孕妇学校管理系统,实现后台数据自动统计功能。

(4)筹备孕妇微课堂 各宣教课程的视频录制工作,暂计划进行6个微课的录制。

七、孕妇学校的教学内容

(一)孕妇学校教学目标

(1)专为孕产妇及其亲属提供更前沿的孕产、分娩及科学育儿相关知识与技能,为提高孕产妇的健康素养，促进自然分娩降低非医学指征剖宫产率，起到了积极的促进作用。

（2）建立起一套专业、完善孕产妇保健培训体系，提高孕产妇掌握整体孕产期保健知识，提升孕产妇主动寻求医疗服务意识。

（3）孕妇学校是孕妇接受孕产期健康教育的基地，孕妇学校为降低母婴发病率，剖宫产率，提升母乳喂养率，保障母婴安全，起着非常重要作用，办好孕妇学校是爱婴医院的重要体现，是医院建设和发展中不可缺少的重要一部分，孕妇学校教育已成为围产保健工作中一个重要的环节，孕妇学校在教学模式、教学内容、教学方法上取得重大的进步。

（二）孕妇学校课程

（1）孕期常见身体不适的缓解方法。

（2）孕产期心理保健（优生咨询）。

（3）孕期生活方式。

（4）孕期运动。

（5）自然分娩。

（6）母乳喂养。

（7）产褥期保健。

（8）新生儿日常护理。

（9）婴幼儿成长规律及常见问题。

（三）孕期瑜伽

孕期瑜伽的优点：

（1）练习正确的呼吸技巧和放松方法　通过练习瑜伽，孕妇可以懂得正确的呼吸技巧和放松方法，从而使心脏和肺部肌肉处于良好状态，为顺产和产后的身体恢复打下良好基础。

（2）呼吸顺畅，改善气短和压抑　孕妇在练习瑜伽的过程中，刺激控制荷尔蒙分泌的腺体，增加和加速血液循环，可以很好地控制呼吸，胸闷和气短会有所改善。

（3）改善睡眠，消除失眠　练习瑜伽让准妈妈睡眠更香、消除失眠，怎么躺都别扭的情况不存在了。

（4）控制腹部肌肉力量，缩短产程　通过孕期瑜伽能放松或控制腹部的肌肉，达到扩张骨盆和子宫收缩的目的。这对于缓解或减少生产过程中的痛楚和不适大有帮助，让准妈妈享受缩短产程的幸福。

（5）改善血液循环，缓解身体不适　通过孕期瑜伽的修炼，可以改善准妈妈的血液循环，加强肌肉的力量和伸缩性，增强髋部、脊柱和腹部肌肉来支撑子宫里宝宝的重量，缓解腰酸、背疼，强化关节及肌肉，预防骨骼耗损和肌肉劳累。

（6）提高注意力，减少焦虑　孕期瑜伽呼吸法能放松准妈妈紧张的情绪，使她们更加了解自己的身体及胎儿发育状况，平缓了产前的焦虑、紧张和恐惧，让分娩更加顺利和安全。

（7）建立自信，平和心态　孕期的自信对准妈妈维持心态的平和是非常重要的。孕期瑜伽可以帮助准妈妈树立自信，对于顺产和产后的身材恢复充满期待。

（8）增强身体的平衡感　练习了一段时间之后，准妈妈的整个肌肉组织柔韧度和灵活度将大大提高，即使肚子一天天变大变沉重，也会感觉到身体有一股平衡的力量在支撑着。因此准妈妈将不会再为走路打晃儿不稳而担心！

（9）让胎宝宝健康成长　孕期瑜伽能够给予胎儿适当而温和的刺激和按摩，增加了胎儿接触外界的机会，从而使胎儿变得更加灵活敏感、健康苗壮。

（四）音乐胎教

音乐胎教的方法：

方法 1：触压拍打法

实施月份：怀孕 4 个月以后，在抚摸的基础上可以进行轻轻地触压拍打练习。

具体做法：孕妇在欣赏音乐时，可采用平卧姿势，先了解乐曲的内涵边欣赏边联想，可获得心理上的调节和精神上的享受。同时放松腹部，先用手在腹部从上至下、从左至右来回抚摸，并用手指轻轻按下再抬起，然后轻轻地做一些按压和拍打的动作，给胎宝宝以触觉地刺激。刚开始时，胎宝宝不会做出反应，准妈妈不要灰心，一定要坚持长久地有规律地去做。一般需要几个星期的时间，胎宝宝会有所反应，如身体轻轻蠕动、手脚转动等。

方法 2：推动散步法

实施月份：怀孕 6、7 个月以后，当准妈妈可以在腹部明显地触摸到胎宝宝的头、背和肢体时，就可以增加推动散步的练习。

具体做法：准妈妈平躺在床上，给胎儿播放优美抒情的乐曲，与宝宝聊天、讲故事等。同时，全身放松，轻轻地来回抚摸、按压、拍打腹部，同时也可用手轻轻地推动胎宝宝，让胎宝宝在宫内"散散步、做做操"。

方法 3：亲子游戏法

实施月份：怀孕 5 个月以后，有胎动了，就可以进行亲子游戏。

具体做法：每次游戏时，准妈妈先用手在腹部从上至下、从左至右轻轻地有节奏地抚摸和拍打，当胎宝宝用小手或小脚给予还击时，准妈妈可在被踢或被推的部位轻轻地拍两下，一会儿胎宝宝就会在里面再次还击，这时准妈妈应改变一下拍的位置，改变后的位置距离原拍打的位置不要太远，胎宝宝会很快向改变的位置再做还击。当然在游戏的过程中，放一些优美、动听的歌曲来促进自己与宝宝的交流，这样反复几次，别有一番情趣在其中。

（五）保健

孕妇一定要多运动，不但可以使分娩过程变得轻松，而且对于控制体型、预防妊娠糖尿病、高血压都有好处。推荐的运动如下：①散步，尤其是餐后半小时散步；②游泳；③练瑜伽。另外，孕妇每天应该睡觉达到 10 个小时，作息要有规律，不可以晚睡早起或不用早餐。睡觉姿势侧卧最佳，左右均可，以左侧较好，但因人而异，只要侧卧就可以。

(六)孕期检查的内容与必要性

一般而言，孕妇从16~18周期间应到医院建立档案，之后就开始例行孕前检查。孕检的频率如下：孕28周以前每4周检查一次，孕36周以前每2周检查一次，孕36周以后每周检查一次。特别强调的是遇到有身体不舒服的一定要随时就诊，千万不要不在乎，也不要自己乱用药或是用家里老人的偏方什么的。还有好多孕妇在孕早期、孕中期检查都很积极，但到了孕晚期觉得宝宝已经长成了，只要自己没觉得不舒服，就不去医院检查，这是非常不对的，因为存在妈妈正常，但宝宝在子宫内生存内环境的情况并不十分清楚，所以到了孕晚期，一定要每周都去医院做检查。

(七)孕期检查的各项内容

(1)每次孕检都要进行的项目　①血压和体重，检查这两项对于控制和预防妊娠期糖尿病和高血压有很好的作用；②尿常规主要是检查尿蛋白的指标；③血常规主要检查准妈妈的血色素指标。

(2)B超检查　孕16周至24周期间，必须做第一次B超筛查，这次筛查主要是胎儿重大致死致畸筛查。

(3)但糖检测　孕24周至28周，必须对孕妇做血糖检测，对是否有糖尿病进行筛查。

(4)孕32周的体检　孕32周的检查最详细、最全面，应包括：①B超确定宝宝的生长发育是否符合孕周，如果不符合，医生会做相应的治疗调节；②确定胎位，为分娩做准备，臀位的可能性只有8%，若最后分娩前宝宝还是臀位，就只能行剖宫产；③测量骨盆。

(5)胎心监测　孕妇应该从20周开始关注宝宝的胎动了，最理想的是每天早、中、晚各1小时数胎动，每小时宝宝动3次以上属于正常，尤其是在孕晚期，更为重要，而且，越到晚期，孕妇定期检查，每天监测胎动和胎心就是既方便又有效的手段。

(6)36周以后需要注意的事项　①阴道出血：第一种情况，无痛出血，这可能是由于胎盘前置造成的。第二种情况，有疼痛的出血，这可能是由于胎盘早剥造成的，或是妊娠高血压造成的，出现这两种情况，无论出血量多少，一定要高度警惕，及时到医院请医生做检查并做相应的处理。②阴道出水，这有可能是羊水破了，有分娩的预兆，这时一定要马上躺下，让家人抬到医院来，羊水要是流没了，宝宝就危险了；③及时监测胎动，孕晚期的胎动要比中期的次数减少，准妈妈应该在早中晚各抽1个小时进行监测，每小时胎动要大于3次、宝宝胎动次数的规律是：早晨偏少，中午居中，晚上多，妈妈们要对每天相同时间的胎动次数进行比较，发现异常，立即就医；④宫缩：孕晚期宫缩的频率会上升，但准妈妈要注意区分分娩前的宫缩和普通的宫缩，不要慌乱，不要认为只要出现宫缩就是要分娩了。

(八) 分娩

自然分娩主要内容概括如下：①一般胎儿在 37~42 周出生为足月分娩；②见红不等于分娩，分娩的标志是规律宫缩即宫缩 10 分钟发生 1~2 次每次持续半小时左右；③分娩的主要过程分为两步：第一步，从规律宫缩到宫口开全大概需要 12 个小时；第二步，从宫口开全到婴儿娩出大概需要 2 个小时。分娩主要过程如表 4-1 所示。

表 4-1 分娩主要过程

产程分期	第一产程	第二产程	第三产程
起止	从规律宫缩到宫口开全	从宫口开全到胎儿娩出	从胎儿娩出到胎盘娩出
初产妇	11~12 小时	1~2 小时	5~15 分钟，不超过 30 分钟
经产妇	6~8 小时	几分钟到 1 小时	

八、孕妇学校的教学框架

(一) 孕期常见身体不适的缓解方法

(1) 概述　这一讲重点向孕妇讲解妊娠期器官功能系统会发生哪些变化和常见的生理性症状和体征，同时还要介绍如何识别异常表现和缓解身体不适的方法，帮助孕妇理解妊娠分娩是人类繁衍的自然过程。

(2) 目的　①了解孕期妊娠生理变化特点；②熟悉和掌握孕期常见的身体不适和缓解方法；③熟悉识别异常病理表现；④掌握体重监测和数脉搏的技能。

(3) 学习内容　①孕期生理变化的特点；②孕期常见的不适和缓解方法；③异常表现的识别。

(二) 产前检查主要内容

(1) 概述　这一讲重点向孕妇讲解产前检查是产前保健的重要内容，可对妊娠结局产生重要影响；介绍不同孕周应做的检查项目以及它们的目的和意义，希望孕产妇能在了解这些信息后遵照医生建议，配合完成检查项目。

(2) 目的　①了解产前检查的目的、次数和主要内容；②理解高危孕产妇的概念；③了解初次产前检查的基本项目和建议项目；④了解孕中、晚期的检查项目。

(3) 学习内容　①讲解概述；②初次产前检查内容；③孕中期检查内容；④孕晚期检查内容；⑤高危妊娠内容；⑥妊娠期需特别注意的情况。

(三) 孕产期心理保健 (优生咨询)

(1) 概述　讲重点向孕妇讲解因分娩而引发的心理变化特点和常见的心理问题，帮助孕妇理解可能的原因和影响因素以及心理保健的重要性，指导孕妇掌握心理问题调整的方法和技能。

（2）目的　①了解孕产期心理保健的重要性；②了解孕产妇心理变化特点；③熟悉孕产期心理问题的原因和影响因素；④掌握常见心理问题的调整技能和方法

（3）学习内容　①孕产妇常见的心理变化；②导致心理问题的原因；③哪些孕产妇容易出现心理问题；④常见心理问题和对应方法；⑤保持孕期积极乐观心理的方法。

（四）孕期生活方式

（1）概述　向孕妇讲解怀孕后在生活方式方面的常见问题与注意事项，涉及个人卫生习惯、主动与被动吸烟、饮酒、饲养宠物、工作压力、环境污染、性生活、妊娠期用药、旅行与出行安全等内容。

（2）目的　①了解孕期与母婴健康相关的生活方式；②了解孕期吸烟、饮酒等不良生活方式的主要危害；③理解并掌握孕期应采纳的健康生活方式。

（3）学习内容　①与母婴健康相关的生活方式；②孕期生活方式指导；③丈夫的参与作用。

（五）孕期营养

（1）概述　向孕妇讲解孕前体重监测孕期体重增长的方法和意义，介绍孕妇不同时期的营养需求，重点介绍孕早、中晚期和哺乳期膳食指南，了解高血压及糖尿病膳食营养原则，掌握均衡营养宝塔及食物交换份方法，帮助孕妇做到食物交换份量的方法，做到平衡膳食，均衡营养，维持孕期体重合理增长，促进母婴健康结局。

（2）目的：①了解孕妇不同时期营养需求；②掌握 BMI 的方法及孕期体重的适宜增长范围；③熟悉并掌握孕期和哺乳期膳食指南；④了解均衡营养的"宝塔式"方案及食物交换份量方法；⑤了解孕期并发症的膳食营养原则。

（3）学习内容　①基本知识；②孕妇的营养需求；③孕期膳食指导；④孕期并发症患者的膳食指导；⑤孕期体重管理；⑥制定适合自己的膳食食谱。

（六）孕产期运动

（1）概述　向孕妇介绍孕期和产后运动的益处，孕产妇适宜和不适宜开展的运动项目，孕期和产后如何进行运动及相应的评估方法与注意事项，并明确孕产期运动的绝对与相对禁忌证。

（2）目的　①了解孕产期运动的益处，孕产期适宜于不适宜开展的运动项目；②掌握开展孕产期运动的具体方法；③了解孕产期运动的分类与运动量评估方法；④理解并掌握孕产期运动的注意事项和禁忌证。

（3）学习内容　①孕期运动的益处；②孕期推荐的运动项目简介；③孕期运动方式选择与实践；④孕期运动的注意事项；⑤产后运动。

（七）自然分娩

（1）概述　向孕妇讲解分娩的大致过程，让准爸爸，准妈妈了解分娩的先兆症状，何时去医院,了解自然分娩的产程分期,待产时的注意事项,分娩过程中有效减轻疼痛加速度产程进展的技巧,以及自然分娩和剖宫产对母婴的影响等内容。

(2)目的　①了解分娩的先兆和决定分娩的四大因素;②了解自然分娩的产程分期;③理解并熟悉待产时的注意事项;④掌握分娩过程中有效缓解阵痛,加速产程进展的技巧。

(3)学习内容　①自然分娩的准备;②决定分娩的四大因素;③分娩的过程;④产时关心的问题;⑤自然分娩与剖宫产。

(八)母乳喂养

(1)概述　向孕妇讲解母乳喂养的好处及促进母乳喂养的措施、技巧,如何保证乳汁充足,手挤奶的方法,母乳喂养的相关问题。

(2)目的　①了解母乳喂养的好处,建立即母乳喂养的信心;②促进母乳喂养成功的主要措施;③掌握母乳喂养的技巧,保证乳汁分泌充足;④了解挤奶的方法及其他母乳喂养常见的问题。

(3)学习内容　①了解母乳喂养的好处。②了解促进母乳喂养的方法、措施、技巧;③母乳喂养的技巧;④挤奶的指征和方法;⑤母乳喂养常见的问题;⑥疾病与母乳喂养。

(九)产褥期保健

(1)概述　向孕妇讲解产褥期保健的相关内容,产褥期妈妈的身体变化、常见问题,及应对措施,使产妇能顺利度过产褥期。

(2)目的　①了解产褥期妈妈的身体变化、常见问题,及应对措施;②掌握并采纳科学坐月子的方式;③了解哺乳期用药及避孕方面的原则及注意事项。

(3)学习内容　①概述;②了解产褥期妈妈的生理变化;③产褥期妈妈的身体变化、常见问题及处理方法;④如何科学坐月子;⑤产后需特别关注的问题。

(十)新生儿保健

(1)概述　向孕妇介绍新生儿期的基本保健知识,涉及喂养、护理、异常识别和常见病的预防,促进新生儿感知觉等方面的内容,让孕妇了解一些新生儿常见异常的表现。

(2)目的　①了解新生儿重点保健内容;②掌握新生儿喂养、护理知识,常见病的预防及异常识别的知识;③将新生儿保健的基本知识和技能传授给孕妇及家人。

(3)学习内容　①新生儿喂养;②新生儿护理;③新生儿生理现象;④新生儿疾病筛查与常见病预防;⑤新生儿伤害预防;⑥促进新生儿发展。

九、孕妇学校教学授课技巧实际操作(PPT、情景演示)

(1)讲授。

(2)头脑风暴。

(3)案例分析。

（4）小组讨论。

（5）示教。

（6）角色扮演。

十、移动互联网时代的健康教育

移动互联网打破了传统的健康教育方式，将手机、IPAD 等终端通过无线技术上网接入互联网，实现移动上网，不仅实现人与人之间的连接，还实现了人和设备、设备和设备之间，甚至人和服务之间都产生了连接，实现随时随地的学习，为孕产妇及家庭提供了妇幼健康教育和健康管理的新型模式。

传统的健康科普知识宣教由师资、教材、孕产妇及其亲属等要素组成：

健康教育工作中教师多为兼职教师，自身健康教育宣教能力的提升迫在眉睫，孕产妇及家属则存在没有学习意识，到课率不高等不足。进入移动互联网时代，这些问题迎刃而解，应用移动互联网，将传统的教材和新型同步课程的移动应用相结合，把孕产妇碎片的时间利用起来，对孕产妇及其亲属进行健康普及和教育；应用微信公众平台，指导临床医生开展健康科普教育，起到了事半功倍的效果。

（一）移动互联网在健康教育工作中的应用

一是微信及健康服务，现阶段使用微信在医疗领域的健康服务极为广泛，近 100 家医院上线微信全流程就诊，超过 1200 家医院支持微信挂号，服务累计超过 300 万患者，为患者节省超过 600 万小时的时间。

二是健康教育的工具，各种妇幼健康移动应用应运而生，常见的有母婴类、育儿类、医疗类的 APP 应用。

三是孕产期健康管理的工具，医院、营养机构、学校、幼儿园都在使用各类健康管理软件，提供全面的营养信息服务，定制营养解决方案。现阶段更有细化的孕产妇版、妇幼版、儿保版、团体配餐等多种健康管理软件(图 4-7)。

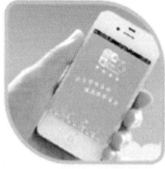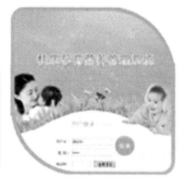

图 4-7　互联网教育

1. 微信孕校

应用微信自媒体公众平台，把优质的科普知识以大众接受的传播方式传递，对健康教育工作是很好的助力。

2. 订阅号

打造了与孕妇学校教材课程同步，涵盖孕育各时期科普知识咨询与学习的公众平台。实现了孕产妇及家庭应用文字、图片、语音、社区进行全方位沟通、互动的平台。

为各级医疗机构提供了应用微信服务的模板，指导临床医生开启健康科普教育新模式，更好地展现医院服务、科普宣教、孕产妇互动中心的平台。

微信孕校的使用，拉近了与孕产妇及其亲属的距离，为孕产妇及其亲属提供了科学、准确的孕产期资讯和咨询服务；微信孕校更建立起了直接对话的桥梁，使健康教育服务更加贴心，是快乐孕育健康教育的重要辅助工具。

3. 孕妇学校健康教育 APP

依据标准化的《孕妇学校高级教程》内容，制作同步课程的移动应用，以动画、短片形式展现，开通医生与孕产妇及其亲属间的咨询平台，建立起实时、在线沟通的桥梁，通过无线技术连接，实现健康教育广泛的传播和随时随地的互动，打造了一个移动在线健康教育平台。

4. 孕期体重与营养管理系统 VIILIFE

专为医疗机构研发的基于移动互联网、物联网的营养管理系统，由智能设备、移动应用和营养分析软件组成，应用于临床母婴健康管理，为孕产妇及其亲属提供在线、实时的健康数据记录、分析和管理。

（二）体重与营养管理系统的组成

由 WEB 端体重与营养管理软件、移动端 APP 应用、微信端和智能体重秤组成，是唯一一款 WEB、APP、微信与智能硬件连相接的全媒体健康教育融合平台（图 4-8）。

WEB 端体重与营养管理软件，与现阶段临床应用的营养软件功能一致，新增应用移动互联网技术，引入了移动 APP 应用及微信服务，接入了智能体重秤，帮助孕产妇记录饮食，节省了传统的膳食调节时间，方便医生对孕产妇进行孕期营养管理和指导，实现多次营养分析。

（三）体重与营养管理系统的功能

体重与营养管理系统是专为母婴设计，用于临床母婴健康领域的全方位垂直生态健康管理平台，由权威医疗机构和医生专家，根据云端数据提供个性化营养分析服务平台，用移动设备完成基础膳食调查，简单、方便、快捷，可操作性极强。

随着移动互联网的发展，医疗健康领域的健教工作一切都成为可能，移动互联网下快乐孕育应用了智能终端、健康教育 APP、微信孕校和健康营养管理软件，充分发挥了移动互联网的特性，服务于全国各级医疗机构、妇幼保健机构、妇幼健康服务机构，为中国孕产妇提供全面、准确、科学的健康教育产品及服务，搭建起妇幼健康教育领域唯一的全媒体融合平台（图 4-9）。

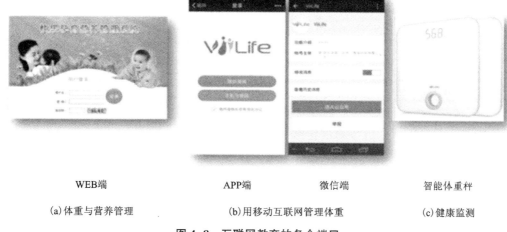

WEB端	APP端	微信端	智能体重秤
(a)体重与营养管理	(b)用移动互联网管理体重		(c)健康监测

图4-8　互联网教育的各个端口

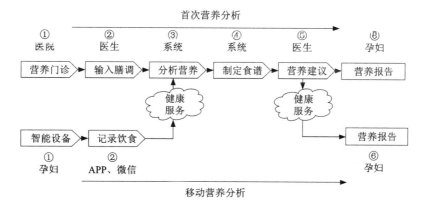

图4-9　全媒体融合平台

课程思政

　　健康教育的核心是教育人们树立健康意识、促进人们养成良好的行为生活方式，以降低或消除影响健康的危险因素。孕妇学校可按孕前、孕期、分娩期、产褥期、新生儿期等几个阶段进行有计划、有组织、有评价的教育活动，改善和促进个体的健康，确保母子平安。

第三节 孕期营养

预习案例

1 个月的胎宝宝像一只小蝌蚪,第 4 周时出现心脏,又过 1 周出现肢体萌芽,眼睛、耳朵随着出现,肺、肝也开始出现雏形,人脑重量增加很快,明显快于其他动物中,在中孕期胎儿发育的特点是什么?

孕期营养是指由于胎儿的生长发育以及母体内的物质代谢和各器官系统功能的适应性变化,对营养的要求因而更加严格,此时期营养不足或过剩将影响母亲的健康和胎儿的发育。良好的营养,有利于保证母体自身的营养要求,有利于保证胎儿及婴儿生长发育的要求,有利于减轻妊娠反应,防止妊娠并发症及难产的发生,也为分娩和产后哺乳做好充分的营养储蓄。

一、妊娠期的生理特点

妊娠期:卵子受精后在母体内发育为一个成熟婴儿的过程(图 4-10~14)。
孕早期:怀孕后 1~3 个月。
孕中期:怀孕后 4~6 个月。
孕晚期:怀孕后 7~9 个月。

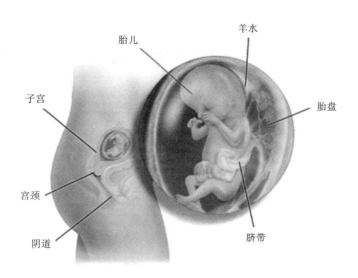

子宫　胎儿　羊水　胎盘　宫颈　阴道　脐带

图 4-10　胎儿(1)

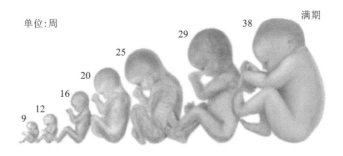

胎儿的发育

图 4-11　胎儿(2)

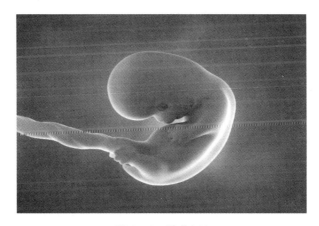

图 4-12　胎儿(3)

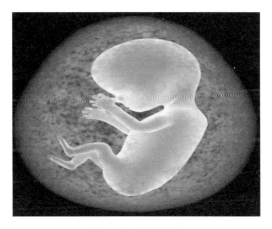

图 4-13　胎儿(4)

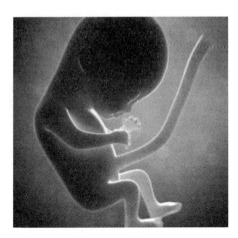

图 4-14　胎儿(5)

二、胎儿发育特点

(一)早孕期胎儿发育特点

1 个月的宝宝像一只小蝌蚪,第 4 周时出现心脏,又过 1 周出现肢体萌芽,眼睛、耳朵随时出现,肺、肝也开始出现雏形,人脑重量增加很快,明显快于其他动物。两个月时,胎芽呈"C"型,宝宝大部分是头,大脑已形成,能较清晰地看出手脚、眼、口等部分,眼睛的晶状体开始生长。3 个月时手指脚趾指甲长出但很柔软嘴巴中长了 20 个芽(以后变成牙齿)。小生命进入第 3 个月(8~11 周)时,开始被称为胎儿。第 8 周初胎头占整个胎儿全长的 1/2,以后生长加快,至第 12 周末身体重要增加 1 倍。内脏系统已开始具有功能,能吞咽羊水,变成尿液排泄出来。第 9 周时,男女胎儿外阴大致相似,至第 12 周末,已显示成熟胎儿男女外阴的形态。脐带胎盘完成发育好。

(二)中孕期胎儿发育的特点

怀孕 16 周的时候,胎儿在母亲的宫腔内有呼吸运动,并出现胎动。胎儿传来第一个信息是可以在腹部听到胎心音,为 120~160 次/分。胎儿已具备听力,能听见声音。到 20 周末的时候,宝宝可以吞咽羊水和排尿,而且在其肠道中有胎粪形成。24 周末,胎儿皮下脂肪开始沉积,眉毛、眼睫毛都开始长出来。到了 28 周末的时候,胎儿身上的胎毛、胎脂都是比较丰富的。如果这个时期早产出来的孩子,容易出现呼吸窘迫综合征,简称为 RDS。整个孕中期器官增殖发育,孕 10~18 周神经元细胞开始分裂增殖、骨骼开始骨化。

(三)晚孕期胎儿发育的特点

32 周末胎体开始丰满,面部的毳毛开始脱落。36 周末的时候,胎儿面的皱褶开始消失，他的啼哭和呼吸能力都非常强，这时候如果胎儿分娩了，成活率还是比较高的。到了妊娠 40 周末的时候，胎儿就完完全全长成一个发育成熟的一个待出生的新生儿。晚孕期胎儿发育最大特点是生长发育加快，细胞体迅速增加，大脑增值达到一个高峰。

三、妊娠期营养的重要性

1. 孕妇原来的基本情况

要注意孕妇过去、现在膳食情况，既往有无肠道疾病史，有无甲亢或糖尿病病史，有无食物过敏史，妊娠后饮食习惯有无改变，早孕反应对饮食的影响程度等。

2. 孕妇的饮食计划

帮助孕妇制定合理的饮食计划，以满足自身和胎儿的双重需要，并为分娩和哺乳做准备。孕前平衡膳食和妊娠期营养见图 4-15~16。

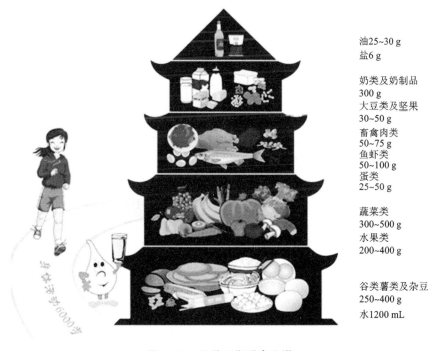

油25~30 g
盐6 g

奶类及奶制品
300 g
大豆类及坚果
30~50 g
畜禽肉类
50~75 g
鱼虾类
50~100 g
蛋类
25~50 g

蔬菜类
300~500 g
水果类
200~400 g

谷类薯类及杂豆
250~400 g
水1200 mL

图 4-15　孕前平衡膳食宝塔

（1）热量　妊娠早期热量的需要量增加不多，每日约增加 200 kPa，妊娠中、晚期热量需要量增加，每日增加 200~400 kPa，需注意热量增加适度，尤其是妊娠晚期孕妇活动减少，以免胎儿过大，增加难产的可能。恰当安排膳食三大营养素所占比例，一般糖类（碳水化合物）占总热量的 60%~65%，脂肪占 20%~25%，蛋白质占 15%。

（2）蛋白质　蛋白质需要通过饮食获得，如蛋白质摄入不足不仅影响胎儿体格生长、发育，而且影响胎儿的大脑发育，同时可使孕妇的贫血，妊高症的发病率增加，建议孕妇从妊娠期开始，增加蛋白质摄入量，孕早期每天约增加 5 g，中期每日增加 10 g，晚期增加 15 g 为宜。

（3）脂肪　脂肪可提供热量和促进脂溶性维生素的吸收。必需脂肪酸对维持正常的生殖很有必要，有利于胎儿器官发育。

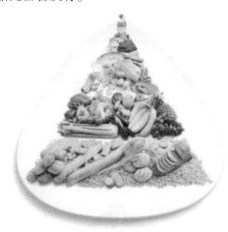

图 4-16　妊娠期营养

（4）矿物质

1）铁：孕妇饮食当中的铁含量不足，易发生缺铁性贫血。因此孕妇应多食一些动物肝脏、瘦肉、豆类、蛋黄及各种绿叶蔬菜等含铁较多的食品。

2）钙和磷：钙对骨、牙的发育，肌肉的收缩，心肌功能，神经—肌肉的正常传导等有多种作用。若孕妇长期缺钙，则影响胎儿骨骼的正常发育，新生儿出现骨质钙化不良，骨质较透明、组织内钙水平下降，体重下降，易患维生素 D 缺乏病（佝偻病），甚至出现死胎。这就要求孕妇体内必须吸收和保留一定量的钙、磷（钙 200 mg，磷 100 mg）。钙在体内不宜被吸收，因此要注意饮食搭配，多食豆类、瘦肉及海产品等。含钙、磷丰富的食物有：乳及乳制品，含草酸少的蔬菜和豆类，虾米、虾皮、骨粉等。

3）碘：妊娠期孕妇和胎儿的新陈代谢较高，甲状腺功能旺盛，碘的需要量增加，要多食一些含碘多的食品，如海带、紫菜等。

4）锌：缺锌的影响将导致 DNA 和含有金属的酶合成发生障碍，抑制 DNA 的合成，导致核酸的合成能力下降，神经管及其他细胞的有丝分裂时间延长，神经管等细胞数目减少以及由之而来的形态发育异常。在怀孕的最初几天发生缺锌，则出现着床和卵裂及胚泡形成障碍，影响第二性征的发育。动物性食物、谷类和豆类食品含锌多。

5）锰：对维持动物的正常骨骼发育，繁殖、神经系统及智力都很重要。缺锰的危害：①使后代产生多种畸变。对骨骼影响最大，常出现关节严重变形，而且病死率较高；②子代容易出现先天性共济失调或运动失调。③引起体内线粒体的结构异常，功能下降，含有锰的超氧化物歧化酶的活力下降，影响到脑的功能下降，造成显著的智力低下。④引起后代癫痫或患抽搐症。因此，应适当摄入锰，谷类、豆类、干果类和叶菜类食物锰含量较高。

（5）维生素　妊娠期间孕妇对维生素的需要量也增加。各种维生素，如维生素 A、维生素 C、B 族维生素及维生素 D 等，对孕妇及胎儿的发育是有利的，尤其是胎儿的骨骼和牙齿的发育。适当地补充维生素可防止流产、早产或胎儿畸形的发生。孕妇可从食物当中获取维生素，多食动物的肝肾、鱼、肉、蛋、奶及新鲜的瓜果、蔬菜等，常到户外活动，接受阳光照射。蔬果类的各种维生素见图 4-17。

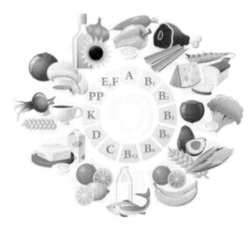

图 4-17　蔬果类的各种维生素

（6）妊娠期营养的重要性

1）保证母体自身的营养需求。

2）保证胎儿生长发育的需求。

3）减少妊娠反应，妊娠并发症及难产的发生。

4）为分娩和产后哺乳做好充分的营养储备。

5）为此，应当注意孕妇在妊娠早期、中期、晚期饮食营养科学调配。

扩展一：孕期营养的影响

（一）对孕产妇的影响

1.营养不足的影响

（1）营养不足性疾病（贫血、低蛋白血症等）。

（2）诱发妊娠并发症（子痫前期、早产等）。

（3）分娩时容易出现宫缩乏力、产后出血等。

（4）产后虚弱、易感染及母乳不足。

2.营养过剩的影响

（1）孕期脂肪堆积过多，产后难以恢复体形，易从此成为肥胖者。肥胖与高血压、糖尿病、心血管疾病等密切相关。

（2）增加难产、剖宫产和产后出血的概率。

(二)影响胎婴儿的健康

胎儿易发展为巨大儿,并在分娩中易造成产伤。脂肪过多,体重增加,胎儿过大,而且可导致儿童肥胖及代谢综合征、中老年期高血压、高血脂、心血管疾病发生率升高。但是,各种营养素缺失会导致各种疾病发生。

缺乏叶酸:胎儿神经管畸形、脑积水、无脑儿、脊柱裂。

缺乏蛋白质:心血管畸形、先天性心脏病等。

缺乏铁:生理性贫血、分娩时大出血。

缺乏锌:胎儿宫内发育迟缓。

扩展二:各种食物中的营养素

参考围产期母婴护理临床指南。

富含蛋白质:鱼、瘦肉、奶类、蛋类、豆制品等。

富含铁:动物肝脏、瘦肉等。

富含铁:牛奶、干贝、海带、紫菜、虾皮、油菜等。

富含锌:坚果、杏仁、核桃、开心果、花生等。

富含维生素、矿物质:胡萝卜、青椒、南瓜、菠菜、番茄、水果等。

水果:苹果、柑橘、西瓜、梨等。

扩展三:孕期营养与体重管理

妊娠以后,每日所吃的食物除了维持自身的机体代谢所需要的营养物质外,还要供给体内胎儿生长发育所需。妊娠期所需营养必须高于非妊娠期。

妊娠期孕妇体重的增加包含两大部分:一是妊娠产物,包括胎儿、羊水和胎盘;二是母体组织的增长,包括血液和细胞外液,是增加子宫和乳房的发育及母体为泌乳而储备的脂肪及其他营养物质。其中胎儿、胎盘羊水增加,血浆容量增加及增大的乳房和子宫被称为必要的体重增加。因此,适时控制和监测孕妇体重变化,有利于促进母儿健康。

扩展四:妊娠的护理

(一)护理评估

(1)健康史　包括既往史、现病史、月经史、婚育史、个人史及家族史。

(2)生理状况　了解孕前体重、身高、营养状况及饮食状态,夫妻双方健康状况。

(3)辅助检查　血尿常规、血液中相关营养指标测定,胎儿B超等。

(4)高危因素　有无高血压、心脏病、肾病、糖尿病等疾病,有无巨大儿、低体重儿等孕产史。

(5)心理社会　有无焦虑、抑郁、偏食等心理问题及对孕期营养知识的了解与需求情况。

（二）观察要点

（1）营养状况　饮食习惯、饮食结构；营养不良与营养过剩等。
（2）体质指数　监测体重及体质指数（BMI）变化情况。

（三）护理措施

（1）建立档案　建立妊娠期孕妇营养与体质量监测档案。
（2）测身高　第一次产检时测量即可。
（3）测体重　妊娠期每周监测孕妇体重变化，计算体质指数。体质指数（BMI）= 体质量（kg）/身高的平方数（m^2）。
（4）观察孕妇营养状况　运用营养监测软件对孕妇进行营养测评。
（5）管理指导　根据评估结果和营养测评情况给予个性化的孕期营养和体重管理指导。

（四）健康指导

1. 妊娠期营养原则
（1）各种营养素的供给应充足。
（2）食物多样化，避免偏食。
（3）食物以清淡为主，不要摄入过多的糖、盐和油。
（4）摄入充足的水分。
（5）少食多餐。
（6）新鲜的蔬菜、水果。
（7）少吃快餐及方便食品。
（8）腌制、腊制、熏制食品、松花皮蛋等应少吃。
（9）碳酸饮料及可乐型饮料应少饮用。
（10）动物肝脏营养丰富，应每周吃 1~2 次，但不可食用过多，以免过量。
（11）牛奶及奶制品中含有优质蛋白及吸收率很好的钙，所以应每日摄入 250~800 mL。
（12）怀孕期间不可以减体重，不要饮浓茶，适量饮用咖啡。

2. 孕妇膳食指导
（1）妊娠前期膳食指导　为降低出生缺陷、提高生育质量，保证妊娠成功，夫妻双方都应做好妊娠前营养准备。在计划妊娠前 3~6 个月应接受合理膳食的健康生活方式指导；多摄入富含叶酸的食物或补充叶酸；常吃含铁丰富的食物；保证摄入加碘的食盐，适当增加海产品的摄入；戒烟、禁酒。
（2）按妊娠期指导　妊娠分三期，每 3 个月为一期。怀孕头 3 个月为第一期，是胚胎发育的初期，此时孕妇体重增长较慢，故所需营养与非孕时近似。至第二期即第 4 个月体重增长迅速，母体开始储存胎脂及部分蛋白质，此时胎儿、胎盘、羊水、子宫、乳房、血容量等都迅速增长。第二期增加体重 4~5 kg，第三期约增加 5 kg，总体重增加约 12 kg。

（3）按体重指导 体重自我管理，教会孕妇计算 BMI，根据 BMI 值判断体重增长是否在正常范围，结合营养咨询给出的个性指导方案，调整饮食结构、量及比例。

以上可参考表 4-2 所示内容。

表 4-2 妊娠期体重护理指导

孕前 BMI		总体体重增长范围（kg）	孕中晚期体重增长平均范围（kg/w）
体重不足	<18.5	12.5~18	0.51（0.44~0.58）
标准体重	18.5~24.9	11.5~16	0.42（0.35~0.50）
超重	25.0~29.9	7~11.5	0.28（0.23~0.33）
肥胖	≥30.0	5~9	0.22（0.17~0.27）

（五）注意事项

（1）孕妇身高小于 145 cm 常伴有骨盆狭窄，应高度关注。

（2）对待孕妇要有耐心，指导要详细，表述要明确。

（3）积极鼓励孕产妇加强孕期营养，合理规划膳食。

（4）做好孕妇亲属的沟通工作，协助进行妊娠期营养和体质量管理。

扩展五：营养的基本概念

（1）营养 是指机体摄取食物，经过消化、吸收、代谢和排泄，利用食物中的有益成分构建组织器官、调节各种生理功能，维持正常生长、发育和防病保健的过程。

（2）营养素 是维持正常生命活动所需摄入生物体的食物成分。营养素分蛋白质、脂类、糖类（碳水化合物）、维生素、矿物质（无机盐）和水共 6 大类。这些营养素中一部分不能在体内合成，必须从食物中获得，称为"必须营养素"，另一部分可以在体内由其他食物成分转换生成，称为"非必须营养素"。

（3）膳食营养素参考摄入量（DRIs） 是一组每日平均膳食营养素摄入参考值，它是在推荐的营养供给量（DRAs）基础上发展起来的，包括四项内容，即平均需要量（EAR）、推荐摄入量（RNI）、适宜摄入量（AI）和可耐受最高摄入量（UL）。

第四节　孕期体检与健康管理

孕期体检与健康管理包括对孕妇的定期产前检查、指导妊娠期营养和用药、旅行与工作、活动与休息，及时发现和处理异常情况对胎儿宫内情况进行监护、保证孕妇和胎儿的健康直至安全分娩。

科学的孕期健康与健康管理过程可监测胎儿发育和宫内生长环境，监护孕妇各系统变化，促进健康教育与围产期咨询，提高妊娠质量，减少出生缺陷，是确保母儿健康与安全的重要措施。

孕期体检

孕期体检是指女性在怀孕期间的专项检查。主要包括身高、体重、血压、腹围、妇科门诊、乳房检查、骨盆外测量、血型、贫血检查、心电图、梅毒血清反应检查等，有助于了解胎儿是否健康。

【评估】

一、健康史

健康史按表4-3所示项目评估。

表4-3　健康史评估项目

评估项目	具体内容	高危因素
年龄	询问年龄	<18岁或≥35岁，≥35岁为高龄孕妇
职业	了解职业及工作性质	接触有毒物质或放射线等工作
本次妊娠经过	早孕反应；胎动开始时间及变化；饮食、睡眠及活动；尿频等症状	病毒感染、用药史、阴道流血、头痛、眼花、心悸气促、下肢水肿
推算及核对预产期（EDC）	按末次月经（LMP）第一天算起，月份减3或加9，日数加7	
月经史/孕产史	初潮年龄、月经周期；孕产史、末次分娩或流产的时间或转归	难产史、死胎死产史、产后出血史

二、全身评估

（一）全身检查

全身检查按表4-4所示检查项目。

表 4-4　全身检查项目

评估具体内容	高危因素
观察发育、营养、精神状态、身高、步态等	身材矮小者(145 cm 以下)常伴有骨盆狭窄
测量血压	≥140/90 mmHg 属病理状态
测量体重,计算体重指数(BMI),评估营养状况 体重指数(BMI)=体重(kg)/[身高(m²)]	妊娠晚期体重每周增加不超过 500 g,超过者注意水肿情况并检查心肺功能
观察乳房发育情况,为哺乳做好准备	乳头大小、乳头凹陷等
观察脊柱及下肢的情况	有无畸形

(二)专科检查

1.腹部检查

腹部检查内容及判断可参考表 4-5 及图 4-18 所示。

表 4-5　腹部检查内容及判断

评估项目	内容	具体判断
视诊	注意腹形及大小,腹部有无妊娠纹、手术瘢痕和水肿	腹部过大者,应考虑双胎、羊水过多、巨大儿的可能;腹部过小、子宫底过低者,应考虑胎儿生长受限、孕周推算错误等;如孕妇腹部向前突出(尖腹,多见于初产妇)或向下悬垂(悬垂腹,多见于经产妇)应考虑有骨盆狭窄的可能
触诊	四部触诊法:检查子宫大小、胎产式、胎先露、胎方位及先露是否衔接(图 1-4)。在做前三步手法时,检查者面向孕妇,做第四步手法时,检查者应面向孕妇足端注意腹壁肌肉的紧张度,有无腹直肌分离,注意羊水量的多少及子宫肌的敏感度	第一步手法:检查者双手置于子宫底部,了解子宫外形并摸清子宫底高度,估计胎儿大小与妊娠月份是否相符。然后以双手指腹相对轻推,判断子底部的胎儿部分,如为胎头,则硬而圆且有浮球感,如为胎臀,则软且宽且形状略不规则
		第二步手法:检查者两手分别置于腹部左右两侧,一手固定,另一手轻轻深按检查,两手交替,分辨胎背及胎儿四肢的位置。平坦饱满者为胎背,确定胎背是向前、侧方或向后;可变形的高低不平部分是胎儿的肢体,有时可以感觉到胎儿肢体活动
		第三步手法:检查者右手置于耻骨联合上方,拇指与其余 4 指分开,握住胎先露部,进一步查清是胎头或胎臀,并左右推动以确定是否衔接。如先露部仍高浮,表示尚未入盆;如已衔接,则胎先露部不能被推动
		第四步手法:检查者两手分别置于胎先露部的两侧,向骨盆入口方向向下深压,再次判断先露部的诊断是否正确,并确定先露部入盆的程度
听诊	胎心音在靠近胎背侧上方的孕妇腹壁上听得最清楚	枕先露时,胎心音在脐下方右或左侧;臀先露时,胎心音在脐上方右或左侧;肩先露时,胎心音在部下方听得最清楚。当腹壁紧、子宫较敏感、确定胎背方向有困难时,可借助胎心音及胎先露综合分析判断胎位

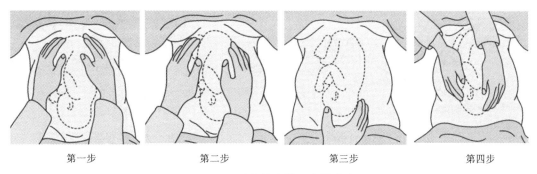

第一步　　　　　　　第二步　　　　　　　第三步　　　　　　　第四步

图4-18　胎位检查的四步触诊法

2. 骨盆测量

了解骨产道情况，以判断胎儿能否经阴道分娩。分为骨盆内测量和骨盆外测量两种。

（1）骨盆内测量　骨盆内测量可参考表4-6及图4-19~23。

表4-6　骨盆内测量

评估项目	测量方法	正常值
对角径 （diagonal conjugate，DC）	耻骨联合下缘至骶岬前缘中点的距离，对角径值减去1.5~2 cm 为骨盆入口前后径长度，又称真结合径（conjugate vera）。检查者将一手的示指、中指伸入阴道，用中指尖触到骶岬上缘中点，示指上缘紧贴耻骨联合下缘，另一手示指固定标记此接触点，抽出阴道内的手指，测量中指尖到此接触点距离即为对角径。	12.5~13 cm
坐骨棘间径 （interspinous diameter）	测量两坐骨棘间的距离，测量方法是一手示指、中指放入阴道内，分别触及两侧坐骨棘，估计其间的距离	10 cm
坐骨切迹（incisura ischiadica）宽度	代表中骨盆后矢状径，其宽度为坐骨棘与骶骨下部间的距离，即骶棘韧带宽度。将阴道内的示指置于韧带上移动，若能容纳3横指为正常，否则属中骨盆狭窄	5.5~6 cm
出口后矢状径 （posterior sagittal diameter of outlet）	为坐骨结节间径中点至骶骨尖端的长度。检查者戴指套的右手示指伸入孕妇肛门向骶骨方向，拇指置于孕妇体外骶尾部，两指共同找到骶骨尖端，将骨盆出口测量器一端放在坐骨结节间径的中点，另一端放在骶骨尖端处	8~9 cm

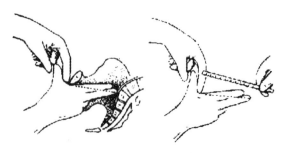

图 4-19　测量对角径

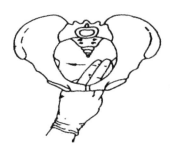

图 4-20　测量坐骨棘间径

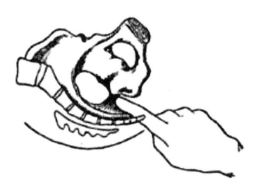

图 4-21　测量坐骨切迹宽度

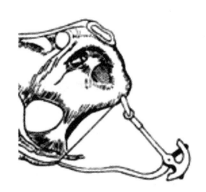

图 4-22　测量出口后矢状径

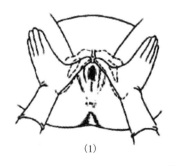

（1）

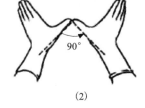

（2）

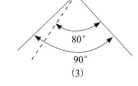

（3）

图 4-23　测量耻骨宫角度

（2）骨盆外测量　骨盆外测量可参考表 4-7 内容及图 4-24 所示。

表 4-7　骨盆外测量

评估项目	测量方法	正常值
髂棘间径（interspinal diameter，IS）	孕妇取伸腿仰卧位，测量两侧髂前上棘外缘的距离	23～26 cm
髂嵴间径（intercrestal diameter，IC）	孕妇取伸腿仰卧位，测量两侧髂嵴外缘最宽的距离	25～28 cm

续表 4-7

评估项目	测量方法	正常值
骶耻外径(external conjugate, EC)	孕妇取左侧卧位，右腿伸直，左腿屈曲，测量第5腰椎棘突下凹陷处至耻骨联合上缘中点的距离；此径线可间接推测骨盆入口前后径长短，是骨盆测量最重要的径线	18~20 cm
坐骨结节间径(transverse outlet, TO)	孕妇取仰卧位，两腿屈曲，双手抱膝。测量两侧坐骨结节内侧缘之间的距离	8.5~9.5 cm 平均值9 cm
出口后矢状径（posterior sagittal diameter of outlet）	坐骨结节间径中点至骶骨尖的距离，出口横径与出口后矢状径之和大于15 cm者，一般足月胎儿可以娩出	8~9 cm
耻骨宫角度(angle of pubic arch)	用两拇指尖斜着对拢，放于耻骨联合下缘，左右两拇指平放在耻骨降支的上面，测量两拇指之间的角度即为耻骨弓角度	正常90°，小于80°

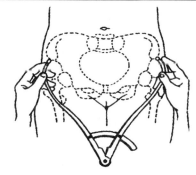
测量髂棘间径

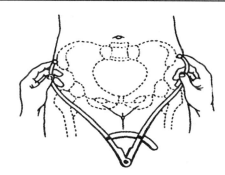
测量髂嵴间径

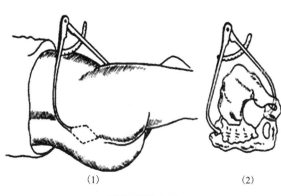
（1） （2）
测量骶耻外径

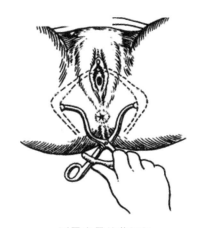
测量坐骨结节间径

图 4-24 骨盆外测量

注：已有充分的证据表明测量髂棘间径、髂嵴间径、骶耻外径并不能预测产时头盆不称，无需常规测量

(三)产前筛查

产前筛查(prenatal screen)是指采用经济、简便、无创或创伤小的检测方法,检出子代具有先天性缺陷或遗传性疾病高风险的孕妇。产前筛查不是确诊方法,产前筛查阳性结果代表患病的风险增加,需进一步进行产前诊断才能确诊疾病;筛查阴性结果提示风险未增加,并非绝对正常。

产前筛查方案应符合下列标准:①被筛查疾病在被筛查人群中应有较高的发病率并严重影响健康,筛查出后有治疗或预防的方法;②筛查方法应是非创伤性的、容易实施且性价比好,统一,易推广;③易为被筛查者接受,被筛查者应自愿参与,做到知情选择;④为被筛查者提供全部有关的医学信息和咨询服务。

常见筛查内容:

1.唐氏综合征

(1)妊娠早期筛查　常采用孕妇血清学检查、超声检查或者二者结合检查。超声检查的指标有胎儿颈项透明层和胎儿鼻骨。联合血清学和糖尿病筛查(NT)的方法,对唐氏综合征的检出率在85%~90%。

(2)妊娠中期筛查　通常采用孕妇血清学筛查,有二联法、三联法和四联法,通常采用三联法,即甲胎蛋白(AFP)、绒毛膜促性腺激素(hCG)和游离雌三醇(E_3)。唐氏综合征患者AFP降低、hCG升高、E_3降低,根据三者的变化,结合孕妇年龄、孕龄等情况,计算出唐氏综合征的风险度。

2.神经管畸形

(1)血清学查筛查　在孕14~22周进行,90%患者的血清和羊水中的AFP水平升高,可将血清的AFP作为神经管畸形的筛查指标。约95%的神经管畸形患者无家族史,且影响孕妇血清AFP水平的因素,包括孕龄、孕妇体重、种族、糖尿病、死胎、多胎、胎儿畸形、胎盘异常等。

(2)超声检查　99%的神经管形可通过妊娠中期的超声检查获得诊断,而且3%-5%的神经管畸形患者因为非开放性畸形,羊水AFP水平在正常范围,因此孕妇血清AFP升高但超声检查正常的患者不必做羊水检查AFP。

3.胎儿结构畸形

主要通过超声对胎儿的器官进行系统的检查,检查的时间在妊娠18~24周期间,其目的是发现严重致死性畸形无脑儿、严重脑膨出、严重开放性脊柱裂、严重胸腹壁缺损并内脏外翻、单腔心、致死性软骨发育不良等疾病。胎儿畸形的产前超声检查检出率为50%~70%。

4.先天性心脏病

通过胎儿心脏彩超行胎儿先天性心脏病的超声筛查,建议在妊娠18~24周进行,通过检查胎儿心脏四腔心切面、左心室流出道及主动脉长轴切面、右心室流出道及肺动脉长轴切面,可筛查出大部分的严重的先天性心脏畸形。大部分的先天性心脏病无遗传背景,发病率约为0.7%。但是,某些部分心脏血流异常,特别是发育不良或闭锁等疾病往往在妊娠晚期出现,因此,对于怀疑心脏血流异常的高危胎儿(如心脏发育不良、主动脉狭窄、主动脉瓣狭窄或肺动脉瓣狭窄等)，在妊娠中期常规心脏超声心动图检查后，在妊娠晚期应该复查。

三、心理—社会状态筛查与评估

近年来，现代女性面对越来越多的压力，特别是在孕产期这个特殊的阶段，面对工作压力的同时，面临着工作与家庭冲突、角色紊乱，使其更易于患上因压力而导致的各种心理疾病，另外，除了环境因素外，心理疾病也有遗传性。而越来越多的研究表明，孕期及产后心理问题不仅对孕产妇本身有严重的影响，对胎儿的生长发育及认知行为都有影响。因此，在孕期筛查生理疾病的同时应该筛查心理疾病，积极预防严重后果的发生。

(一) 表现

1. 抑郁

抑郁(depression)是孕期最常见的心理问题，指以心境低落为主的精神状态。表现为无助感、绝望感、自杀观念、对日常生活不感兴趣、精神运动发育迟缓、食欲不佳、失眠或嗜睡、动作缓慢、精力不足、疲乏、自责等。抑郁的主要筛查工具有：医院焦虑抑郁量表(hospital anxiety and depression scale，HAD)，爱丁堡产后抑郁量表(Edinburgh postnatal depression scale，EPDS)，抑郁自评量表(self-rating depression scale，SDS)等。

2. 焦虑

焦虑(anxiety)是一种缺乏明显客观原因的内心不安状态。表现为持续性精神紧张或发作性惊恐状态，常伴有自主神经功能失调。焦虑常用的筛查工具有：广泛性焦虑量表-7(generalized anxiety disorder-7，GAD-7)，医院焦虑抑郁量表(hospital anxiety and depression scale，HAD)，汉密尔顿焦虑量表(Hamilton anxiety scale，HAMA)，焦虑自评量表(self-rating anxiety scale，SAS)等。

(二) 评估要点

1. 妊娠早期评估要点

(1) 评估孕妇对本次妊娠的态度积极还是消极，判断孕妇对妊娠的接受程度。

(2) 评估孕妇的文化程度、接受能力，判断孕妇遵循产前指导的能力。

(3) 判断孕妇是否能主动或者在鼓励下谈论妊娠的不适、其他感受等。

(4) 了解家人对本次妊娠的态度，观察孕妇与配偶及家人的关系。

2. 妊娠中、晚期评估要点

(1) 评估孕妇对妊娠有无不良的情绪反应，对即将到来的分娩和角色转变有无焦虑和恐惧心理。

(2) 评估孕妇妊娠期间体力及行动方面的不适感，有无睡眠障碍、腰背疼痛等症状。

(3) 通过沟通和交流，评估孕妇所担心的问题。

(4) 评估支持系统，尤其是配偶对此次妊娠的态度及照顾孕产妇的能力。

【护理诊断/问题与医护合作性问题】

(一)母亲

(1)知识缺乏　缺乏妊娠期保健及分娩相关知识。
(2)体液过多水肿　与妊娠子宫压迫下腔静脉或水钠潴留有关。
(3)舒适的改变，恶心呕吐、便秘、腰背痛等不适　与妊娠状态及早孕反应有关。
(4)有受伤的危险　与不良环境因素、滥用药物、饮食运动不当等有关。
(5)焦虑或者抑郁　与孕期身体不适或母儿异常状况、担心自身及胎儿健康、社会支持状况不良、工作生活压力大等有关。

(二)胎儿

有受伤的危险：与遗传、感染、中毒、缺氧等有关。

【计划与实施】

处理原则：定期产前检查，明确孕妇和胎儿的健康状况，及早发现并治疗妊娠合并症和并发症，及时纠正和处理胎位异常及胎儿发育异常。

护理目标：孕妇妊娠期自我护理知识增加，能识别异常表现，妊娠不适减轻，主动避免潜在的危险因素。

(一)一般护理

告知孕妇产前检查的意义和重要性，根据具体情况预约下次产前检查的时间及内容。指导孕妇适当休息和睡眠，进行适量运动，但应注意避免剧烈运动，注意个人卫生，保持身体清洁舒适。

(二)心理护理

为孕妇讲解孕期的身心变化过程，强调母体是胎儿生活的环境，母亲的情绪变化可通过循环系统和内分泌系统的变化对胎儿产生影响，故应保持轻松、愉快的心情，如孕妇经常情绪不佳、焦虑、恐惧、紧张、悲伤等，会使胎儿脑血管收缩，脑部供血量减少，影响脑部发育，过度紧张、恐惧还可造成胎儿大脑发育异常。心情不佳时，指导孕妇采取有效应对措施，如向朋友表达内心的感受、问题较严重时及时寻求专业的心理咨询和帮助。另外，社会支持方面指导亲属特别是丈夫，应了解孕期心理变化过程，给予孕妇充分的理解、帮助和支持，协助孕妇以良好的心理状态度过整个妊娠期。

(三)用药护理

1. 药物等级
妊娠期，药物可通过胎盘屏障直接影响胚胎及胎儿，也可通过影响母体内分泌、代谢等，间接影响胎儿。妊娠期药物毒性作用可影响胚胎分化和发育，引起胎儿畸形和功能障碍。美国药品和食品管理局曾经根据药物对胎儿的致畸情况,将药物分为 A、B、C、D、X 五个等级。A 级药物对孕妇安全,对胚胎、胎儿无害,如维生素 A、B 族维生素、维生素 C、维生素 D、维生素 E;B 级药物对孕妇比较安全,对胎儿基本无害,如青霉素、红霉素、胰岛素等,建议孕妇在医生指导下使用;C 级药物为动物研究表明对胎儿可有不良影响,但未在人类研究证实,如庆大霉素、异烟肼,应在充分权衡药物对母儿的利弊影响后,谨慎使用;D 级药物为已证明对胎儿有危害,如硫酸链霉素、盐酸四环素等,在不得已时才使用;X 级药物为各种实验证实可致胎儿异常,如甲氨蝶呤、己烯雌酚,妊娠期禁用。此外,传统中药中,具有祛瘀、滑利、破血、散气、耗气等功效的药物,妊娠期应禁用或慎用。

2. 用药原则

用药时须有明确指征,切忌自行用药物,但因疾病治疗必须用药时也不应拒绝用药。病情所需时,遵医嘱选择对胚胎、胎儿、新生儿危害小,又对孕妇所患疾病最有效的药用小剂量,不用大剂量。注意用药持续时间,及时停约。若病情允许,尽量推迟至妊娠中晚期再用药。

3. 用药时机

妊娠期用药时机主要取决于药物作用的器官、组织及胎儿发育的成熟度。妊娠期药物毒性作用对胚胎及胎儿的影响与用药时所处的妊娠时期密切相关。受精后 2 周内,受精卵处于输卵管和宫腔分泌液中,药物必须在分泌液中达到一定浓度才会对胚胎有影响,此时期药物对胚胎表现为"全或无"的影响,即可能毒性极强造成胚胎死亡,也可能影响不大。晚期囊胚着床后至妊娠 12 周是药物致畸期。此时,胚胎胎儿各器官高度分化、迅速发育,此时任何部位的胎儿细胞受到药物毒性的影响,均可能造成某一部位的组织或器官畸形。妊娠 12 周后,胎儿各器官已形成,药物数作用明显减弱,但对生殖系统、神经系统,某些药物还可能对其产生影响。

(四)症状护理

1. 恶心、呕吐

恶心、呕吐是常见的早孕反应症状,多在妊娠 6 周左右出现,12 周前后消失,与妊娠后消化系统的改变和激素变化有一定关系。指导孕妇在空腹、清晨起床后可吃些饼干或面包干,少量多餐,饮食清淡;给予孕妇精神支持和鼓励,减少心理担忧。症状严重或妊娠 12 周后仍继续呕吐者,要及时就诊,以免因水、电解质紊乱影响母婴健康。

2. 尿频、尿急、夜尿增多

尿频、尿急常发生在妊娠前 3 个月及后 3 个月,多因压迫引起,若无任何感染征象,可给予解释,不必处理,孕妇无须通过减少液体摄入量来缓解症状。孕妇卧床休息或睡眠时,肾血流量增加,尿液增多,若因夜尿增多影响睡眠时,可合理调整晚餐后的饮水时间及饮水量。若孕妇出现尿痛、排尿困难、血尿等尿路感染的可能,需及时就诊,尽早诊治。

3. 白带增多

白带增多多由妊娠期生殖系统正常的生理变化引起。指导孕妇每日清洗外阴,保持清洁,减少分泌物刺激,但勿随意进行阴道灌洗。避免穿化纤内裤,宜选择透气性好的棉质内裤并经常更换。注意观察白带性状及气味,若呈脓性、豆渣样,有异味,或伴明显外阴瘙痒时，需就诊，排除滴虫、真菌、淋菌、衣原体等感染。

4. 水肿及下肢、外阴和直肠静脉曲张

妊娠期因下肢静脉压升高，易发生下肢水肿，下肢、外阴及直肠静脉曲张。应指导孕妇避免久站久坐，常变换体位；适当行走以收缩小腿肌肉，抬高下肢，也可穿弹力裤或弹力袜，促进静脉回流；指导孕妇休息时取左侧卧位，以减轻右旋位增大子宫对下腔静脉的压迫，帮助静脉回流。会阴部有静脉曲张者，可于臀下垫枕，抬高髋部，另需保持局部卫生，避免感染。需注意，妊娠期生理性水肿，经休息后多可消退，若发生下肢明显凹陷性水肿或经休息后不消退，应警惕病理情况。

5. 仰卧位低血压综合征

仰卧位低血压综合征一般对母儿无明显影响，左侧卧位后症状可自然消失。

6. 便秘

便秘为妊娠期常见症状，指导孕妇增加饮水、进食富含纤维素的蔬菜水果，适当活动，养成定时排便的习惯，可减轻便秘。注意无医嘱允许，切勿擅自使用轻泻剂等药物。

7. 腰背痛

指导孕妇穿低跟软底舒适的鞋；站立、下蹲、托举物品及爬楼梯时保持良好姿势，上身直立不弯曲，避免弯腰；坐位需站立时，身体应先挪至座椅边缘，而后身体前倾，待重力转移至双脚后站起；卧位时需站立时应先侧身移至床旁，利用手肘力量慢慢坐起，待无头晕等不适时再站起。恰当活动锻炼腰背肌，佩戴腰带，局部热敷或理疗可减轻症状。疼痛严重者，须卧床休息时，宜睡硬床垫。

8. 下肢痉挛

下肢痉挛多发生于妊娠晚期，夜间多见。指导孕妇避免腿部着凉、疲劳、伸腿时避免脚趾尖伸向前，走路时脚跟先着地；若考虑痉挛是因钙磷不平衡引起，应限制含磷饮食的摄入，必要时补充钙剂。下肢肌肉痉挛发作时，应坐立或站起背伸脚部，拉伸肌肉，也可配合局部热敷和按摩缓解痉挛。

9. 失眠

对有失眠的孕妇应坚持户外活动，规律作息，睡前梳头，温水泡脚，饮热牛奶，避免睡前精神紧张或兴奋，去除影响睡眠的环境和心理因素，提高睡眠质量。

10. 贫血

缺铁性贫血最常见，孕妇应适当增加含铁食物的摄入，如动物肝脏、瘦肉、蛋黄、豆类等。因病情要补充铁剂时，宜餐后服用，饮用富含维生素 C 的水果汁，避免饮茶，以促进铁的吸收，服用铁剂后大便可能会变黑，或可能导致便秘或轻度腹泻，向孕妇解释，不必担心。

【护理评价】

通过健康教育和护理照顾，孕妇是否达到：①了解妊娠期的身体、心理变化，妊娠期自我护理知识增加，并监测自己与胎儿的变化；②能良好适应妊娠期所发生的身心变化，妊娠不适减轻；③能识别妊娠期异常症状，主动避免潜在的危险因素。

健康管理

孕期健康管理就是运用信息和医疗护理技术，在孕期保健的基础之上，建立的一套完整、周密和个性化的服务程序，其目的在于通过对孕期母婴健康的实时监护，提供实时、动态的健康管理，并通过对数据的分析、评估来确保母婴健康，同时提供健康咨询及指导，对健康高危因素进行干预和管理的方式，降低孕期疾病的风险，确保孕妇能平安、快乐地渡过围产期。

一、产前检查及健康教育

规范的产前检查能够及早防治妊娠并发症或合并症，及时发现胎儿异常，评估孕妇及胎儿的安危，确定分娩时机和分娩方式，保障母儿安全。

合理的产前检查时间及次数不仅能保证孕期保健的质量，也能节省医疗卫生资源。针对发展中国家无合并症的孕妇，世界卫生组织(2016 年)建议产前检查次数至少 8 次，分别为：妊娠<12 周、20 周、26 周、30 周、34 周、36 周、38 周和40 周。根据我国《孕前和孕期保健指南(2018 年)》，目前推荐的产前检查孕周分别是：妊娠 6~13 周、$14 \sim 19^{+6}$ 周，20~24 周，25~28 周，29~32 周，3~36 周，37~41 周(每周 1 次)，有高危因素者，可酌情增加次数。产前检查方案及健康教育内容可参考表 4-8。

表 4-8　产前检查方案及健康教育

检查次数	常规保健内容	必查项目	备查项目	健康教育及指导
第 1 次检查 ($6 \sim 13^{+6}$ 周)	1. 建立孕期保健手册 2. 确定孕周、推算预产期 3. 评估孕期高危因素 4. 血压、体重与体重指数 5. 妇科检查 6. 胎心率(妊娠 12 周左右)	1. 血常规 2. 尿常规 3. 血型(ABO 和 Rh) 4. 空腹血糖 5. 肝功能和肾功能 6. 乙型肝炎表面抗原 7. 梅毒血清抗体筛查和 HIV 筛查 8. 珠蛋白成形障碍性贫血筛查(广东、广西、海南、湖南、湖北、四川、重庆等地) 9. 早孕期超声检查(确定宫内妊娠和孕周)	1. HCV 筛查 2. 抗 D 滴度(Rh 阴性者) 3. 75 g 葡萄糖耐量试验(高危妇女) 4. 甲状腺功能筛查 5. 血清铁蛋白(血红蛋白<110 g/L 者) 6. 宫颈细胞学检查(孕前 12 月未检查者) 7. 宫颈分泌物检测淋球菌和沙眼衣原体 8. 细菌性阴道病的检测 9. 早孕期非整倍体母体血清学筛查($10 \sim 13^{+6}$ 周) 10. 妊娠 $11 \sim 13^{+6}$ 周超声测量胎儿颈项透明层厚度 11. 妊娠 $10 \sim 13^{+6}$ 周绒毛活检 12. 心电图	1. 流产的认识和预防 2. 营养和生活方式的指导 3. 避免接触有毒有害物质和宠物，慎用药物 4. 孕期疫苗的接种 5. 改变不良生活方式；避免高强度的工作、高噪音环境和家庭暴力 6. 保持心理健康 7. 继续补充叶酸 0.4~0.8 mg/d 至 3 个月，有条件者可继续服用含叶酸的复合维生素。

续表 4-8

检查次数	常规保健内容	必查项目	备查项目	健康教育及指导
第 2 次检查 (14~19^{+6} 周)	1. 分析首次产前检查的结果 2. 血压、体重 3. 宫底高度 4. 胎心率	无	1. 无创产前检测(NIPT)(12~22^{+6} 周) 2. 中孕期非整倍体母体血清学筛查(15~20 周) 3. 羊膜腔穿刺检查胎儿染色体(16~22 周)	1. 中孕期胎儿非整倍体筛查的意义 2. 非贫血孕妇,如血清铁蛋白 <30 pgL,应补充元素铁 60 mg/d,诊断明确的缺铁性贫血孕妇,应补充元素铁 100~200 mg/d 3. 开始常规补充钙剂 0.6~1.5 g/d
第 3 次检查 (20~24 周)	1. 血压、体重 2. 宫底高度 3. 胎心率	1. 胎儿系统超声筛查(20~24 周) 2. 血常规 3. 尿常规	阴道超声测量宫颈长度(早产高危)	1. 早产的认识和预防 2. 营养和生活方式的指导 3. 胎儿系统超声筛查的意义
第 4 次检查 (25~28 周)	1. 血压、体重 2. 宫底高度 3. 胎心率	1. 75 g 葡萄糖耐量试验 2. 血常规 3. 尿常规	1. 抗 D 滴度复查(Rh 阴性者) 2. 宫颈阴道分泌物胎儿纤维连接蛋白(FFN)检测(宫颈长度为 20~30 mm 者)	1. 早产的认识和预防 2. 营养和生活方式的指导 3. 妊娠期糖尿病筛查的意义
第 5 次检查 (29~32 周)	1. 血压、体重 2. 宫底高度 3. 胎心率 4. 胎位	1. 产科超声检查 2. 血常规 3. 尿常规	无	1. 分娩方式的指导 2. 开始注意胎动 3. 母乳喂养指导 4. 新生儿护理指导

续表 4-8

检查次数	常规保健内容	必查项目	备查项目	健康教育及指导
第 6 次检查（33~36 周）	1. 血压、体重 2. 宫底高度 3. 胎心率 4. 胎位	尿常规	1. B 族链球菌（GBS）筛查（35~37 周） 2. 肝功能、血清胆汁酸检测（32~34 周，怀疑妊娠肝内胆汁淤积症的孕妇） 3. NST 检查（34 孕周以后）	1. 分娩前生活方式的指导 2. 分娩相关知识 3. 新生儿疾病筛查 4. 抑郁症的预防
第 7~11 次检查（37~41 周）	1. 血压、体重 2. 宫底高度 3. 胎心率 4. 胎位	1. 产科超声检查 2. NST 检查（每周一次）	宫颈检查（Bishop）	1. 分娩相关知识 2. 新生儿免疫接种 3. 产褥期指导 4. 胎儿宫内情况的监护 5. 超过 41 周，住院并引产

二、孕期营养

(一)孕期营养的重要性

妊娠以后，每日所吃的食物除了维持自身的机体代谢所需要的营养物质外，还要供给体内胎儿生长发育所需。研究表明，营养作为最重要的环境因素，对母亲与子代的近期和远期健康都将产生至关重要的影响。孕期营养不良不仅与流产、早产、难产、死胎、畸形胎儿、低出生体重、巨大胎儿、妊娠期贫血、子痫前期、妊娠期糖尿病、产后出血等相关，也会对子代出生后的成长和代谢产生不利的影响。因此指导孕妇合理摄入蛋白质、脂肪、糖类(碳水化合物)、维生素和矿物质、摄入出多样化食物组成的营养均衡膳食，对改善母儿结局十分重要。

(二)孕妇的营养需要

(1)保证热能供给　热能孕期总热能的需要量增加，包括提供胎儿生长，胎盘、母体组织的增长，蛋白质、脂肪的储存以及增加代谢所需要的热能。妊娠早期不需要额外增加能量，妊娠 4 个月后至分娩，在原基础上每日增加能量 200 kcal。我国居民的主要热能来源是主食，孕妇每日应摄入主食 200~450 g。

(2)蛋白质供给　孕期对蛋白质的需要量增加，妊娠早期不需要额外增加蛋白质，孕中晚期胎儿生长加速,妊娠中期开始每天增加蛋白质 15 g。蛋白质的主要来源是动物性食品如鱼、禽、蛋、瘦肉和奶制品等。

(3)糖类供给　糖类(碳水化合物)是提供能量的主要物质,宜占总热量的 50% ~ 60%。孕中晚期,每日增加大约 35 g 主粮类即可。

(4)脂肪供给　脂肪占总能量的 25%~30%,过多摄入会导致超重,易引起妊娠并发症,但长链不饱和脂肪酸已经证实对胎儿大脑和视网膜发育有帮助,所以适当多吃鱼类水产品尤其是深海鱼类、核桃等食物有一定的好处。

(5)维生素　供给维生素为调节身体代谢及维持多种生理功能所必需,也是胎儿生长发育所必需,尤其在胚胎发育早期,供给不足或过量都可能增加胎儿畸形的风险,妊娠中晚期胎儿快速成长需要的维生素也增加,因此整个孕期都需要增加维生素的摄入。

(6)无机盐和微量元素　供给无机盐中的钙、镁,微量元素如铁、锌、碘等是胎儿生长发育所必需的营养物质,缺乏易导致胎儿发育不良,早期缺乏还易发生胎儿畸形。孕期血容量增大,较容易发生生理性贫血,因此微量元素也是整个孕期都必须增加摄入的。

(7)膳食纤维供给　膳食纤维虽然不被人体吸收,但其可降低糖、脂肪的吸收和减缓血糖的升高,预防和改善便秘和肠道功能,妊娠期应该多食含膳食纤维丰富的食物如蔬菜、低糖水果和粗粮类。

(三)孕妇膳食指南

根据 2016 年中国营养学会发布的《孕期妇女膳食指南》,建议孕妇在一般人群膳食指南的基础上,增加以下 5 条内容:①补充叶酸,常吃含铁丰富的食物,选用碘盐;②妊娠呕吐严重者,可少食多餐,保证摄入含必要量糖类(碳水化合物)的食物;③妊娠中晚期适量增加奶、鱼、禽、蛋、瘦肉的摄入;④适量身体活动,维持孕期适宜增重;⑤禁烟酒,积极准备母乳喂养。

1. 妊娠早期

(1)膳食　饮用清淡、适口、易于消化,并有利于降低妊娠反应的膳食,包括各种新鲜蔬菜和水果、大豆制品、鱼、禽、蛋以及各种谷类制品。

(2)少食多餐　进食的餐次、数量、种类及时间应根据孕妇的食欲和反应的轻重及时进行调整,少食多餐,保证进食量。

(3)保证摄入足量富含糖类(碳水化合物)的食物　妊娠早期应保证每日至少摄入 130 g 糖类,首选易消化的粮谷类食(200 g 左右的全麦粉或 180 g 大米);因妊娠反应严重而不能正常进食足够糖类的孕妇应及时就医,避免对胎儿早期脑发育造成不良影响,此时不必过分强调平衡饮食。

(4)多摄入富含叶酸的食物并补充叶酸　妊娠早期叶酸缺乏可增加胎儿发生神经管畸形及早产的危险。妇女应从计划妊娠开始多摄取富含叶酸的动物肝脏、深绿色蔬菜及豆类,并建议每日额外补充叶酸 400~800 pg。

(5)戒烟、禁酒　烟草中的尼古丁和烟雾中的氧化物、一氧化碳可导致胎儿缺氧和营养不良、发育迟缓。乙醇亦可通过胎盘进入胎儿体内造成胎儿宫内发育不良、中枢神经系统发育异常等。

2. 妊娠中晚期

(1)适当增加优质蛋白质 鱼、禽、蛋、瘦肉等优质蛋白质是妊妇的主要来源,妊娠中期每日增加共计50 g,孕晚期再增加75 g左右。鱼类尤其是深海鱼类含有较多二十二碳六烯酸(docosahexaenoic acid,DHA)对胎儿大脑和视网膜发育有益,每周最好食用2~3次深海鱼类。

(2)适当增加奶类的摄入 奶类富含蛋白质,也是钙的良好来源。从妊娠中期开始,每日应摄入250~500 g奶制品以及补充600 mg的钙。

(3)适当增加碘的摄入 孕期碘的推荐摄入量230 pg/d,孕妇除坚持选用加碘盐外,每周还应摄入1~2次含碘丰富的海产品,如海带、紫菜等。

(4)常吃含铁丰富的食物:孕妇是缺铁性药血的高发人群,给予胎儿铁储备的需要,孕中期开始要增加铁的摄入,每日增加20~50 g红肉,每周吃1~2次动物内脏或血液。有指征时可额外补充铁剂。

(5)适量运动 适量身体活动,维持体重的适宜增长,每日进行不少于30分钟的中等强度的身体活动,如散步、体操、游泳等,有利于体重适宜增长和自然分娩。

(6)禁烟戒酒,少吃刺激性食物 烟草和酒精饮品对胚胎发育的各个阶段有明显的毒性作用,因此应禁烟、戒酒。

三、孕期体重管理

1. 孕妇体重增长

孕妇体重增长可以影响母儿的近远期健康。近年来超重与肥胖孕妇的增加,孕妇体重增长过多增加了大于胎龄儿、难产、产伤、妊娠期糖尿病等的风险;孕妇体重增长不足与胎儿研究所(Institute of Medicine,IM)发布了基于孕前不同体重指数的孕妇体重增长推荐(表4-9),应当在第一次产检时确定孕前BMI[体重(kg)/身高(m^2)],提供个体化的孕妇增重、饮食和运动指导。

表4-9 孕妇体重增长推荐

孕前体重分类	BMI(kg/m^2)	孕期总增重范围(kg)	孕中晚期体重增长速度[平均增重范围(kg/w)]
低体重	<18.5	12.5~18	0.51(0.44~0.58)
正常体重	18.5~24.9	11.5~16	0.42(0.35~0.50)
超重	25.0~29.9	7~11.5	0.28(0.23~0.33)
肥胖	≥30	5~9	0.22(0.17~0.27)

2. 运动指导

孕妇运动是体重管理的另一项措施。通过运动能增加肌肉力量和促进机体新陈代谢；促进血液循环和胃肠蠕动，减少便秘；增强腹肌、腰背肌、盆底肌的能力；锻炼心肺功能，释放压力，促进睡眠。根据个人喜好可选择一般的家务劳动、散步、慢步跳舞、步行上班、孕妇体操、游泳、骑车、瑜伽和凯格尔（Kegel）运动等形式。但孕期不适宜开展跳跃、震动、球类、登高（海拔2500 m以上）、长途旅行、长时间站立、潜水、滑雪、骑马等具有一定风险的运动。

> **课程思政**
>
> 为丰富育龄妇女孕期保健知识，增强妇女自我保健意识，体现对妇女儿童的关心和爱护，我国对于长期居住在社区且已建立居民健康档案的孕妇提供一些免费的孕期保健项目。

第五节　高危妊娠的筛查和管理

一、高危妊娠的筛查

高危妊娠（high risk pregnancy）是指妊娠期某种因素对孕妇、胎儿及新生儿构成较高的危险性，导致难产、围生期发病率及母婴病死率的增高。妊娠合并高危因素的孕产妇，称为高危孕产妇（high risk gravida）。目前，《孕产妇妊娠风险评估与管理工作规范》指出，孕期筛查妊娠风险分级为"橙色""红色"和"紫色"的高危孕产妇，医疗机构应当将其作为重点人群纳入高危孕产妇专案管理。

孕产妇妊娠风险评估与管理是孕产期保健的重要组成部分，为加强对孕产妇妊娠风险评估与管理工作，2017年9月，国家卫生健康委员会办公厅制定了《孕产妇妊娠风险评估与管理工作规范》，以规范及统一孕产妇妊娠风险评估与管理工作，保障母婴安全，降低围生期病死率。

孕产妇妊娠风险评估包括：妊娠风险筛查、妊娠风险评估分级、妊娠风险管理和产后风险评估。具体工作流程见图4-25。

（一）妊娠风险筛查

首诊医疗机构应当对首次建档或建册的孕产妇进行妊娠风险筛查（表4-10）。孕产妇符合筛查表中一项及以上情形的，即认为筛查阳性。

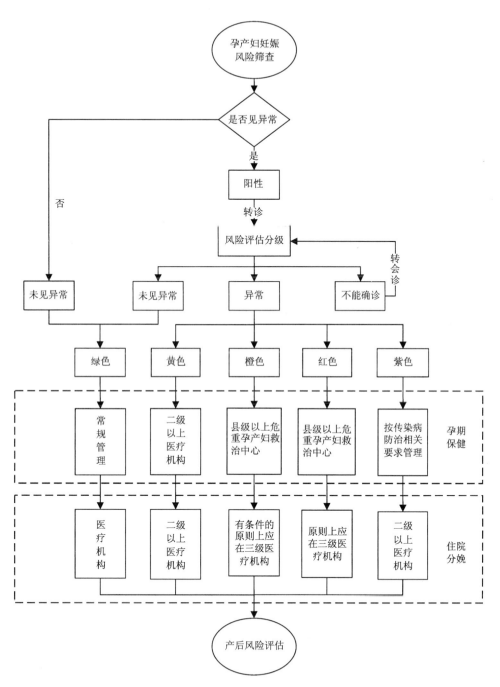

图 4-25 孕产妇妊娠风险评估与管理工作流程图

表 4-10　孕产妇妊娠风险筛查表

项目	筛查阳性内容
1. 基本情况	1.1 年龄≥35 岁或≤18 岁 1.2 身高≤145 cm，或对生育可能有影响的躯体残疾 1.3 体重指数(BMI)>25 或<18.5 1.4 RH 血型阴性
2. 异常妊娠及分娩史	2.1 生育间隔<18 月或>5 年 2.2 剖宫产史 2.3 不孕史 2.4 不良孕产史(各类流产≥3 次、早产史、围产儿死亡史、出生缺陷、异位妊娠史、滋养细胞疾病史、既往妊娠并发症及合并症史) 2.5 本次妊娠异常情况(如多胎妊娠、辅助生殖妊娠等)
3. 妇产科疾病及手术史	3.1 生殖道畸形 3.2 子宫肌瘤或卵巢囊肿≥5 cm 3.3 阴道及宫颈锥切手术史 3.4 宫/腹腔镜手术史 3.5 瘢痕子宫(如子宫肌瘤挖除术后、子宫整形术后、宫角妊娠后、子宫穿孔史等) 3.6 附件恶性肿瘤手术史
4. 家族史	4.1 高血压家族史且孕妇目前血压≥140/90 mmHg 4.2 糖尿病(直系亲属) 4.3 凝血因子缺乏 4.4 严重的遗传性疾病(如遗传性高脂血症、血友病、地中海贫血等)
5. 既往疾病及手术史	5.1 各种重要脏器疾病史 5.2 恶性肿瘤病史 5.3 其他特殊、重大手术史、药物过敏史
6. 辅助检查*	6.1 血红蛋白<110 g/L 6.2 血小板计数 ≤100×10^9/L 6.3 梅毒筛查阳性 6.4 HIV 筛查阳性 6.5 乙肝筛查阳性 6.6 清洁中段尿常规异常(如蛋白、管型、红细胞、白细胞)持续两次以上 6.7 尿糖阳性且空腹血糖异常(妊娠 24 周前 ≥7.0 mmol/L；妊娠 24 周起 ≥5.1 mmol/L) 6.8 血清铁蛋白<20 μg/L

续表 4-10

项目	筛查阳性内容
7.需要关注的表现特征及病史	7.1 提示心血管系统及呼吸系统疾病: 7.1.1 心悸、胸闷、胸痛或背部牵涉痛、气促、夜间不能平卧 7.1.2 哮喘及哮喘史、咳嗽、咯血等 7.1.3 长期低热、消瘦、盗汗 7.1.4 心肺听诊异常 7.1.5 高血压≥140/90 mmHg 7.1.6 心脏病史、心衰史、心脏手术史 7.1.7 胸廓畸形
	7.2 提示消化系统疾病: 7.2.1 严重纳差、乏力、剧吐 7.2.2 上腹疼痛,肝脾肿大 7.2.3 皮肤巩膜黄染 7.2.4 便血
	7.3 提示泌尿系统疾病: 7.3.1 眼睑浮肿、少尿、蛋白尿、血尿、管型尿 7.3.2 慢性肾炎、肾病史
	7.4 提示血液系统疾病: 7.4.1 牙龈出血、鼻出血 7.4.2 出血不凝、全身多处瘀点瘀斑 7.4.3 血小板减少、再障等血液病史
	7.5 提示内分泌及免疫系统疾病: 7.5.1 多饮、多尿、多食 7.5.2 烦渴、心悸、烦躁、多汗 7.5.3 明显关节酸痛、脸部蝶形或盘形红斑、不明原因高热 7.5.4 口干(无唾液)、眼干(眼内有摩擦异物感或无泪)等
	7.6 提示性传播疾病: 7.6.1 外生殖器溃疡、赘生物或水泡 7.6.2 阴道或尿道流脓 7.6.3 性病史
	7.7 提示精神神经系统疾病: 7.7.1 言语交流困难、智力障碍、精神抑郁、精神躁狂 7.7.2 反复出现头痛、恶心、呕吐 7.7.3 癫痫史 7.7.4 不明原因晕厥史
	7.8 其他(如吸毒史)

备注:带 * 的项目为建议项目,由筛查机构根据自身医疗保健服务水平提供

http://www.nhfpc.gov.cn/fys/s3581/201711/9c3dc9b4a8494d9a94c02f890e5085b1.shtmL

1. 筛查内容

筛查项目分为"必选"和"建议"两类项目。对所有孕妇都应当询问、检查的基本项目为必选项目。建议项目由筛查医疗机构根据自身的服务水平提供。卫生计生行政部门在制定实施方案时，可根据当地实际适当地调整必选和建议的检查项目。

(1)必选项目　①确定孕周；②询问孕妇的基本情况、现病史、既往史、生育史、手术史、药物过敏史、夫妇双方家族史和遗传病史等；③体格检查：测量身高、体重、血压，进行常规的体检及妇科检查等；④注意孕妇需关注的表现特征及病史。

(2)建议项目　血常规、血型、尿常规、血糖测定、心电图检查、肝功能、肾功能；艾滋病、梅毒和乙肝筛查等。

2. 筛查结果处置

(1)对于筛查未见异常的孕妇，应在其《母子健康手册》上标注绿色标识，按照要求进行管理。

(2)对于筛查结果为阳性的孕妇，应在其《母子健康手册》上标注筛查阳性。筛查机构为基层医疗卫生机构的，应填写《妊娠风险筛查阳性孕产妇转诊单》(表4-11)，并告知筛查阳性孕妇应在2周内至上级医疗机构接受妊娠风险评估，由接诊的机构完成风险评估并填写转诊单后，反馈原筛查机构。基层医疗卫生机构应当按照国家基本公共卫生服务的规范要求，落实后续的随访工作。

(二)妊娠风险评估分级

妊娠风险的评估分级，原则上应当在开展助产服务的二级以上医疗机构进行。

1. 首次评估

对于妊娠风险筛查阳性的孕妇，医疗机构应对照《孕产妇妊娠风险评估表》(表4-12)进行首次妊娠风险评估。按照风险的严重程度，分别以"绿(低风险)、黄(一般风险)、橙(较高风险)、红(高风险)、紫(传染病)"5种颜色进行分级标识。

(1)绿色标识　妊娠风险低。孕妇基本情况良好，暂未发现妊娠合并症、并发症。

(2)黄色标识　妊娠风险一般。孕妇基本情况存在一定的危险因素，或患有孕产期合并症、并发症，但病情较轻且稳定。

(3)橙色标识　妊娠风险较高。孕妇年龄≥40岁或BMI≥28 kg/m^2，或患有较严重妊娠合并症、并发症，对母婴安全有一定的威胁。

(4)红色标识　妊娠风险高。孕妇患有严重妊娠合并症、并发症，继续妊娠可能危及孕妇的生命。

(5)紫色标识　孕妇患有传染性疾病。紫色标识的孕妇可同时伴有其他颜色的风险标识。

卫生医疗机构应当根据孕产妇妊娠风险评估结果，在《母子健康手册》上标注评估的结果日期。对于风险评估分级为"橙色""红色"的孕产妇，医疗机构应当填写《孕产妇妊娠风险评估分级报告单》(表4-13)，并在3日内将报告单报送辖区妇幼保健机构。若孕产妇妊娠风险分类为红色，应在24小时内报送。

2. 动态评估

卫生医疗机构应当结合孕产期的保健服务，当发现孕产妇健康状况有变化时，应立即进行妊娠风险动态评估，根据病情变化及时调整妊娠的风险分级和采取相应的管理措施，并在《母子健康手册》上顺序标注评估的结果和日期。

表 4-11 孕产妇妊娠风险评估分级报告表

评估分级	孕产妇相关情况
绿色 (低风险)	孕妇基本情况良好,未发现妊娠合并症、并发症。
黄色 (一般 风险)	1. 基本情况 1.1 年龄≥35 岁或≤18 岁 1.2 BMI>25 或<18.5 1.3 生殖道畸形 1.4 骨盆狭小 1.5 不良孕产史(各类流产≥3 次、早产、围产儿死亡、出生缺陷、异位妊娠、滋养细胞疾病等) 1.6 瘢痕子宫 1.7 子宫肌瘤或卵巢囊肿≥5 cm 1 8 盆腔手术史 1.9 辅助生殖妊娠 2. 妊娠合并症 2.1 心脏病(经心内科诊治无须药物治疗、心功能正常) 2.1.1 先天性心脏病(不伴有肺动脉高压的房缺、室缺、动脉导管未闭;法乐氏四联症修补术后无残余心脏结构异常等) 2.1.2 心肌炎后遗症 2.1.3 心律失常 2.1.4 无合并症的轻度的肺动脉狭窄和二尖瓣脱垂 2.2 呼吸系统疾病:经呼吸内科诊治无需药物治疗、肺功能正常 2.3 消化系统疾病:肝炎病毒携带(表面抗原阳性、肝功能正常) 2.4 泌尿系统疾病:肾脏疾病(目前病情稳定肾功能正常) 2.5 内分泌系统疾病:无须药物治疗的糖尿病、甲状腺疾病、垂体泌乳素瘤等 2.6 血液系统疾病: 2.6.1 妊娠合并血小板减少[PLT(50~100)×10^9/L]但无出血倾向 2.6.2 妊娠合并贫血(Hb 60~110 g/L) 2.7 神经系统疾病:癫痫(单纯部分性发作和复杂部分性发作),重症肌无力(眼肌型)等 2.8 免疫系统疾病:无须药物治疗(如系统性红斑狼疮、IgA 肾病、类风湿关节炎、干燥综合征、未分化结缔组织病等) 2.9 尖锐湿疣、淋病等性传播疾病 2.10 吸毒史 2.11 其他 3. 妊娠并发症 3.1 双胎妊娠 3.2 先兆早产 3.3 胎儿宫内生长受限 3.4 巨大儿 3.5 妊娠期高血压疾病(除外红、橙色) 3.6 妊娠期肝内胆汁淤积症 3.7 胎膜早破 3.8 羊水过少 3.9 羊水过多 3.10 超过 36 周胎位不正 3.11 低置胎盘 3.12 妊娠剧吐

续表 4-11

评估分级	孕产妇相关情况
橙色 (较高风险)	1. 基本情况 1.1 年龄≥40 岁 1.2 BMI≥28 2. 妊娠合并症 2.1 较严重心血管系统疾病： 2.1.1 心功能 II 级，轻度左心功能障碍或者 EF 40%~50% 2.1.2 需药物治疗的心肌炎后遗症、心律失常等 2.1.3 瓣膜性心脏病（轻度二尖瓣狭窄瓣口>1.5 cm^2，主动脉瓣狭窄跨瓣压差<50mmHg，无合并症的轻度肺动脉狭窄，二尖瓣脱垂，二叶式主动脉瓣疾病，Marfan 综合征无主动脉扩张） 2.1.4 主动脉疾病（主动脉直径<45mm），主动脉缩窄矫治术后 2.1.5 经治疗后稳定的心肌病 2.1.6 各种原因的轻度肺动脉高压（<50mmHg） 2.1.7 其他 2.2 呼吸系统疾病： 2.2.1 哮喘 2.2.2 脊柱侧弯 2.2.3 胸廓畸形等伴轻度肺功能不全 2.3 消化系统疾病： 2.3.1 原因不明的肝功能异常 2.3.2 仅需要药物治疗的肝硬化、肠梗阻、消化道出血等 2.4 泌尿系统疾病：慢性肾脏疾病伴肾功能不全代偿期（肌酐超过正常值上限） 2.5 内分泌系统疾病： 2.5.1 需药物治疗的糖尿病、甲状腺疾病、垂体泌乳素瘤 2.5.2 肾性尿崩症（尿量超过 4000 mL/d）等 2.6 血液系统疾病： 2.6.1 血小板减少［PLT(30~50)×10^9/L］ 2.6.2 重度贫血（Hb 40~60 g/L） 2.6.3 凝血功能障碍无出血倾向 2.6.4 易栓症（如抗凝血酶缺陷症、蛋白 C 缺陷症、蛋白 S 缺陷症、抗磷脂综合征、肾病综合征等） 2.7 免疫系统疾病：应用小剂量激素（如强的松 5~10 mg/d）6 月以上，无临床活动表现（如系统性红斑狼疮、重症 IgA 肾病、类风湿关节炎、干燥综合征、未分化结缔组织病等） 2.8 恶性肿瘤治疗后无转移无复发 2.9 智力障碍 2.10 精神病缓解期 2.11 神经系统疾病 2.11.1 癫痫（失神发作） 2.11.2 重症肌无力（病变波及四肢骨骼肌和延脑部肌肉）等 2.12 其他 3. 妊娠并发症 3.1 三胎及以上妊娠 3.2 Rh 血型不合 3.3 瘢痕子宫（距末次子宫手术间隔<18 个月） 3.4 瘢痕子宫伴中央性前置胎盘或伴有可疑胎盘植入 3.5 各类子宫手术史（如剖宫产、宫角妊娠、子宫肌瘤切除术等）≥2 次 3.6 双胎、羊水过多伴发心肺功能减退 3.7 重度子痫前期、慢性高血压合并子痫前期 3.8 原因不明的发热 3.9 产后抑郁症、产褥期中暑、产褥感染等

续表 4-11

评估分级	孕产妇相关情况
红色 (高风险)	1. 妊娠合并症 1.1 严重心血管系统疾病： 1.1.1 各种原因引起的肺动脉高压($\geqslant$50mmHg)，如房缺、室缺、动脉导管未闭等 1.1.2 复杂先心(法洛氏四联症、艾森曼格综合征等)和未手术的紫绀型心脏病(SpO_2<90%)；Fontan 循环术后 1.1.3 心脏瓣膜病：瓣膜置换术后，中重度二尖瓣狭窄(瓣口<1.5 cm^2)，主动脉瓣狭窄(跨瓣压差$\geqslant$ 50 mmHg)、马凡氏综合征等 1.1.4 各类心肌病 1.1.5 感染性心内膜炎 1.1.6 急性心肌炎 1.1.7 风心病风湿活动期 1.1.8 妊娠期高血压性心脏病 1.1.9 其他 1.2 呼吸系统疾病：哮喘反复发作、肺纤维化、胸廓或脊柱严重畸形等影响肺功能者 1.3 消化系统疾病：重型肝炎、肝硬化失代偿、严重消化道出血、急性胰腺炎、肠梗阻等影响孕产妇生命的疾病 1.4 泌尿系统疾病：急性、慢性肾脏疾病伴高血压、肾功能不全(肌酐超过正常值上限的1.5倍) 1.5 内分泌系统疾病： 1.5.1 糖尿病并发肾病V级、严重心血管病、增生性视网膜病变或玻璃体出血、周围神经病变等 1.5.2 甲状腺功能亢进并发心脏病、感染、肝功能异常、精神异常等疾病 1.5.3 甲状腺功能减退引起相应系统功能障碍，基础代谢率小于-50% 1.5.4 垂体泌乳素瘤出现视力减退、视野缺损、偏盲等压迫症状 1.5.5 尿崩症：中枢性尿崩症伴有明显的多饮、烦渴、多尿症状，或合并其他垂体功能异常 1.5.6 嗜铬细胞瘤等 1.6 血液系统疾病： 1.6.1 再生障碍性贫血 1.6.2 血小板减少(<30×10^9/L)或进行性下降或伴有出血倾向 1.6.3 重度贫血(Hb$\leqslant$40 g/L) 1.6.4 白血病 1.6.5 凝血功能障碍伴有出血倾向(如先天性凝血因子缺乏、低纤维蛋白原血症等) 1.6.6 血栓栓塞性疾病(如下肢深静脉血栓、颅内静脉窦血栓等) 1.7 免疫系统疾病活动期，如系统性红斑狼疮(SLE)、重症IgA肾病、类风湿关节炎、干燥综合征、未分化结缔组织病等 1.8 精神病急性期 1.9 恶性肿瘤： 1.9.1 妊娠期间发现的恶性肿瘤 1.9.2 治疗后复发或发生远处转移 1.10 神经系统疾病： 1.10.1 脑血管畸形及手术史 1.10.2 癫痫全身发作 1.10.3 重症肌无力(病变发展至延髓肌、肢带肌、躯干肌和呼吸肌) 1.11 吸毒 1.12 其他严重内、外科疾病等 2. 妊娠并发症 2.1 三胎及以上妊娠伴发心肺功能减退 2.2 凶险性前置胎盘，胎盘早剥 2.3 红色预警范畴疾病产后尚未稳定
紫色(孕妇患有传染性疾病)	所有妊娠合并传染性疾病——如病毒性肝炎、梅毒、HIV感染及艾滋病、结核病、重症感染性肺炎、特殊病毒感染(H1N7、寨卡等)

备注：除紫色标识孕妇可能伴有其他颜色外，如同时存在不同颜色分类，按照较高风险的分级标识

表 4-12　妊娠风险筛查阳性孕产妇转诊单

姓名_____出生日期_____年龄(周岁)_____孕周(周)_____

证件号码_____

联系电话_____

筛查结果(主要危险因素)

转诊日期_____

转出机构医生签名_____

以下由接诊机构填写

姓名_____出生日期_____年龄(周岁)_____孕周(周)_____

接诊日期_____

目前诊断:

妊娠风险评估分级(请在相关项目上画"√")

□绿色

□黄色

□橙色

□红色

□紫色

接诊机构医生签名_____

表 4-13　孕产妇妊娠风险评估分级报告单

姓名_____出生日期_____年龄(周岁)_____孕周(周)_____

证件号码_____

联系电话_____

初步诊断

评估时间_____

评估分级(请在相关项目上画"√"):

□橙色　　□红色

报告人_____

报告机构_____

报告日期_____

二、高危妊娠的风险管理

（一）妊娠风险评估分级

各级卫生医疗机构应根据孕妇的妊娠风险评估分级情况，对其进行分类管理。要注意信息安全和对孕产妇隐私的保护。

（1）对妊娠风险分级为"绿色"的孕产妇，应当按照《孕产期保健工作规范》以及相关诊疗指南、技术规范等，提供相应的孕产期保健服务。

（2）对妊娠风险分级为"黄色"的孕产妇，应当建议其在二级以上医疗机构接受孕产期的保健服务和住院分娩。如有异常，应当尽快转诊到三级医疗机构进行进一步诊治。

（3）对妊娠风险分级为"橙色""红色"和"紫色"的孕产妇，医疗机构应当将其作为重点人群纳入高危孕产妇的专案管理，合理调配资源，保证专人专案、全程管理、动态监管、集中救治，以确保做到"发现一例、登记一例、报告一例、管理一例、救治一例"的严谨管理。对妊娠风险分级为"橙色"和"红色"的高危孕产妇，要及时向辖区的妇幼保健机构报送相关信息，并尽快与上级危重症孕产妇救治中心共同研究并制订个性化管理方案、诊疗方案和应急预案。

1）对妊娠风险分级为"橙色"的高危孕产妇，应当建议其在县级及以上危重症孕产妇救治中心接受孕产期保健服务，有条件的孕产妇原则上应当在三级医疗机构住院分娩。

2）对妊娠风险分级为"红色"的高危孕产妇，应当建议其尽快到三级医疗机构接受妊娠风险评估，以明确是否适宜继续妊娠。如适宜继续妊娠，应当建议其在县级及以上危重孕症产妇救治中心接受孕产期保健服务，且原则上应当在三级医疗机构住院分娩。

对于患有可能危及生命的疾病而不宜继续妊娠的孕产妇，应当由副主任医师及以上任职资格的医师进行评估和确诊，告知本人继续妊娠的风险，提出科学严谨的医学建议。

3）对妊娠风险分级为"紫色"的孕产妇，应当按照传染病防治相关条例进行管理，并落实相关综合干预措施，预防和阻断艾滋病、梅毒和乙肝等传染病经母婴传播。

（二）高危孕产妇的系统管理和会转诊流程。

1. 高危妊娠门诊的护理配合

（1）确定基础血压、体重。

（2）评估孕妇有无基础疾病、不良孕产史、家庭成员有无遗传病史等，以了解孕妇有无高危因素。

（3）建议孕早期进行初筛，并分别于孕 20 周、28 周、32 周、36 周及临产前进行复筛，对筛查出的每一例高危孕妇进行专册登记，并在门诊保健手册上做出标记，以加强管理及追踪。

（4）每次检查后要预约下次检查的时间，若到检查日未见孕妇到来，应电话联系孕妇并追踪情况。认真落实做好高危孕产妇的登记，以及做好有关资料的收集、整理、分析和上报工作。

2. 高危孕妇的住院治疗

(1)一级医院必须动员高危孕产妇到二级以上医疗机构住院分娩。

(2)对于严重的高危孕产妇,要求其尽可能在三级妇幼保健院或综合医院住院分娩。

(3)二级、三级医院应当开设高危病房,由副主任医师及以上职称人员专人负责,系统管理至产妇平安出院。

(4)对上报危重的高危孕产妇,医院领导应亲自组织全院医护人员进行抢救。必要时,组织本地专家组进行会诊、抢救,或请求相关上级医院会诊或转诊。

(5)产后访视。由地段保健科负责高危产妇的产后访视,至少3次。

3. 高危孕妇的会诊转诊程序

(1)会诊程序

1)普通会诊时,按照中华人民共和国国家卫生健康委员会《医师外出会诊管理暂行规定》执行。

2)急会诊时,除按照中华人民共和国国家卫生健康委员会《医师外出会诊管理暂行规定》执行外,邀请医疗机构可同时向会诊医疗机构产科病房联系,简要叙述病情及主要救治难点,以便会诊专家准备抢救物品或再邀请相关科室专家同去会诊。若用电话等形式提出会诊邀请的,应当及时办理书面手续。

3)对妊娠合并严重内科疾病的高危孕妇,在孕28周、34周、37周进行再次评估时,应有内科会诊的意见。

4)应邀会诊医生接到通知后应立即出发并及时到达现场抢救,并做好出诊的登记。

5)会诊时,由熟悉孕产妇病情的科室负责人或主管医师陪同会诊,如实汇报病情及诊治经过。

6)会诊医生应积极参与和指导孕产妇的抢救,并详细书写会诊意见。

(2)转诊程序

1)妊娠合并内外科疾病需转诊者,原则上应转往综合性医院就诊。

2)各医院对需要转诊的高危孕产妇,应当填写转诊单。

3)转院方应先通知接收医院的产房或产科重症病房,并简要叙述病情,同时要有熟悉病情的医生或护士护送患者,携带转院记录等相关资料,护送人员应在介绍完病情并办理好相关的转诊手续后方可离开。

4)接收高危孕产妇转会诊的医院,需承担相关医院的转会诊要求,不得推诿、拒绝,对住院危重症孕产妇的转诊,转诊医院应准备好详细的病情摘要及相关的辅助检查结果,由医生护送,与接诊医院进行交接。

4. 选择终止高危妊娠的时机

一般高危妊娠("黄色"及以上妊娠风险分级)应依据具体情况,选择合适的分娩方式,适当提前终止妊娠,不宜逾40周。高危妊娠虽然增加了剖宫产的风险,但若合并症或并发症控制良好,产程监测良好,阴道分娩是可行的和安全的。产程中应加强监测母亲和胎儿情况,适时人工破膜,缩短第二产程,同时注意预防产后出血。加强多学科合作,新生儿医师负责新生儿复苏,早产儿在不影响新生儿复苏和有足够保暖的条件下可实施晚断脐。高危儿出生经评估后,必要时需转诊至新生儿科继续观察和救治。

(三)产后风险评估与管理

卫生医疗机构在进行产后访视(产后42天)时,应当落实孕产妇健康管理服务规范的有关要求,再次对产妇进行风险评估。如发现阳性症状和体征,应及时进行登记、干预和追踪。

本节小结

> 高危妊娠会增加难产、孕产妇围生期发病率与母婴死亡率。孕产妇妊娠风险评估与管理是孕产期保健的重要组成部分,医疗机构对妊娠的产妇进行风险评估,及时发现孕产妇健康状况变化,进行妊娠风险动态评估,根据病情变化调整妊娠风险分级和采取相应的管理措施。
>
> 对于妊娠风险分级为"橙色""红色"和"紫色"的高危孕产妇,医疗机构应当将其作为重点人群纳入高危孕产妇专案管理,适当选择分娩方式,适时终止高危妊娠,多学科合作,确保母婴安全。
>
> 医疗机构在进行产后访视时,应再次对产妇进行风险评估,及时发现问题并进行干预。

第六节 产后保健

随着现代医学的进步,对女性产后的心理健康和生理康复越来越重视。产妇不能及时适应新角色、对新生儿实施母乳喂养,以及对新生儿的养护有困难等,可能造成产妇抑郁、失眠等不健康的心理状态。因此,做好该时期的护理,对于改善产妇心理、生理康复等方面有着重要意义。

产后保健护理是一种针对产妇产后健康、心理问题的护理模式,可以帮助产妇较快地恢复健康,同时也能够较好引导产妇适应母亲的角色。除此之外,产后保健护理还在提升产妇的生活质量方面发挥积极作用,使得产妇的心理以及生理方面都尽快恢复健康。

产褥期(puerperium)指胎盘娩出至母体全身各器官(除乳房以外)恢复或接近未孕状态所需的一段时期,一般需要6周。产褥期母体的生理、心理方面都会发生很大的变化。由于新生儿的出生,产妇和整个家庭成员都将经历心理和社会的适应过程。因此,这段时间是产妇身心恢复,家庭成员适应的关键时期,护士应在了解产褥期妇女生理变化、心理调适的基础上,对产褥期妇女、新生儿进行护理,对与分娩相关的整个家庭成员进行指导,才能保证产褥期母婴健康和家庭幸福。

一、产褥期护理及保健

产褥期母体各系统变化很大，为女性一生生理及心理发生急剧变化的时期之一，若处理不当则可转变为病理情况。

【护理评估】

1. 健康史

健康史包括对妊娠前、妊娠过程和分娩过程进行全面评估。

2. 全身健康评估

全身健康包括对生命体征、产后出血量、子宫收缩、恶露、会阴、排泄、乳房、心理等进行评估。

3. 护理诊断/问题及医护合作性问题

（1）尿潴留　　与产时损伤、活动减少及伤口疼痛有关。

（2）母乳喂养无效　　与母乳供给不足或喂养技能不熟有关。

【护理措施】

为产妇提供一个空气清新、通风良好，舒适安静的病房环境，保证产妇有足够的营养和睡眠。

1. 加强产后基础护理指导

护理人员要指导产妇做好个人卫生，指导患者进行科学饮食。重视产后第一次排尿。产后 4~6 小时鼓励产妇排尿，如不能自行排尿者，可用热敷、暗示（如听流水声）、针灸、药物等方法，必要时导尿，鼓励产妇多喝水，多吃富含维生素的食物，以保持大便通畅。同时产妇应避免负重活动或蹲位活动，以防止子宫脱垂。

2. 镇痛分娩护理

如实施了椎管内镇痛分娩，应严密观察有无硬膜外麻醉的并发症，如硬膜外感染、硬膜外血肿、神经根损伤、下肢感觉异常、发热、尿潴留等，及时解除病因，对症治疗。

3. 指导产妇参与运动保健

在产妇生产之后，早期可以适当参与形体训练等活动，这有利于产妇的形体恢复。经阴道分娩的产妇，产后 6~12 小时内即可起床轻微活动，比如交替踢腿运动、脚踩踏板运动、并腿伸展运动、缩肛训练、仰卧起坐运动等；于产后第二日可在室内随意走动。行会阴侧切或剖宫产的产妇，可适当推迟活动时间。

4. 切口护理

护理人员要对产妇实施健康教育指导，关注切口疼痛情况及有无感染情况。对于分娩的产妇如有会阴部红肿，可使用 50% 的硫酸镁湿敷；如果会阴切口疼痛或者有肛门坠胀感，应该及时报告医生，排除阴道壁及会阴部血肿。

5. 心理护理

由于分娩时消耗大量的能量且产妇面临适应新身份与角色，产妇容易产生较大的心理压力，甚至产后抑郁。护士要注意观察：①产妇的感受，由于产妇的性格差异及分娩的不同经历，其感受也不一样。有的产妇对分娩过程产生了永久的负面记忆，而有的产妇认为分娩以后自己形象会改变而导致自我形象紊乱。因此，妊娠、分娩过程是舒适或者痛苦直接影响产妇母亲角色的转换与适应；②产妇的行为适应状况，产妇的心理适应从依赖期过渡到独立期的时间一般需要 2 周，产妇行为的表现可以评估产妇是否从依赖期过渡到独立期，如表现喜悦、积极有效地锻炼、学习护理孩子的知识与技能等为适应性行为。相反，如产妇不愿接触新生儿、不愿哺喂新生儿或在护理、哺乳的过程中表现不悦、不语、烦躁等，证明行为不适应；③产妇对新生儿行为的看法，有的产妇认为睡觉好、吃奶好的新生儿就是乖孩子，相反是坏孩子，无法正确解释新生儿的行为表现，着不利于母婴情感的连接及母亲角色的适应；④影响因素，认真评估产后妇女心理适应的影响因素是否存在，如产妇的年龄、职业、健康状况、经济状况、性格特征、文化背景、社会支持系统等。护士通过了解以上情况，有的放矢地与产妇及其亲属进行沟通交流，鼓励产妇认同母亲角色，使得产妇能够尽早地消除心中的焦虑以及抑郁等情绪。

6. 母乳喂养指导

做好乳房护理指导。产褥期的产妇乳房重量、体积均会增加，需穿着舒适棉质胸罩，预防乳房下垂，并保证其乳腺管畅通。切忌用肥皂和乙醇之类物品擦洗，以免引起局部皮肤干燥、皲裂。告知产妇及其亲属母乳喂养的重要性及好处，提高纯母乳喂养的依从性；加强母乳喂养方法指导，提高产妇的信心。

二、出院指导

1. 一般指导

护士应在认真评估产妇自我护理及新生儿护理知识和技巧的掌握程度以及恢复排卵、月经来潮的时间、避孕和对产褥期危险征象等知识的了解基础上，根据具体情况进行健康指导。产后 6 周内，应避免重体力劳动；为了满足产妇与新生儿的需要，产妇应选择充足热能的食物，营养素应均衡。

2. 性生活和避孕

产褥期内禁止性生活。产褥期以后开始性生活应采取避孕措施，母乳喂养的夫妻以工具避孕为宜。

3. 教会产妇认识异常症状和体征

向产妇和至少和其一个亲属讲解需要及时就诊的症状和体征，主要有：发热；乳房的红、肿、痛；持续的腹胀；盆腔充盈感；持续的外阴疼痛；尿频、尿急、尿痛；恶露增加、色鲜红或有血块、恶臭等；会阴切口的红、肿、热、痛或下肢的肿、热或者腹部切口的问题等。

三、产后检查(产后访视、产后健康检查)

产妇出院后，医疗保健人员应在孕妇出院后 3 日内，产后 14 日，产后 28 日分别做 3 次访视，了解产妇及新生儿健康状况，访视内容有：①产妇的饮食、睡眠、大小便情况；哺乳情况；子宫复旧与恶露；会阴或腹部切口等；②新生儿的生长、发育状况。如发现异常，及时进行指导与处理或转诊。

产后 6 周,产妇应携婴儿回到分娩医院的门诊进行产后检查,了解产妇各器官的恢复和婴儿的生长发育状况。产后检查包括:①产妇的一般全身检查,如血压、脉搏、血尿常规;②妇科检查,了解生殖器官复旧的情况;③了解母乳喂养情况;④进行计划生育指导;⑤到儿保门诊检查婴儿的生长、发育状况。

四、产褥期常见并发症

(一)产褥感染

产褥感染是指分娩及产褥期生殖道受病原体侵袭,引起局部或全身感染。

【临床表现】

发热、疼痛、异常恶露为产褥感染三大主要症状。由于感染部位、程度、扩散范围不同,其临床表现也不同。依感染发生部位,分为会阴、阴道、宫颈、腹部伤口、子宫切口局部感染,急性子宫内膜炎、腹膜炎、急性盆腔结缔组织炎、血栓静脉炎、脓毒血症等。

【护理评估】

1. 健康史

评估产褥感染的诱发因素,是否有贫血、营养不良或生殖道、泌尿道感染的病史,了解本次妊娠有无妊娠合并症与并发症、分娩时是否有胎膜早破、产程延长、产后出血史及产妇的个人卫生习惯等。

2. 身心评估

评估全身状况、子宫复旧及伤口愈合情况;观察产妇的情绪及心理状态。

【护理诊断/问题及医护合作性问题】

(1)体温过高　与感染因素的存在及产后机体抵抗力下降有关。
(2)疼痛　与产褥感染有关。

【护理措施】

(1)为产妇提供一个空气清新、通风良好,舒适安静的病房环境,并注意保暖,保证产妇得到充足休息。给予高蛋白、高热量、高维生素易消化饮食,增强抵抗力。鼓励产妇多饮水,保证液体的摄入。
(2)对产妇做好基础护理指导,保持个人卫生及舒适。
(3)对产妇及其亲属做好心理指导,加强信心,配合治疗。

(二)产褥期抑郁症

产褥期抑郁症指产褥期精神障碍的一种常见类型,主要表现为产褥期持续和严重的情绪低落以及一系列症候,如动力减低、失眠、悲观等,甚至影响对新生儿的照料能力,通常在产后 2 周内出现症状。

【临床表现】

产褥期抑郁症的主要临床表现有：①情绪改变，心情压抑、沮丧、情绪淡漠，甚至焦虑、恐惧、易怒，夜间加重；有时表现为孤独、不愿见人或伤心、流泪；②自我评价降低，自暴自弃、自罪感，对身边的人充满敌意，与家人、配偶关系不协调；③创造性思维受损，主动性降低；④对生活缺乏信心，觉得生活无意义，出现厌食、睡眠障碍、易疲倦、性欲减退。严重者甚至绝望、有自杀或杀婴倾向，有时陷于错乱或昏睡状态。

【护理评估】

1. 健康史

询问有无抑郁症、精神病的个人史和家族史，有无重大精神创伤史。了解本次妊娠过程及分娩情况是否顺利、有无难产、滞产以及产时产后的并发症、婴儿健康状况、家庭关系及社会支持系统等因素。

2. 身心评估

观察产妇的情绪变化、食欲、睡眠、日常活动行为、母婴之间接触交流的情况，了解产妇对婴儿的喜恶程度及对分娩的感受，评估产妇的人际交往能力与社会支持系统，判断病情的严重程度。

【护理诊断/问题及医护合作性问题】

（1）家庭运行中断　与无法承担母亲角色有关。
（2）有对自己实施暴力的危险　与产后严重的心理障碍有关。

【护理措施】

（1）日常生活护理　提供温暖、舒适的环境，合理安排饮食，保证产妇的营养摄入。让产妇多休息，保证产妇足够的睡眠。护理人员应鼓励或陪伴产妇在白天从事多次短暂的活动。

（2）心理护理　使产妇感到被支持、尊重、理解，信心增强，与他人建立良好的交流能力。护理人员要具备温和、接受的态度，鼓励产妇宣泄、抒发自身的感受，耐心倾听产妇的问题。同时让家人给予更多的关心和爱护，减少或避免不良的精神刺激和压力。

（3）母婴之间交流　帮助产妇适应角色的转换，指导产妇与婴儿进行交流、接触。

（4）安全保护　注意安全保护，谨慎地安排产妇生活环境，防止暴力行为发生。

（5）用药护理　遵医嘱指导产妇正确应用抗抑郁药，并注意观察药物疗效及不良反应。

（6）随访　做好出院指导与家庭随访工作。

（7）预防措施　产褥期抑郁症的发生受社会因素、心理因素及妊娠因素的影响，故应加强对孕产妇的精神关怀、利用孕妇学校等多种渠道普及有关妊娠、分娩常识，减轻孕产妇对妊娠、分娩的紧张、恐惧心情，完善自我保健。运用医学心理学、社会学知识对产妇在分娩过程中多加关心和爱护。

五、产后盆底康复

阴道分娩是 WHO 推荐的分娩方式,但在妊娠和阴道分娩的过程中都会对盆底肌造成压迫甚至损伤。盆底功能障碍是阴道分娩产妇产后比较常见的并发症,临床表现为盆腔器官脱垂,压力性尿失禁,女性性功能障碍等,对患者造成了较大的危害。通过合理的盆底功能康复,能够预防盆底功能障碍的发生。

1. 盆底康复训练

向产妇进行盆底功能介绍,讲解盆底肌结构、功能、损害的相关因素,盆底康复锻炼的目的、方法、注意事项。产妇每次训练时取仰卧位,双腿弯曲,每次先收缩肛门 3~5 秒钟,之后放松肛门 5~10 秒钟,1 个循环周期的收缩次数为 20~30 次,嘱患者收缩阴道及肛部肌肉群,最终训练目标是收缩肛门时间>10 秒钟,每次 10 分钟,每天 4 次,每周训练 4~5 次,训练 6~8 周。

2. 盆底电刺激+生物反馈治疗

盆底电刺激是一种采用电流对盆底肌肉和神经进行刺激的物理疗法,其原理是通过放置于阴道、直肠或皮肤表面的电极给予不同强度的低频电流刺激阴部神经、盆腔神经及肌肉,从而增强盆底肌肉的收缩强度和弹性,使盆底肌肉的控制能力和协调性得到改善,恢复受损的肌肉筋膜张力,加强盆底结构的支撑作用,从而达到治疗目的。

采用生物反馈电刺激仪行生物电兴奋治疗,治疗前排尿,取平卧位,弯曲双腿。在髂前上棘皮肤处贴上电极片,将肌电探头放入患者阴道内,对患者的盆底肌肉和神经通过电极给予不同的电流刺激,对患者指导和纠正,促进盆底肌力恢复。

3. 盆底肌肉生物反馈训练

盆底肌肉生物反馈训练是一种通过生物反馈仪,在已转换的盆底肌图像、声、光等信号的引导下进行特定肌肉收缩的盆底肌主动锻炼法。生物反馈仪的使用是为了纠正错误的盆底肌肉运动,加强盆底肌肉训练效果。患者掌握了正确的方法,并形成条件反射后可改为盆底肌肉训练,然后进行长期坚持,从而改善盆底肌力。

第七节 母乳喂养促进

母乳是新生儿最佳天然食品,母乳喂养为生命提供了最完美的开端,其营养学、免疫学和心理学等方面的众多优点已被人们所认识。2000 年世界卫生组织(WHO)和联合国儿童基金会(UNICEF)倡导婴儿出生后 6 个月内纯母乳喂养为最佳的喂养方式,是优生优育,提高出生人口素质的一项重要措施。目前母乳喂养率距 WHO 提出 2000 年产后 4~6 个月婴儿至少达到 80 %,才有利于保障婴幼儿健康与正常的生长发育。

【人类乳汁的成分及物种特异性】

一、人类乳汁的成分及功能

人类乳汁的成分可大致分为营养成分和生物活性成分。营养成分即为满足婴儿生长发育所需的宏量元素和微量元素，例如，水、蛋白质、脂肪、糖类、维生素以及矿物质。生物活性成分则包括免疫细胞和免疫活性物质，例如部分具有免疫功能的蛋白质、脂肪、糖类等。同时，营养成分与免疫成分并非完全独立，很多成分同时具备多重的角色和功能，相互之间互相促进和影响，以发挥最佳的保护作用。

二、人类乳汁的物种特异性

人乳中已鉴定的成分超过千种，不仅给婴儿提供必需营养，同时具有相当好的生物活性。大量证据表明，母乳中的营养素在数量、比例及生物活性形式等方面，均适合于婴儿的生理发育及生长需要，它们在维持新生儿的健康方面极为重要。所以，人类的乳汁是种十分独特、具有物种专一性、成分非常复杂的营养液体，许多成分具有多重角色，以恰到好处的比例互相影响，以达到最有效率的消化与吸收、最佳的生物利用率，是人类婴儿最完美的营养来源。

1.人类乳汁的热量

母乳喂养儿的基础代谢率、心率、直肠温度比较低，所需要的热量少，人类乳汁富含各类营养物质，它的平均热量（能量密度）是 65 kcal/dL，是婴儿营养来源的"金标准"。随着月龄的增长，母乳利用效率持续增高，如消化相同容量的乳汁，婴儿（每千克体重）所需能量持续降低（表4-14），到第8个月时，母乳喂养婴儿比配方奶喂养的婴儿少消耗共计30000 kcal的热量。乳汁的平均胃半排空时间（48分钟）要比配方奶的胃半排空时间（78分钟）快得多，因此，人类婴儿的喂养方式具有"少食多餐"的特点，这与人类乳汁的特点相适应，符合人类进食模式。

表4-14　不同月龄的婴儿，消化同量的母乳，平均每千克所需要的热量

产后婴儿大小	kcal/kg
14天	128
2个月	70~75
4个月	62.5

2.人类乳汁的产量

母亲乳汁的产量与婴儿正常的生长和发育相匹配，产后24小的初乳总产量约37 mL（范围为7~123 mL），婴儿每次进食7~14 mL。有学者研究了婴儿的胃容积，发现出生后的第一天婴儿胃容量只有6 mL，第二天也仅12 mL，可见，虽然初乳量不大，但是仍然可以满足新生儿的需要。

3. 人类乳汁的颜色变化

乳汁的颜色与泌乳不同的阶段、前奶、后奶、母亲的饮食以及乳腺导管本身的状态有关。初乳澄清、透明并带有一点黄色，慢慢过渡到奶白色。在婴儿生长发育的不同阶段，乳汁成分也会发生相应的变化。在挤出乳汁哺乳的妇女中，可以发现刚挤出的乳汁和后挤出的乳汁颜色有所不同。也就是人们通常认为的"前奶"和"后奶"。前奶比较稀薄，乳糖和蛋白质比较多，颜色较清，后奶比较浓稠，含脂肪比较多，颜色偏白或黄。

【不同时期母乳的变化特点】

在正常哺乳的情况下，乳汁的成分在产后早期变化明显，然后相对稳定，但在不同的时期，为适应婴儿各阶段生长发育的需求，乳汁的成分会在一个相对较窄的范围内略变动，母乳喂养是母婴之间相互影响的一个过程，婴儿状态在确定乳汁成分上也发挥着重要作用，如母乳中的蛋白质会根据婴儿生长模式以及生长需要做出相应的调整，以满足婴幼儿各种需求。

文献上对于初乳、过渡乳和成熟乳的时间划分略有不同，本节选取目前被大多数人认同的，并且大致符合泌乳生理的时间划分作为参考。

(1)初乳　从怀孕的中后期开始到产后 2~5 天所分泌的乳汁称为初乳(colostrum)。初乳的量有限，但可以满足婴儿最初几天的需要。初乳中的钠、钾、氯、蛋白质、脂溶性维生素、矿物质、抗体(sIgA)、寡糖、乳铁蛋白等比例较成熟乳高。初乳中富含脂溶性维生素，例如维生素 A 可达成熟乳的 5 倍，维生素 E 为成熟乳的 2~3 倍。由于富含 β-胡萝卜素，颜色比成熟乳黄，质地比较黏稠；初乳中的激素和生长因子，可以刺激婴儿小肠黏膜的生长与成熟；初乳中含有丰富的寡糖，帮助婴儿建立正常的肠道菌群，同时具有轻泄作用，促进胎便的排出，降低新生儿黄疸的发生。相比较成熟乳，初乳含有更多的蛋白质和免疫物质，提供婴儿出生时的初次免疫，促进婴儿免疫系统的发育，初乳中蛋白质含量最高，约为成熟乳的两倍。

(2)过渡乳　一般认为过渡乳(transitional milk)是产后 2~5 天到产后 10 天左右的乳汁，这个时期，乳房进入全能力产乳期，也是俗称的"下奶"、乳汁产量相比初乳有大幅度增加。过渡乳的蛋白质和免疫球蛋白浓度逐渐下降，乳糖、水溶性维生素的浓度逐渐增加。

(3)成熟乳　产后 10 天以后的乳汁，被称为成熟乳(mature milk)。这个时期母亲乳汁的产量由乳汁的移出量决定，此时，母亲的内分泌因素对乳汁产量影响很小，除非存在病理情况。成熟乳的成分处于相对稳定的状态，但也会根据婴儿的成长发生改变。在此阶段若母亲暴露在有病原微生物的环境中，其乳汁中相应的抗体会相应增加，以保护婴儿。

【母乳喂养的好处】

母乳是婴儿最合适的天然食品，各级组织、家庭及个人都应该提倡、支持母乳喂养。世界卫生组织已将帮助母亲在产后 1 小时内开始哺乳、实施 24 小时母婴同室、坚持纯母乳喂养 6 个月，提倡母乳喂养 2 年以上等纳入促进母乳喂养成功的措施之中。母乳是要

婴儿最理想的天然食品，是人类生命早期的最佳营养，具体而言，母乳喂养的好处包括
以下几点：

(1)对于小于 6 个月的婴儿而言，母乳是最佳食品，其中含有的营养能够满足婴儿
生长发育的需求。母乳中的脂肪与蛋白质十分充足，与其他乳品相比乳糖含量更高，而
且含有充足的钠、磷、钙、铁与各种微生物，婴儿无须从其他食物中补充营养，婴儿肠道
能够很快吸收母乳中的铁，不会导致缺铁性贫血。

(2)母乳清洁无菌，具有抗感染作用，食用后婴儿患病率降低，而且其中含有感染
性疾病的免疫球蛋白(抗体)，能够起到保护婴儿的作用，避免其受到感染，尤其是呼吸
道与肠道感染，直到婴儿自己能产生抗体时，这些抗体都能持续发挥作用。

(3)婴儿吸吮母乳时会促进产妇机体产生催产素，加快收缩子宫，使产后出血减少，
促进子宫复旧；推迟月经复潮及排卵的时间，降低母亲患乳腺癌、卵巢癌的风险。

(4)有利于建立良好母婴感情，婴儿通过密切、频繁接触母亲的皮肤，在吸吮时其
感觉器官会因母亲的爱抚而受到良好刺激，有助于其神经系统发育，拉近母亲与婴儿间
的感情。

【母乳喂养的时间及姿势】

哺乳是一种自然行为，每次一般为 20~30 分钟，根据哺乳的环境，可采用侧卧式、
摇篮式、环抱式和交叉式等姿势(图 4-26)进行，以母婴舒服的体位进行哺乳。

(1)侧卧式：适用于①剖宫产术后的母亲，以避免切口受到压迫；②母亲倍感疲惫，
希望在婴儿吃奶时休息或睡觉；③乳房较大，利于婴儿含接。

(2)摇篮式：是产妇常用的姿势。

(3)环抱式：适合于剖宫产的母条或乳房较大、乳头内陷以及乳头扁平的母亲。

(4)交叉式：适合于早产儿、双胞胎。

哺乳前，母亲应洗手并用温开水清洁乳房及乳头，将婴儿抱于怀里。母亲舒适地坐
着或躺着，最好在其腰部和手臂下方放置一软枕，坐位时在足下放一脚凳，以使母亲放
松。哺乳时母亲将拇指与其余四指分别放于乳房上、下方，呈 C 形托起整个乳房。婴儿
的身体贴近母亲，面向乳房；婴儿的头与身体在一条直线上；口对着乳房。用乳头轻触
婴儿的嘴唇，当其嘴张大后，将乳头和乳晕放入婴儿的口中。婴儿的嘴唇应包住乳头和
大部分下乳晕，下颌部紧贴乳房。如婴儿不张嘴，需要用乳头刺激唇部，当嘴张大时母
亲快速将乳头送进嘴里。哺乳结束时用示指轻轻向下按压婴儿下颌，避免在口腔负压情
况下拉出乳头而导致乳头疼痛或皮肤破损。

【判断乳汁分泌量是否充足】

(1)每日满意的母乳喂养 8 次左右。

(2)婴儿每日排尿 5~6 次，排便 2~4 次。

(3)婴儿体重增长及睡眠情况良好。

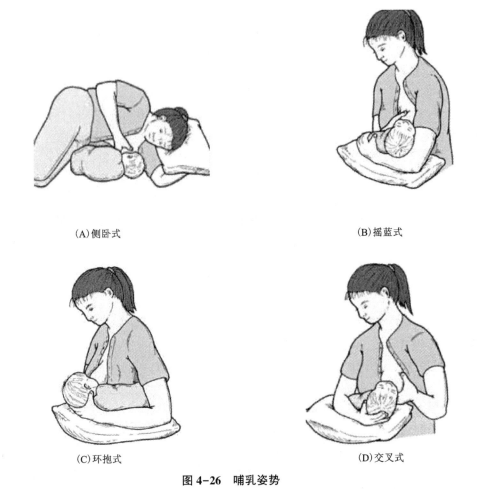

(A)侧卧式　　　　　　　　　　　　　　　　　(B)摇篮式

(C)环抱式　　　　　　　　　　　　　　　　　(D)交叉式

图 4-26　哺乳姿势

【乳房护理与母乳储存】

1.乳房护理技术

乳房护理技术是通过乳房热敷，按摩、挤奶等方法，促进乳汁分泌、保持乳腺管通畅、预防乳腺炎发生的技术。

（1）按摩乳房　按摩前产妇洗净双手，先用温热水清洁乳房，然后再用热毛巾温热敷双侧乳房 3~5 分钟。①螺旋式按摩：产妇一手拇指与其余四指分开，于乳房下端 C 字形托住乳房，另一手小鱼际肌按顺时针方向螺旋式按摩乳房在每一个按摩点按摩数秒再移至另一按摩点，从乳房外侧以环形渐按摩至乳晕；②用指尖从乳房上方向乳头处轻轻拍打或用梳子梳理。

（2）按摩后背　产妇取坐位，向前俯屈，双臂交叉放在桌旁，并将头枕于手臂上，脱去上衣，使乳房松弛、下垂，护士在脊柱两旁向下按摩，双手握拳，伸出拇指，用双拇指用力点压、按摩、移动并兼做小圆周运动，先沿脊柱下移，移动到肩胛骨，持续按摩2~3分钟。

（3）挤奶　挤奶前洗净双手，选用清洁的大口径杯子或广口瓶。产妇坐或站均可，身体微向前倾，以自己感到舒适为准。将容器靠近乳房，将拇指及食指放在距乳头根部2~3 cm处，两指相对，其他手指托住乳房。注意不要以虎口整个抓住乳房。用拇指及示指向胸壁方向轻轻下压，不可压得太深，否则将引起乳腺导管阻塞。压力应作用在拇指及示指间乳晕下方的乳房组织上。各个方向按照同样方法挤压乳晕，使乳房内的乳汁都被挤出。一侧乳房至少挤压3~5分钟，待乳汁少了，就可挤另一侧乳房，如此反复数次，将乳汁完全挤出。每次挤奶持续20~30分钟为宜。

2. 母乳储存的条件

乳汁吸出后，储存于储奶袋中，20℃~30℃保存不超过4小时，4℃不超过48小时，−15℃~−5℃可保存6个月。

【哺乳期乳房常见问题及处理】

（一）乳头疼痛及损伤

1. 原因

婴儿不恰当的体位和含乳姿势、舌系带过短、感染、乳汁量不足、乳腺炎、乳头扁平或凹陷、血管痉挛和婴儿腭的结构异常等。

2. 表现

红肿、乳头皲裂、乳头水泡。

3. 处理

乳头疼痛及损伤是哺乳母亲常见的问题，应对因及对症处理，关键是找到原因。若存在含乳不良的问题，及时调整母婴体位，指导采用婴儿主导的母乳喂养方法；根据母亲乳头发育异常的不同，予以个体化指导；若婴儿口腔解剖方面存在问题，转介至儿科医生诊治；根据乳房的特点、乳头的大小选择合适的吸乳器罩杯，避免乳房尤其是乳头的损伤。

（二）乳汁淤积

1. 原因

乳头发育异常、婴儿口腔解剖结构异常、按时哺乳托不正确的喂养模式。

2. 表现

突发的乳房局部胀痛，哺乳后缓解不明显，临床检查可在乳房胀痛部位触及明显肿块，肿块的特点较明确、具体，边界清楚，甚至有些淤积的肿块表面可见索条状突起。

3. 处理

局部的乳汁淤积通过正常的哺乳等家庭护理，淤积会缓解并渐渐消退，如无法缓解，合并疼痛等情况，需到医院进一步诊治。

(三)乳房湿疹

1.原因

产妇对某些物质有较高的敏感性,包括食物(鱼、虾、蛋)、药物、花粉、乳汁等,或因外界刺激,如炎热、多汗、抓挠、衣服摩擦、哺乳期婴儿口及脸反复接触并摩擦乳房引起。

2.临床表现

多双侧出现,可仅涉及乳晕区,或乳头乳晕同时出现,产妇感觉乳头、乳房烧灼样疼痛、瘙痒,检查可发现皮损与正常皮肤界限不清。湿疹局部表现多样,可为小丘疹、水泡,局部渗出、糜烂、结痂、脱屑交替或同时出现。

3.处理

分为病因治疗和药物治疗。病因治疗中需要了解母亲的过敏史、湿疹史,皮疹史、接触史,对于接触的物质进行逐一排除,避免潮湿的室内环境以及多汗的状态等外界刺激。若病因排查效果欠佳,可在此基础上加用药物治疗。药物治疗首选局部用药,哺乳前将乳头、乳晕区药物擦拭干净,哺乳后再将药物涂于患处。

客观题测验

主观题测验

第五章

妇女保健

妇女保健PPT

学习目标

1. 识记各种避孕方式妇女的护理内容。
2. 识记排卵障碍性子宫出血的定义、分类、护理评估及措施。
3. 识记妇女在孕前保健、孕期保健、分娩期保健及产褥期保健的主要内容和辅助检查项目。
4. 理解不同年龄阶段妇女的营养需求。
5. 理解各种避孕方法、避孕原理、不良反应、并发症及其防治；排卵障碍性异常子宫出血、绝经综合征的临床特点、处理原则、护理措施。
6. 运用妇女营养的相关知识来思考如何满足不同年龄阶段女性的营养需要。
7. 运用所学知识对育龄期妇女选择最佳的计划生育措施；对生殖期内分泌疾病患者进行护理及健康教育。

第一节　计划生育

计划生育是我国的一项国策，计划生育的措施包括了避孕措施、绝育措施及避孕失败后的补救措施。计划生育优质服务的主要内容之一是避孕方法知情选择，在充分知晓计划生育的目的和意义的前提下，尊重夫妻双方的意愿。护士可通过教育、宣传、指导、培训等方法，使夫妻了解常用避孕方法的相关知识，并帮助妇女根据自身特点及需要选择合适自己的避孕方法。

一、护理评估

(一)健康史

健康史包括妇女的年龄、月经史、婚育史、工作情况,精神压力等;了解既往健康状况,是否有慢性病史和家族史。结合不同妇女情况,是否有符合某项计划生育措施的适应证,是否有禁忌证。

(二)生理、心理状况

了解妇女的身体状况,进行一般查体。妇科检查包括外阴、阴道皮肤黏膜的完整性及有无赘生物;有无宫颈炎症、宫颈裂伤;白带量、性状及气味;子宫的位置、大小及活动度是否正常,有无压痛及脱垂;附件有无压痛,是否触及肿块等。

大部分妇女对计划生育相关知识不了解或了解甚少,故计划生育妇女会存在一定思想顾虑和担忧,因此,护士要有耐心地对计划生育妇女进行指导,为她们解除疑惑,帮助其采取合适的计划生育措施。

(三)辅助检查

辅助检查包括血常规、生化常规和凝血功能检查;尿常规、阴道分泌物常规检查;心电图、腹部及妇科超声检查等;根据不同的计划生育妇女行针对性检查。

二、护理问题

(1)知识缺乏　缺乏对避孕方法、避孕时间等知识。
(2)有感染的危险　与避孕时引起腹部伤口和子宫创面有关。

三、护理目标

让支持计划生育的妇女了解相关知识,以消除顾虑,并选择适合自身的计划生育措施。

四、护理措施

(一)计划生育知识指导

护士要让育龄期夫妇了解常用避孕方法,包括避孕种类、原理以及掌握适应证,注意禁忌证。对其提出的各种同题要耐心解答,消除思想负担。根据不同计划生育妇女的不同情况和不同需求,帮助其选择最合适的避孕措施。

1. 宫内节育器避孕

宫内节育器(intrauterine device, IUD)是一种广泛使用于我国育龄妇女的一种避孕器具。将其放置于子宫腔内,子宫内的局部组织会对它作出各种反应,从而达到避孕效果。目前应用的是活性IUD，含有活性物质，如铜离子、激素或者药物等，不良反应较小。其中带铜IUD是我国临床最常用的IUD，可以持续释放具有抗生育功能的铜离子，从而起到避孕效果。药物释放IUD，常用的有含孕激素T形IUD，通过释放储存在T形架内的孕激素，使子宫内膜变化，阻止受精卵着床，从而起到避孕效果。

(1)避孕原理　含铜IUD释放的铜离子可以使精子头尾分离，具有破坏精子获能的毒性作用。IUD还可以引起宫腔内局部炎性反应，影响胚胎运送速度并毒杀胚泡。另外，由于子宫长期受异物刺激导致子宫内膜损伤及慢性炎症反应，使受精卵的运行速度与子宫内膜发育不同步，受精卵着床受阻。

(2)IUD放置术　对于适龄期妇女无禁忌证、自愿要求放置IUD的妇女可于月经干净后3~7日，或人工流产术后立即放入(出血少，宫腔深度<10 cm)，或产后满3个月、剖宫产后半年放置IUD。术后休息3天，1周内避免重体力劳动，2周内禁止性生活和盆浴，3个月内每次行月经或大便时注意有无脱落。定期复查，如有不适及时就诊。对于已经妊娠、生殖器器官炎症、肿瘤、月经过多或不规则阴道出血等妇女禁忌放置IUD。

(3)放置IUD的不良反应及其护理　可于放置的最初3个月出现阴道流血，一般无需处理，3~6个月后逐渐恢复。当IUD与宫腔大小形态不符时，可出现腰腹酸胀感，必要时需要更换合适的节育器。

(4)放置IUD的并发症及其护理　IUD放置术后可引起宫腔感染、IUD嵌顿或断裂、脱落IUD异位、带器妊娠等并发症。IUD放置术后要进行定期随访，减少并发症的发生。

2.激素避孕

激素避孕是指应用甾体激素达到避孕效果。目前常见的是人工合成的甾体激素避孕药。

(1)避孕原理　主要是通过激素影响下丘脑—垂体—卵巢轴的正常功能，使促卵泡生长激素减少，抑制排卵。另外，孕激素影响输卵管的正常分泌和抑制子宫内膜增生，从而影响受精卵正常运行速度和抑制受精卵着床。

(2)适应证及禁忌证　对于健康育龄妇女均可采用甾体激素避孕药。而对于患有严重心血管疾病、急慢性肝炎或肾炎、血液病或血栓性疾病、内分泌疾病等的妇女禁忌采用激素避孕。

(3)药物的毒性作用及不良反应处理　药后多有类早孕反应，如恶心呕吐、乳房胀痛等。也会出现不规则阴道流血、月经过少或者停经、色素沉着、体重增加等，偶可出现头痛、复视、皮肤瘙痒等。

(4)甾体口服避孕药种类　甾体口服避孕药包括短效口服避孕药及探亲避孕药。短效口服避孕药主要为孕激素，辅以低剂量雌激素构成的复方避孕药，可使避孕效果达到99%以上。如复方炔诺酮片、复方甲地孕酮片、复方左炔诺孕酮片等。探亲药又名为速效避孕药或事后避孕药，避孕有效率可达98%以上，适用于夫妇分居两地短期探亲时避孕。如炔诺酮探亲避孕片、炔诺孕酮探亲避孕片等。

3.其他避孕器

其他避孕器具包括男性阴茎套和女性避孕套。阴茎套是在性生活前将其套在阴茎上，阻止精液进入宫腔从而达到避孕的目的。女性避孕套是长度为15~17 cm宽松、柔软的聚氨酯带状物。开口连接直径约7 cm的"外环"，套内有一直径约6.5 cm的游离"内环"。

4. 女性绝育方法

输卵管绝育术是最普遍采用的女性绝育方法，是通过结扎输卵管或者用药物使输卵管腔粘连堵塞，从而阻止精子和卵子相遇而达到避孕。适用于不再有生育意愿、自愿接受绝育手术的夫妻。输卵管绝育术包括经腹输卵管绝育术和经腹腔镜输卵管绝育术。经腹输卵管绝育术常见的并发症有出血、血肿、腹壁切口感染、盆腔及腹腔感染、脏器损伤、绝育失败等。而经腹腔镜输卵管绝育术简单、安全、创伤小、恢复快，并发症小。术后观察患者有无发热、腹痛及出血情况，静卧 4~6 小时即可指导患者下床活动。

5. 避孕失败补救措施

经过避孕措施或绝育术后，出现避孕失败，并且不愿意再生育的夫妇，应帮助及早发现并及时采取适宜的避孕失败补救措施。主要包括药物流产、手术流产和依沙吖啶（利凡诺）引产术。

药物流产主要用于妊娠 49 日以内且排除异位妊娠妇女，常用的药物为米非司酮与米索前列醇联合使用，完全流产率达到 90% 以上。由于米非司酮与米索前列醇可抑制胃酸分泌，服药过程中患者可出现恶心、呕吐等反应。另一个主要不良反应为长时间的阴道流血，应给予密切观察，如因出血时间长、出血多怀疑药物流产不全时应及时行刮宫术。

手术流产包括负压吸引术和钳刮术。负压吸引术应用于 10 周内的妊娠者，钳刮术应用于妊娠 10~14 周自愿要求终止妊娠者。手术流产常见的并发症有人工流产综合征，主要表现为术中或术后出现恶心、呕吐、心律失常、血压下降等。也可出现子宫穿孔、妊娠产物残留造成的吸宫不全、漏吸或空吸、术中出血、术后感染、羊水栓塞等。

依沙吖啶（利凡诺）引产适用于 13 周至不足 28 周患有严重疾病不宜继续妊娠者。利凡诺是一种强力杀菌剂，通过注入羊膜腔内或者宫腔内羊膜腔外，一方面可以使胎盘组织变性坏死，并损坏胎儿主要生命器官，另一方面可以促进宫颈软化，引起子宫收缩，引产成功率达 90%~100%。常见的并发症有阴道流血、产道裂伤、胎盘胎膜残留、感染。偶见体温升高，但在应用依沙吖啶后 24~48 小时胎儿娩出后体温很快下降。

以上所述，对于未生育夫妇可选择男用避孕套，这是最简便、短效的避孕方法。也可用短效口服避孕药。生育后夫妇可采用宫内节育器以期做到长效的避孕。结合生育政策的变动和自身情况，必要时可考虑绝育措施。哺乳期妇女可选用男用避孕套、宫内节育器，不影响哺乳婴儿健康的避孕方法。绝经过渡期妇女首选男用避孕套。宫内节育器可继续使用，绝经半年后取出。年龄超过 45 岁的妇女一般不使用避孕药物。

（二）疼痛和感染

根据不同的计划生育措施，经手术者将面临可能的疼痛，对疼痛的受术者，护士要配合医生积极地查找原因、分析，寻找缓解疼痛的方法。术后要尽量安排安静的休息环境。根据不同的手术方式和不同的受术者，可嘱其卧床休息适宜的时间，逐渐增加活动量。需住院的受术者，住院期间应注意观察患者的生命体征，尤其是阴道流血、腹部切口及是否存在腹痛、腹痛程度等情况。按医嘱给予相应的处理及护理措施，预防术后感染，帮助其回复。如放置宫内节育器后新发腹部疼痛的妇女，要明确宫内节育器的位置、大小及形态，是否存在不合适的情况，指导其服用相应的药物缓解疼痛。

(三)健康指导

1. 门诊患者健康宣传教育

门诊可以进行宫内节育器的放置与取出术以及人工流产术。护士要告知受术者，若出现阴道流血增加、腹部疼痛加重等情况需及时就诊。放置或取出宫内节育器者术后应停止 2 周性生活，行人工流产手术者，应停止性生活及盆浴 1 个月。1 个月后到门诊复查，不适随诊。

2. 住院患者健康宣传教育

行输卵管结扎术的受术者需住院，手术后应休息 3~4 周，禁止性生活 1 个月。经腹腔镜手术者，可早期进行下床活动。嘱咐其不适随诊。

第二节　生殖期内分泌疾病护理

预习案例

> 李某，女，38 岁，孕 2 产 1。近一年出现经期紊乱，经量增多，遂来医院就诊。患者平素月经规律，周期 27 ~ 29 日，经期 4~5 日，量适中，无痛经。近一年来，无明显诱因出现月经周期延长，最长可至 55 日，经期延长至 9~10 日，经量较前增多至 2 倍，面色苍白，偶有胸闷，乏力。体格检查：体温 36.2℃，心率 91 次/分，呼吸 21 次/分，血压 91/59 mmHg。实验室检查：红细胞 $2.81×10^{12}$/L，血红蛋白 76 g/L。妇科检查：外阴已婚已产型，阴道中可见暗红色血液；子宫颈已产型，无明显举痛；子宫体大小正常，质中，活动无明显压痛，两侧附件未见异常。
>
> 思考
>
> 1. 护士需要为患者进行哪些方面的评估？
> 2. 该患者存在的护理问题有哪些？依据是什么？
> 3. 护士需要为该患者提供哪些护理措施？

女性生殖内分泌疾病(female reproductive endocrine disease)是妇科疾病中的多发病。下丘脑—垂体—卵巢轴中功能异常或靶细胞效应异常，是最主要的发病因素，其他还与遗传、生殖器官发育不良等有关。这些疾病主要包含排卵障碍性异常子宫出血、闭经、痛经、经前期综合征及绝经综合征等。症状主要表现为月经的异常及其他一些伴随表现。护理的目标是采取相应的护理措施帮助改善和缓解病症，并让患者及其亲属了解疾病相关知识，从而使患者的生活质量得到提高。

一、排卵障碍性异常子宫出血

异常子宫出血(abnormal uterine bleeding，AUB)即为不正常的月经周期、经期或失血量，临床上最多见的为排卵障碍性异常子宫出血。排卵障碍性异常子宫出血包括黄体功能不足、稀发排卵及无排卵，青春期、绝经过渡期多见，主要因下丘脑—垂体—卵巢轴功能异常导致。生育期亦可因肥胖、高泌乳素血症、卵巢综合征、甲状腺功能异常引起。常表现为月经异常，包括周期、经量、经期长短，可引起大出血及贫血。

(一)发病原因

1.无排卵性异常子宫出血

青春期女性这段时期内下丘脑—垂体—卵巢轴激素间的反馈机制未成熟，雌激素的正反馈作用不完全，促卵泡生长激素持续低水平，卵泡生长但不能发育为成熟卵泡，合成及分泌雄激素的量不能达到促使促黄体生成素高峰释放的阈值，造成无排卵。绝经过渡期女性卵巢功能衰退，卵泡量极少，剩余卵泡对垂体促性腺激素的反应减退，卵泡发育受阻，导致排卵障碍。该期出现无排卵引起的异常子宫出血也较常见。生育期女性出现无排卵引起的异常子宫出血少见。

2.黄体功能异常

黄体功能低下常见于促黄体生成素排卵高峰分泌不足、促黄体生成素排卵峰后低脉冲缺陷、卵泡发育不良等，病因复杂。子宫内膜不规则脱落常见于下丘脑—垂体—卵巢轴调节功能紊乱引起黄体萎缩不全，孕激素持续影响内膜，导致内膜不能按时完整脱落。

(二)病理

1.无排卵性异常子宫出血

因子宫内膜受激素连续作用而无孕激素拮抗，存在不同程度的增生性改变，亦可少见萎缩性改变。包括子宫内膜增生症、增殖期子宫内膜和萎缩性子宫内膜。子宫内膜增生症以单纯性增生最常见，发展为子宫内膜癌的概率约为1%，内膜增生程度超过正常周期的增殖晚期，呈弥漫性增生。

2.子宫内膜腺体分泌不良

子宫内膜腺体分泌不良，形态表现为分泌期内膜，间质发育不协调，间质水肿不明显，内膜分泌不均。行内膜病理活检提示分泌反应比实际周期至少晚2日。

(三)临床表现

1.无排卵性异常子宫出血

无排卵性异常子宫出血临床表现多样，临床上最常见的症状有月经周期紊乱、经期经量多少不定及经期长短不一，严重时可导致休克。出血期间一般不伴有腹痛。

2.黄体功能异常

黄体功能异常常表现为黄体功能不足和子宫内膜不规则脱落。黄体功能不足表现为月经频发(周期<21 日)。卵泡期延长、黄体期缩短(<11 日)，使患者不容易受孕或在妊娠早期即流产。子宫内膜不规则脱落表现为月经周期无异常，但经期延长，可达 9～10日，出血量多少不一定。

(四)处理原则

1. 无排卵性异常子宫出血

无排卵性异常子宫出血常予以药物治疗，不同时期用药目的不同。青春期以调整周期为主；生育期有生育需求者须促排卵治疗；绝经过渡期以止血、减少经量、调整周期，防止子宫内膜癌变为主。

2. 黄体功能异常

黄体功能低下时调整性腺轴功能，促进黄体正常形成；子宫内膜不规则脱落可促进黄体功能，使其及时萎缩，内膜按时完整脱落。

(五)护理评估

1. 病史

收集患者资料，包括年龄、工作、现病史、月经史、婚育史、有无采取避孕措施。既往史(如血液病、高血压、肝病等可能影响凝血过程的疾病)。注意患者发病前有无精神紧张、过度疲劳或环境改变等引起月经紊乱的诱发因素。仔细询问发病时间、阴道流血情况、流血前有无月经失常及在别处有无诊治，诊治经过包括所做的检查结果、所用药物(尤其是激素名称、服药方式和剂量)。询问有无贫血症状等。

2. 观察体征

观察患者的体征，评估精神状态，有无肥胖、贫血貌、巩膜或皮肤黄染、出血点和其他病态。进行查体，检查淋巴结、甲状腺、乳房发育情况。妇科检查有无异常发现。随着病程延长，长期的月经异常、贫血并发感染，将严重影响工作学习。黄体功能不足常可引起不孕、妊娠早期流产。绝经过渡期患者注意考虑是否患有肿瘤。

3. 辅助检查

(1)实验室检查　血常规判断有无贫血及血小板减少。血尿 hCG 检测排除妊娠及妊娠相关疾病。凝血功能检查可排除凝血和出血功能障碍性疾病。血清激素测定可于下次月经前 7 日测量血清孕酮水平，了解黄体功能及有无排卵。对于出血频繁，常难以选择时间者，可于早卵泡期测定血清雌二醇(E$_2$ estradiol)、促黄体生成激素(luteinizing hormone，LH)、促卵泡激素(follicle-stimulating hormone，FSH)、甲状腺素(stimulating hormone，T)、泌乳素(prolactin，PRL)及促甲状腺激素(thyroid-stimulating hormone，TSH)等，以排除其他内分泌性疾病。

(2)基础体温测定　是测定是否排卵的简易办法，有助于观察有无排卵及简单了解黄体功能的情况。无排卵性异常子宫出血患者基础体温无上升改变而呈单相曲线，提示无排卵。黄体功能不足者基础体温双相型，但高温相<11 日。子宫内膜不规则脱落者基础体温呈双相型，下降缓慢。

(3)超声　检查了解子宫内膜厚度及有无回声，有无宫腔占位病变或其他生殖道实质性病变。

(4)诊断性刮宫　目的是明确子宫内膜病理和止血。年龄大于 35 岁，药物治疗效果不好或存在癌变高危因素的异常子宫出血患者，应进行分段诊刮，以排除宫颈管病变。当存在不规则阴道流血或大量出血时，可随时进行刮宫。

(5)宫腔镜检查　直接检查子宫内膜情况，观察表面是否光滑，有无异常突起及充血。在直视下选择病变区域，如子宫黏膜下肌瘤、子宫内膜息肉、子宫内膜癌等进行活检，相比盲取的诊断价值高。

(六)护理诊断

(1)有感染的危险　与月经周期延长、出血量多导致机体抵抗力下降有关。

(2)疲乏　与出血量多导致的贫血有关。

(3)焦虑　与大量出血引起精神紧张有关。

(七)护理目标

患者无感染发生，患者出血停止，疲劳缓解或消失。患者紧张和焦虑情绪减弱或消失。

(八)护理措施

1.一般护理

(1)补充营养　多吃含铁丰富的食物，如猪肝、猪血、瘦肉、花生、红枣、黑木耳、黑芝麻等。摄入高蛋白饮食，促进铁的吸收和合成血红蛋白，如鱼、奶、豆等食物。进食富含维生素 C 的食物，使三价铁还原为易吸收的二价铁，如果汁、蔬菜等。订制适合个人的饮食方案。

(2)监测出血病情　嘱患者保留出血期间使用的会阴垫及内裤，以便估计出血量。如出血量多，督促患者尽量卧床休息，避免过度活动。贫血严重者，必要时应予输血，以维持患者正常血容量。每日应定时记录患者的生命体征。

(3)与患者交流　倾听患者诉求，了解其疑问及顾虑。向患者解释病情及提供相关信息，可与医生共同解决患者的疑问，摆脱或缓解焦虑。

2.用药护理

(1)出血的治疗护理　对少量出血患者，予以有效最小剂量激素治疗，以减少药物不良反应。对大量出血患者，要求 8 小时内雌激素治疗有效，出血在 24~48 小时内基本停止。如 96 小时仍无法止血，要考虑器质性病变。常选用孕激素联合用药：相对单一用药，联合用药的止血效果较好。采用孕激素占优势的口服避孕药，可治疗青春期及生育期无排卵性异常子宫出血。现临床上多使用第三代短效口服避孕药，如复方屈螺酮片、去氧孕烯炔雌醇片、复方孕二烯酮片。

(2)雌激素、孕激素序贯疗法　即人工周期。通过模拟自然月经周期中卵巢的内分泌变化，序贯应用雌激素、孕激素，使子宫内膜发生变化，形成周期性脱落，适用于青春期及生育期雌激素水平低下的患者。撤退性出血第 5 日起，口服雌二醇或结合雌激素片，每晚服用 1 次，连续使用 21 日，服用雌激素后第 11~16 日起加用孕激素，连用 10~

14 日，连续 3 周期为一个疗程。重复上述疗法直到建立正常月经。

（3）黄体功能不足治疗护理　对于黄体功能不足的患者，可口服氯米芬促进卵泡发育并诱发排卵，使正常黄体生成。另外，可肌内注射绒毛膜促性腺激素（hCG），促黄体生成，提高孕酮的分泌，延长黄体期。也可给予天然黄体酮制剂来补充黄体分泌孕酮的不足。

（4）子宫内膜脱落的治疗护理　对于子宫内膜不规则脱落的患者，可口服甲羟孕酮，或肌内注射黄体酮等孕激素使黄体萎缩，内膜按时脱落，也可肌内注射绒毛膜促性腺激素，促进黄体生成。对于无生育要求的患者，可口服避孕药。

3. 手术治疗

对于反复非少量出血且药物治疗效果欠佳，需刮宫止血或检查子宫内膜病理的患者，或者存在子宫内膜癌高危因素、出血较凶险、病程较长的生育期患者和绝经过渡期患者，可采用刮宫术。无性生活史的患者慎用刮宫术。

4. 调整月经周期

用雌激素治疗完成后，须调整月经周期。青春期及生育期患者，内分泌功能需恢复正常，以建立正常月经周期；绝经过渡期患者除了控制出血外，要预防出现子宫内膜增生症。

二、闭经

闭经（amenorrhea）是指无月经或月经停止，为常见妇科疾病。根据既往月经史，分为原发性闭经和继发性闭经。原发性闭经（primary amenorrhea）指年龄>14 岁但未发育第二性征，或年龄>16 岁第二性征已发育而月经尚未来潮。继发性闭经（secondary amenorrhea）指正常月经已建立，停经 6 个月或按自身原有月经周期计算停 3 个周期以上。闭经可分为生理性闭经和病理性闭经，本节只讨论病理性闭经。

（一）发病原因

下丘脑—垂体—卵巢轴的神经内分泌调节是正常月经建立和维持的重要条件，子宫内膜对性激素的周期性反应和下生殖道的通畅对其也至关重要。以上 3 个条件任何一个条件不足，均可导致闭经的发生。

1. 原发性闭经

原发性闭经多为遗传因素或先天性发育缺陷引起，较少见，约30%患者存在生殖道异常，可分为第二性征缺乏和第二性征存在两类。第二性征缺乏的原发性闭经包括低促性腺激素性腺功能减退和高促性腺激素性腺功能减退，前者主要因为青春发育延迟，其次为嗅觉缺失综合征，后者主要因为性腺先天性发育不全或因青春期前卵巢接受辐射、放疗，致卵巢功能提前衰退。第二性征存在的原发性闭经包括雄激素不敏感综合征、米勒管发育不全综合征和对抗性卵巢综合征等。

2. 继发性闭经

继发性闭经按生殖轴的病变和功能失调的部位可分为下丘脑性闭经、垂体性闭经、卵巢性闭经、子宫性闭经及其他内分泌相关功能异常引起的闭经。发生率高于原发性闭经。

（1）下丘脑性闭经　为最常见的继发性闭经，泛指中枢神经系统、下丘脑各功能和器质性疾病引起的闭经，以功能性多见。此类闭经的特点是下丘脑合成和分泌促性腺激素释放激素缺陷导致垂体促性腺激素，特别是促黄体生成素的分泌功能低下，治疗及时可逆。女性长期处于焦虑状态，可引起精神压抑、忧虑。其他如过度劳累、情感创伤、环境改变等，均可能引起神经系统紊乱导致内分泌障碍而闭经。另外，当内在情感剧烈矛盾或为保持体型强迫节食时，易发生严重的神经性厌食，可导致体重急剧下降，神经系统影响大，若体重减轻10%～15%或者体脂短期内丢失30%时可出现闭经。

（2）运动性闭经　长期剧烈运动或舞蹈训练等可导致闭经，与患者的精神应激及体重下降有关。初潮和月经的维持与机体脂肪有一定的关联，脂肪减少，可使月经出现异常。运动量剧增可使促性腺激素释放激素释放受抑制，使促黄体生成素释放受抑制，也可引起闭经。

（3）药物性闭经　长期应用甾体类避孕药、噻嗪衍生物、利血平等药物可引起下丘脑—垂体—卵巢轴异常导致闭经。药物性闭经通常是可逆的，停药后一般可恢复正常。

3.垂体性闭经

垂体性闭经主要病变在垂体。腺垂体病变可导致功能失调，影响促性腺激素分泌，影响卵巢功能，引起闭经，如席汉氏综合征、垂体肿瘤、空蝶鞍综合征。

4.卵巢性闭经

卵巢分泌的性激素水平低下，子宫内膜不发生周期性变化而导致闭经。如卵巢早衰、卵巢功能性肿瘤、多囊卵巢综合征等。

5.子宫性闭经

因感染、创伤等导致宫腔粘连导致闭经。月经调节功能及第二性征发育一般正常，也可因切除子宫或子宫内膜被破坏所致。

（二）处理原则

处理原则：明确病因后，针对病因治疗，改善全身健康情况，进行心理疏导，给予相应激素治疗以达到治疗目的。

（三）护理评估

1.疾病史

收集患者资料，包括年龄、工作、现病史、月经史、婚育史、有无采取避孕措施。重点询问月经史，含初潮年龄、月经周期、经期、经量和闭经时间长短及伴随症状等。了解发病的精神因素、体重变化、环境改变、有无剧烈运动、跳舞以及各种疾病、用药情况等。已婚妇女需询问生育情况及产后并发症史。如考虑原发性闭经应询问第二性征情况，了解生长发育史、有无先天缺陷或其他疾病及家族史。

2.身心状况

注意观察患者的体征，评估精神状态，有无肥胖，测量身高、体重，观察智力情况、躯干和四肢的比例，检查五官特征及第二性征发育等。妇科检查生殖器发育，有无先天缺陷、畸形等。患者常常会担心对自己的健康、性生活和生育能力是否有影响。当病程过长及多次治疗效果不佳时会加重患者和家属的心理压力，表现为情绪低落，对治疗丧失信心，影响精神状态这反过来又会加重闭经。

3. 辅助检查

（1）药物撤退试验 包括孕激素试验和雌孕激素序贯试验。

孕激素试验：口服孕激素或肌内注射黄体酮。若停药后出现撤退性出血为阳性反应，提示子宫内膜已受一定水平雌激素影响。若停药后无撤退性出血，应进一步行雌激素序贯试验和孕激素序贯试验。

雌激素、孕激素序贯试验适用于孕激素后无撤退性出血的闭经患者。服用足够量的雌激素后加用孕激素，停药后发生撤退性出血提示子宫内膜功能正常，可排除子宫性闭经，应进一步寻找闭经的原因。若无撤退性出血并重复一次试验后若仍无出血，提示子宫内膜有缺陷或被破坏，可诊断为子宫性闭经。

（2）血清激素测定 停用激素药物至少 2 周后行激素测定，应包括 E2、P、T、FSH、LH、PRL、TSH、胰岛素等，以明确诊断。

（3）超声影像学检查 子宫超声检查可了解子宫形态、大小及内膜厚度，卵巢形态、大小、卵泡数等。影像学检查可用于盆腔及头部检查，了解盆腔有无肿块和中枢神经系统内病变性质。

（4）其他检查 如宫腔镜检查、腹腔镜检查、基础体温测定、子宫内膜取样等。怀疑感染性疾病应取子宫内膜培养。

（四）护理诊断

（1）焦虑 与担心长期闭经对身体、生育、性生活的影响有关。

（2）持续性悲伤 与担心丧失女性形象有关。

（3）长期低自尊 与长期闭经，月经不能正常来潮而出现自我否定有关。

（五）护理目标

患者能够接受闭经，能够主动、积极地配合诊治。

（六）护理措施

1. 一般护理

应进行足够耐心的心理疏导，可减轻应激或精神因素带来的影响。因体重下降引起的闭经，应指导患者，保持标准体重。适当减少运动量。

2. 激素治疗

雌激素补充治疗适用于无子宫者。雌激素、孕激素序贯人工周期疗法适用于有子宫者。孕激素疗法要求患者体内有内源性雌激素水平。

3. 促排卵治疗

适用于有生育要求的患者。治疗方法包括促卵泡生长激素和泌乳素正常的患者，体内有一定量内源性雌激素，可选氯米芬促排卵；低促性腺激素性闭经者或氯米芬促排卵失败者，子宫内膜已获得对雌激素、孕激素的反应后，可采用人绝经期促性腺激素-人绒毛膜促性腺激素（HMG-hCG）疗法促进卵泡发育及诱发排卵，但不推荐用于促卵泡生长激素升高的患者。

4.其他治疗

其他治疗包括使用溴隐亭与垂体多巴胺受体结合后直接抑制垂体泌乳素分泌,恢复排卵;肾上腺皮质激素适用于先天性肾上腺皮质增生所致的闭经;甲状腺功能减退引起的闭经需补充甲状腺素;适用于生殖器畸形、Ashermsan 综合征、肿瘤等需要进行手术治疗。

三、痛经

痛经(dysmenorrhea)是指月经期时出现的子宫痉挛性疼痛,伴或不伴下腹坠痛、腰酸,可合并头痛、头晕、恶心、乏力等其他不适,不同程度的影响生活和工作。痛经分为原发性和继发性两类,原发性痛经指生殖器官无器质性病变的痛经,继发性痛经多指由盆腔器质性疾病等引起的痛经,现重点讲解继发性痛经。

(一)病因

原发性痛经与月经时子宫内膜前列腺素(prostaglandin,PG)失衡相关。痛经患者子宫内膜和月经血中前列腺素 F_{2a}(Prostaglandin F_{2a},PGF_{2a})明显升高,这是痛经的主要原因。分泌期较增生期的子宫内膜中前列腺素浓度高。分泌期后期因孕激素的下降,溶解性酶促反应激活环氧酶通路,使前列腺素物质得到释放,增多的 PGF_{2a} 引起子宫平滑肌过强收缩,血管痉挛收缩,引起子宫缺血缺氧,出现痛经。内源性缩宫素、血管加压素以及 β-内啡肽等浓度升高也会引起原发性痛经。无孕酮刺激的无排卵的增生期子宫内膜所含前列腺素浓度低,一般无痛经。

(二)临床表现

临床主要表现为下腹疼痛。多开始于月经来潮后,经前12小时即可出现,以月经来潮第1日最为剧烈。多呈痉挛性疼痛可放射至腰骶部和大腿内侧,持续24小时后开始缓解。可伴有恶心、头痛、头晕、乏力及胃肠道反应等症状,疼痛严重时面色苍白、出冷汗。原发性痛经多在青春期发病。

(三)处理原则

对症治疗,注意休息,避免精神刺激。

(四)护理评估

1.疾病史

疾病史包括患者的年龄、月经史、婚育史、工作学习情况,有无精神压力及其他诱发痛经的因素、疼痛的性质、月经时间与疼痛的变化,疼痛的部位及有无伴随症状,是否服用药物,用药量及持续时间等。

2.身心状况

评估痛经严重程度,注意与其他疾病造成的腹痛相鉴别。妇科检查无阳性体征。因反复疼痛,患者常感紧张。

3. 辅助检查

为排除继发性痛经和其他原因造成的疼痛，可做盆腔超声检查、hCG、宫腔镜检查、输卵管造影，要注意甄别病理性痛经。

（五）护理问题

（1）急性疼痛　与前列腺素浓度过高，引起子宫缺血缺氧，子宫收缩有关。
（2）焦虑　与反复痛经引起精神紧张有关。

（六）护理目标

缓解痛经及伴随症状，缓解及消除患者精神紧张状态。

（七）护理措施

1. 一般护理

注意清洁卫生，经期停止性生活，保证充足的休息、忌熬夜、饮食营养均衡、坚持锻炼、保持良好的生活卫生习惯，进行月经期保健的教育工作。

2. 心理疏导

告知患者痛经是月经期常见的心理表现，关心并理解患者的不适和焦虑症状。

3. 对症处理

腹部局部热敷和进食热的饮料如热汤或热水，可缓解疼痛。分散注意力，保持躯体放松，以缓解痛经。疼痛严重可按说明书或医嘱服用止痛药治疗，但注意避免过分依赖药物。

4. 诊疗配合

痛经的治疗药物包括口服避孕药和前列腺素合成酶抑制药。口服避孕药可通过抑制排卵，抑制子宫内膜生长，以降低前列腺素及血管加压素水平，缓解疼痛症状。前列腺素合成酶抑制药可减少前列腺素产生，从而减轻痛经。可用于不要求避孕或口服避孕药效果不佳的原发性痛经患者。

四、经前期综合征

经前期综合征（premenstrual syndrome，PMS）是一组在月经前周期性发生的影响女性日常生活、学习和工作，涉及身体、心理及行为的综合征。月经来潮后，有关的症状消失。

（一）病因

经前期综合征的病因　目前尚未完全明确，可能与精神状态、社会关系、神经递质异常和激素失调有关。如精神状态异常、社会关系不和谐、卵巢激素失调、类阿片浓度异常降低，5-羟色胺活性改变。

（二）临床表现、处理原则

临床表现：25～45 岁妇女多见，于月经前 7～14 天出现症状，进行性加重，月经来潮前约3日最为明显,月经来潮后症状即刻减轻,逐渐消失,周期性发病为其特点。主要症状有:①躯体症状,如乳房胀痛、头痛、肩背痛、胃肠蠕动功能紊乱导致腹胀、便秘,其他常见症状如下肢水肿、体重增加、运动不协调;②精神症状,如情绪不稳定,表现为易怒、焦虑、抑郁、疲乏,其他可见饮食增加、睡眠不良、性欲改变;③行为改变,如记忆力减退、注意力不集中、工作学习效率低下等。

处理原则:主要是进行心理疏导,缓解经前紧张焦虑的情绪,必要时给予药物治疗。

(三)护理评估

1.疾病史

了解经前期综合征持续的时间,加重、缓解因素,是否有做过心理治疗,是否曾有服药治疗及治疗效果。注意收集患者其他方面的疾病史,既往妇科、产科等病史。

2.生理、心理状况

观察体型,是否有水肿,测量记录体重,用于与下个周期对比。妇科检查通常无明显异常。注意是否有精神疾病。评估经前期综合征的程度,对日常工作、生活的影响。对于精神行为过分异常的患者,建议精神科排除精神方面疾病。

3.辅助检查

必要时进行激素检测及神经递质的监测,水肿严重者可检查肝肾功能,怀疑其他疾病者应注意完善相关检查,以排除器质性疾病。

(四)护理诊断

(1)体液过多　与雌孕激素失调有关。
(2)焦虑　与月经前周期性出现不适症状有关。

(五)护理目标

经前期综合征躯体症状及精神症状得到缓解,影响工作学习生活的程度减轻。

(六)护理措施

1.一般护理

调整饮食结构,清淡饮食为主,戒烟酒,避免饮用过多茶水,多摄入维生素 E、B 族维生素和微量元素镁的食物。鼓励户外运动。心理疏导后,精神一般可得到一定程度的放松,减轻症状,症状重者进行心理治疗,帮助其正确应对社会方面的压力。

2.用药护理及健康宣教

对症治疗。使用抗焦虑药,利尿药消除水肿,食用维生素,有避孕要求的妇女也可口服避孕药。向患者及其亲属解释疾病发生的病因及相关的处理措施,对月经周期及体重变化做好记录。

五、绝经综合征

卵巢功能停止所致永久性无月经状态称为绝经(menopause)。停经后 12 个月可判定绝经。绝经综合征(menopausal syndrome，MPS)是一组妇女绝经前后出现性激素变化所致的一系列生理及精神症状。绝经分为自然绝经和人工绝经两类。卵巢内卵泡生理性衰竭或卵泡对促性腺激素反应程度低下甚至无反应，卵泡无法发育和正常分泌激素，导致自然绝经。人工绝经是指通过手术切除双侧卵巢或药物治疗、放射治疗等可损害卵巢功能的手段。人工绝经比自然绝经综合征发生率更高。绝经年龄与遗传、营养、地区、环境、吸烟等因素有关。

（一）病因

绝经时卵巢功能衰退是最明显的变化，其次为下丘脑-垂体功能变化。

1. 雌激素变化

卵泡对促卵泡生成激素敏感性降低是卵巢功能衰竭的最早表现。雌激素在绝经过渡期早期水平波动幅度大，由于促卵泡生成激素升高对卵泡过度刺激引起雌二醇分泌过多，可高于正常卵泡期水平，故在绝经过渡期雌激素水平是在卵泡停止正常生理变化后才迅速下降。绝经妇女血中一定量的雌激素主要为来自肾上腺皮质、睾酮和雌酮。此外，卵巢仍能分泌少量雌激素。

2. 孕激素变化

绝经过渡期卵巢仍有少量孕激素分泌。但因卵泡期延长，黄体功能衰退，致孕激素分泌下降。绝经后极少量的孕酮可能来自肾上腺。

3. 雄激素变化

人工绝经后雄激素总体水平下降。雄烯二酮来源于肾上腺。睾酮主要产生于卵巢，由于升高的促黄体生成激素对卵巢刺激增加，使睾酮水平升高。

4. 促性腺激素变化

绝经过渡期促卵泡生成激素水平升高，促黄体生成激素仍在正常范围，促卵泡生成激素量仍然小于黄体生成激素。绝经后雌激素水平下降，下丘脑释放促性腺激素释放激素增加，刺激垂体释放更多的促卵泡生成激素和黄体生成激素，其中卵泡生成激素更显著，此时卵泡生成激素量大于黄体生成激素。

5. 抑制素变化

绝经后血抑制素水平下降，可能成为反映卵巢功能衰退的敏感指标。

（二）临床表现

1. 短期症状

（1）月经失调　绝经过渡期最早出现的症状为月经紊乱，大致可分为三种类型：①月经周期变短，经量减少，最终绝经；②月经周期不规律：周期和经期延长，经量增多，甚至血崩或少量不断出血，最后逐渐减少而停止；③月经突然停止，此类比较少见。

（2）血管舒缩　主要为血管舒缩功能不稳定所致，表现为潮热，为雌激素水平低下的特征性表现，其特点是反复阵发的面部、颈部及胸部发红，伴有燥热，继而发汗，一般可持续1~3分钟。症状轻者每日可发作数次，严重者可发作十余次或更多，应激状态或夜间亦容易发作。该症状表现轻者可持续1~2年，重者甚至长达5年或更长。潮热严重可影响生活、工作，需要性激素治疗缓解症状。

（3）自主神经功能紊乱　如非器质性头痛、失眠、眩晕、心悸、耳鸣、皮肤瘙痒等症状。

（4）精神神经症状　常表现情绪波动大，如激动易怒、焦虑不安或情绪低落、抑郁、不能自我控制等，注意力常不易集中、记忆力出现不同程度减退。

2. 长期症状

（1）泌尿生殖道症状　主要表现为泌尿生殖道干燥、性交困难及易出现的阴道感染、膀胱或直肠膨出，子宫脱垂、尿频、尿急、尿失禁、反复尿路感染。

（2）骨质疏松　因雌激素缺乏使骨质吸收增加，出现骨量快速流失而出现骨质疏松。50岁以上妇女约半数以上会出现骨质疏松，一般发生在绝经后5~10年内，最常发生于椎体。

（3）阿尔茨海默病　绝经后女性比老年男性患病率高，与绝经后内源性雌激素水平降低有关。

（4）心血管疾病　因雌激素分泌失常，因此绝经后糖、脂代谢异常增加，血管硬化性疾病的发病风险明显增加。

（三）处理原则

缓解近期症状，有效预防骨质疏松、动脉硬化等长期症状。

（四）护理评估

1. 疾病史

疾病史包括患者的年龄、月经史、婚育史、工作情况、有无精神压力等；仔细询问绝经综合征症状发作频率、持续时间、严重程度及治疗、疗效等情况；了解既往健康状况，排除其他可能影响内分泌变化的疾病以及既往有无切除子宫、卵巢的手术或放化疗等；注意收集癌变、血管硬化依据、骨折及骨质疏松等疾病史和家族史。

2. 生理、心理状况

患者相关症状体征评估：对患者进行全面细致的体格检查，主要为精神状态、循环、呼吸、内分泌、生殖及泌尿系统等检查，排除其他可能的器质性病变。妇科检查可见生殖器呈现萎缩性改变，子宫颈及子宫萎缩，如合并感染，阴道分泌物增多，味臭。外界环境变化可以加重生理和心理负担，可能加重绝经综合征的症状。注意排除引起相同症状的器质性病变及精神类疾病。

3. 辅助检查

辅助检查包括血清激素测定和超声检查。血清测定促卵泡生成激素及雌二醇以了解卵巢功能。绝经过渡期血清促卵泡生成激素大于10U/L，常提示卵巢储存功能开始衰退。闭经、促卵泡生成激素小于40U/L且雌二醇小于10 pg/mL，提示卵巢功能衰退。血清抑制素B≤45 ng/L，是较促卵泡生成激素更敏感的卵巢功能减退标志。抗苗勒管激素≤0.5 ng/mL，预示卵巢储备能力减退。超声检查基础状态卵巢的窦状卵泡数减少、卵巢容积缩小、子宫内膜变薄。

（五）护理诊断

（1）焦虑　与绝经过渡期内分泌改变以及外界对个体的生理、心理影响有关。

（2）知识缺乏　缺乏绝经期生理心理症状应对技巧及知识。

（六）护理措施

1. 一般护理

饮食上，在原有饮食习惯基础上选择有营养的食物。保持低盐低脂饮食，注意补钙，可多摄入奶制品。豆制品中含有类雌激素物质，若无其他疾病的饮食禁忌，可多摄入豆制品。增强体质，鼓励患者加强体育锻炼，保持一定运动量，如散步、打太极拳、骑自行车等，鼓励患者增加社交和脑力活动，以促进正性心态。通过心理疏导，让患者适应绝经过渡期生理、心理变化的阶段。

2. 用药护理

（1）激素补充治疗　雌激素为主，辅以孕激素。雌激素制剂：天然制剂为主要选择方案，如戊酸雌二醇、17-β-雌二醇、结合雌激素等。组织选择性雌激素活性调节剂，如替勃龙。孕激素制剂多选用天然孕激素制剂，如黄体酮胶丸等。

可有效缓解绝经相关症状，针对骨骼、心血管和神经系统有长效的保护作用。适用于月经紊乱、潮热难耐、失眠、多梦、易疲劳；情绪障碍如易怒、烦躁、焦虑、紧张或情绪低落等；泌尿生殖道萎缩、阴道干涩、疼痛、排尿不畅、性交困难、阴道感染、尿频和尿急；骨质疏松症。

（2）用药途径及方案

1）口服：是最常用的给药方式，方便给药，可保持稳定的血药浓度，但对肝脏有一定损害，还可刺激影响产生凝血因子及肾素底物。口服给药方案：①单用雌激素，适用于已切除子宫者；②雌激素、孕激素联用，用于子宫完整者，分为序贯用药和联合用药。两种用药方法又分周期性和连续性用药，前者每周期停用激素 5~7 日，有周期性出血，可用于年龄轻、绝经早期或有月经样定期出血者；连续性用药，避免周期性出血，适用于年龄较大或有意愿有月经样定期出血的绝经女性；③单用孕激素，用于绝经过渡期无排卵性异常子宫出血者。

2）胃肠道外途径：可防止骨质疏松避免肝脏损伤，缓解潮热，对血脂影响小。①经阴道给药，常用药物有普罗雌烯阴道胶囊、雌激素软膏、普罗雌烯乳膏、雌三醇乳膏，治疗下泌尿生殖道局部低雌激素症状；②皮肤给药，适用于有血栓形成倾向、尚未控制的糖尿病及严重的高血压、偏头疼、哮喘、胆囊疾病、高泌乳素血症者，包括雌二醇皮贴和雌二醇凝胶。

（3）用药剂量与时间　个体化方案，根据不同病例，选择能达到治疗目的的最低有效剂量。在卵巢功能开始减退并呈现相关症状后即开始给激素补充剂量，可达到最大的治疗益处。定期进行风险评估，衡量利弊，收益大于风险时可继续应用。停止雌激素治疗要缓慢减量或间歇用药，逐步停药，防止症状复发。

（4）用药不良反应　性激素补充治疗可引起子宫异常出血，因此应注意观察服用性激素的不良反应。子宫出血多为突破性，必须查明病因，必要时行诊刮，排查其他病变。其他常见不良反应，如雌激素可引起头痛、乳房胀、白带增多、浮肿、局部色素沉着等。孕激素不良反应包括情绪低落、易怒、乳房痛和浮肿，不易耐受。长期性激素补充治疗者可增加子宫内膜癌、卵巢癌、乳腺癌、血栓性疾病、糖尿病等的发病率，因此要督促患者接受定期随访。开始性激素补充治疗后，1个月、3个月、6个月、12个月需复诊，根据情况调整用药。长期性激素补充治疗者每年至少应复诊1次，内容包括：①体格检查；②辅助检查，如B超、骨密度、肿瘤标志物、血糖、血脂及肝肾功能检查。根据不同患者情况，确定检查内容及频率。

3. 心理护理

向患者及其亲属人解释疾病发生的病因及相关的处理措施，使得其与亲属了解绝经过渡期的生理变化，正确诱导其转变思想，安抚情绪，以减轻患者焦虑心理，使得患者症状得到缓解。

4. 健康指导

介绍绝经过渡期和绝经期减轻症状方法，注意饮食调整和绝经相关疾病的发生，如用药者要定期随诊。

本节小结

计划生育措施主要包括避孕、绝育及避孕失败补救措施。在尊重夫妻双方意愿的前提下，护士通过宣传、教育、咨询、指导等方式使护理对象选择安全、有效、适宜的避孕措施。

排卵障碍性异常子宫出血包括稀发排卵、无排卵及黄体功能不足，常见于青春期、绝经过渡期。表现为不规律月经，主要采用性激素治疗。护理人员注意激素用药护理，不能随意停服、漏服性激素。

闭经分为原发性闭经和继发性闭经，继发性闭经多见。继发性闭经又以下丘脑性闭经最为常见。

原发性痛经的发生与月经时子宫内膜前列腺素含量增高或失衡有关，主要表现为月经来潮后下腹部疼痛，要重视对患者的精神心理护理。

经前期综合征是指月经前周期性发生的影响妇女日常生活和工作、涉及躯体、精神及行为的综合征。月经来潮后，症状自然消失。激素补充治疗可以有效改善相关症状，提高生活质量。

绝经综合征是一组妇女绝经前后出现性激素变化所致的一系列生理及精神症状。主要是由于绝经前后卵巢功能衰退，引起体内激素变化引起。主要临床表现为月经失调、血管舒缩、自主神经功能紊乱、精神神经症状、泌尿生殖道干燥、骨质疏松等表现。主要给予激素补充治疗，以雌激素为主，辅以孕激素。

第三节　妇女营养

预习案例

李某，停经 6^{+6} 周，恶心呕吐 10 天，加重 5 天。进食进水即吐，为胃内容物，无带血，查尿常规示尿酮体为强阳性反应（++++），以妊娠剧吐伴有代谢紊乱入院。

思考

如何对孕妇进行营养指导？

一个国家的国民体质和营养状况在一定的程度上反映了该国家经济发展的水平和社会文明的程度。随着我国经济的飞速发展，人民的生活水平不断提高，我国妇女对自身的健康越来越重视。女性在不同年龄阶段都需要补充营养，营养物质是生命的基本需要。妇女在不同的年龄阶段，不同的时期加强特定的营养，可增加能量，提高生育需求，加强自身免疫力，缓解自身更年期症状等等。因此为了保持身体的健康，根据不同的年龄来调整膳食营养水平。健康女性的营养和一般人群大致相同：蛋白质占总能量的 10%~12%，脂肪占 20%~30%，糖类占 55%~65%。

一、经期女性营养

（1）一些少女月经初潮，会出现子宫肌肉或者身体某部位的痉挛，严重时会出现全身抽筋的现象，这主要的原因是卵巢未成熟，无法充分分泌所需要的雌激素，从而使得钙的吸收利用受到阻碍，因此少女初潮的前后需特别注意饮食中增加钙质。比如多吃虾皮，奶类以及豆制品，贝壳类等富含钙的营养食物等。此外，雌激素的分泌与钙的吸收利用有着密切的关系。因此，必须保证合成雌激素原料的供给，如蛋白质、亚麻油酸、B族维生素和维生素 E 等。只有在维生素 D 存在的情况下钙才能被吸收利用，所以，还需要多吃富含维生素 D 的食物，如奶油、鱼肝油等。与此同时还应吃些富含维生素 C 和泛酸的食物，如新鲜水果等。还需经常做户外活动，晒太阳。

（2）女性在月经来潮时，会一部分血液流失，而血液的主要成分有血浆蛋白和钾、铁、钙、镁等无机盐。因此，经期后应补充蛋白质、矿物质等营养物质及用一些补血药。可选用补血活血作用的食物与中药，如黑豆、菠菜、龙眼肉、猪肝、鸭血、鲤鱼、当归、阿胶、熟地黄、鸡血藤、白芍、何首乌、枸杞子等。

（3）经期前有些人会出现下腹部或下肢浮肿的现象，这时可以多吃红豆薏仁汤，因为红豆含铁质同时又有利尿的功能，薏仁则有排湿的作用。容易有下腹部肿胀者最好控制盐的摄取。有些女性在经期前会有食欲大增的现象，这是荷尔蒙的作用所引起的，无须过度克制，吃些维生素 E 可以稍作改善。

(4)对经期前与经期的不适的女性,可以补充 B 族维生素,尤其是维生素 B_6、镁、锌有缓解不适的作用。

二、孕前期妇女营养

(1)备孕是指育龄妇女有计划地怀孕并对优孕进行必要的前期准备,是优孕与优生优育的重要前提。备孕妇女的营养状况直接关系着孕育和哺育新生命的质量,并对妇女及其下一代的健康产生长期影响。

(2)从生命周期着手并认识到妇女在怀孕之前获得最佳营养的重要性,以便尽量减少与营养不良相关的风险。从长远来看,确保妇女在整个生命过程中的良好营养状况,将减少宫内生长受限、儿童体重不足和发育迟缓。减少出生体重过低的有效干预措施应注重在整个育龄期间为女性提供充分的营养。

(3)孕前和孕后三个月碘和叶酸缺乏会使出生缺陷和精神发育迟缓的流行率上升。每年全世界有着约 30 万例妊娠出现神经管缺损,而在备孕时期和早期 妊娠期间摄入足够的叶酸可使这种缺陷的发生率下降一半以上。

(4)孕产妇的身高和身体质量指数过低,对妊娠结果具有不良的影响:可分别造成妊娠并发症风险增大。需要采取助产措施、婴儿出生体重过低以及胎儿身体发育不良。出生时体重过低的孩子在新生儿期死亡的风险高,在成年期患 2 型糖尿病和心脏病等非传染性疾病的概率大。

三、妊娠期妇女营养

怀孕后,随着孕妇腹中胎儿的身体不断发育长大,及孕妇本身乳房、子宫等器官的再次发育,此次的发育是为分娩后哺育婴儿分泌乳汁进行大量能量储备,因此需要额外增加一定的营养供应。孕早期,由于胎儿生长缓慢,所需能量与一般未孕妇女变化不大;从孕中期开始,随着胎儿的发育加快,所需能量也逐步增加;孕晚期,胎儿迅速生长及孕妇身体本身为分娩后哺育婴儿做能量储备,需要大量营养供给。掌握好又要保证足够能量及各类营养素供应,又不致使体重过快增长,需要做好平衡膳食,吃动平衡。

(一)补充充足叶酸,多吃含铁丰富的食物,选用碘盐

神经管形成始于胚胎发育的早期(受精卵植入子宫的第 16 天),如果摄入叶酸不足会导致神经管畸形、胎盘早剥及出生低体重。由于孕期血容量增加导致血浆稀释及尿中叶酸排出量增加,孕妇血浆及红细胞中叶酸水平通常下降。所以,叶酸的补充需从计划怀孕或可能怀孕前开始,一般建议孕前 3 个月左右补充叶酸比较合适。《中国居民膳食营养素参考摄入量》建议围孕期妇女叶酸的推荐摄入量(RNI)为 600 μg/d。由于食物的叶酸生物利用率仅为补充剂的 50%,因此需额外补充叶酸 400 μg/d 或食用叶酸强化食物更为有效。

孕早期铁缺乏与早产和婴儿低出生体重有关,为预防早产、流产,满足孕期血红蛋白合成增加和胎儿铁储备的需要,孕期应当及时补铁。《中国居民膳食营养素参考摄入量》建议孕妇铁适宜摄入量(AI)为 25 mg/d,可耐受最高摄入量(UL)值为 60 mg/d。铁

的来源为动物肝脏、动物血、瘦肉等，含铁丰富且吸收率高，是铁的良好来源。此外，蛋黄、豆类、油菜、菠菜、莴笋叶等含铁量也很多。

碘是合成甲状腺激素的原料，是调节新陈代谢和促进蛋白质合成的必需微量元素，碘缺乏可使孕妇甲状腺素合成减少导致甲状腺功能减退，降低母体的新陈代谢；碘缺乏还可致使胎儿甲状腺功能低下，从而引起以生长发育迟缓、认知能力降低为标志的克汀病。孕早期碘缺乏引起的甲状腺功能低下导致的神经损害更为严重。《中国居民膳食营养素参考摄入量》建议孕期妇女碘 RNI（推荐摄入量）为 200 μg/d，UL（可耐受最高摄入量）值为 1000 μg/d，除选用碘盐外，每周还应摄入 1~2 次含碘丰富的海产品，如海带、紫菜等。

关键推荐：

（1）每天增加 20~50 g 红肉。

（2）每周吃 1~2 次动物内脏或动物血。

（3）每天摄入绿叶蔬菜 200 g。

（4）确保摄入碘盐。

（二）孕吐严重者，少量多餐，保证摄入需要量的糖类（碳水化合物）的食物

孕吐是生物界保护腹中健康的一种本能。这种本能能够让提早察觉的可能伤害宝宝的各种病菌或伤害物质通过呕吐的方式排出，以确保这些东西不会进到体内，例如，含有微生物或病原体的食物（如肉类），以避免带来潜在的危险。虽然孕吐暂时令你无法保持对营养的均衡吸收，但无须过多担心自己和胎儿的健康。因为在第一阶段，主要是胎儿处于器官形成阶段，而非生长发育期，这时对营养的需求就相对较少，在胎儿的营养需求较大的时候，孕妇也会恢复到正常的饮食状态来。

受激素水平改变的影响，孕期消化系统功能发生一系列变化，部分孕妇孕早期会出现胃灼热、反胃或呕吐等早孕反应，这是正常的生理现象。严重孕吐影响进食时，机体需要动员身体脂肪来产生能量维持基本的生理需要。脂肪酸不完全分解会产生酮体，当酮体生成量超过机体氧化能力时，血液中酮体升高，称为酮血症或酮症酸中毒。母体血液中过高的酮体可通过胎盘进入胎儿体内，损伤胎儿的大脑和神经系统的发育，为避免酮症酸中毒对胎儿神经系统发育的不利影响，早孕反应严重影响进食者，也必须保证每天摄入≥130 g 的糖类（碳水化合物）。可选择富含糖类（碳水化合物）的粮谷类食物。如米饭、馒头、面包、饼干等。少吃多餐，例如将一日三餐改为每天吃上 5~6 次，每次少吃一点。或者每隔 2~3 个小时就吃点东西。在床边放一些小零食，如饼干、糖果等。每天在睡前以及起床前都吃一点。不要错过任何就餐时刻，避免空腹。

如果呕吐厉害应就医，向医生描述症状，医生会建议安全有效的药物来治疗孕吐，从而避免引起更多的不适。过激的运动或嘈杂的环境都会加剧孕吐情况；在疲惫的情况下，孕吐状况会加剧，因此要多注意休息，最好能在中午小睡片刻；减缓走路的速度也会对缓解孕吐有一定的帮助。

关键推荐：

(1)孕早期无明显早孕反应者可继续保持孕前平衡膳食。

(2)孕吐较明显或食欲不佳的孕妇不必过分强调平衡膳食。

(3)每天必需摄取≥130 g糖类(碳水化合物)，首选易消化的粮谷类食物。

(4)可提供130 g糖类的常见食物：180 g米或面食，550 g薯类或鲜玉米。

(三)孕中期适量增加奶、鱼、禽、蛋、瘦肉的摄入

孕中期开始，胎儿生长发育和母体生殖器官的发育加快，对能量、蛋白质和钙、铁等营养素的需求增大。孕期蛋白质-能量营养不良会直接影响胎儿的体格和神经系统发育，导致早产和胎儿生长受限、出生低体重儿。孕期钙营养缺乏，母体会动用自身骨骼中的钙维持血钙浓度并优先满足胎儿骨骼生长发育的需要，因此，孕期钙营养不足最大的危害是使母体骨骼中的钙丢失，影响骨健康。奶、鱼、禽、蛋、瘦肉是膳食中优质蛋白质的主要来源。

关键推荐：

(1)孕中期开始，每天增加200 g奶，使总摄入量达到500 g/d。

(2)孕中期每天增加鱼、禽、蛋、瘦肉共计50 g，孕晚期再增加75 g左右。

(3)深海鱼类含有较多n-3多不饱和脂肪酸，其中的二十二碳六烯酸(DHA)对胎儿脑和视网膜功能发育有益，每周最好食用2~3次。

(四)适量身体活动，维持孕期适宜增重

体重增长是反映孕妇营养状况的最实用的直观指标，与胎儿出生体重、妊娠并发症等妊娠结局密切相关。为保证胎儿正常生长发育、避免不良妊娠结局，应使孕期体重增长保持在适宜的范围。孕期体重平均增长约12.5 kg。孕期适宜增重有利于获得良好的妊娠结局，对保证胎儿正常生长发育、保护母体的健康均有重要意义。孕期增重不足，可导致胎儿营养不良、生长受限，低出生体重(出生体重< 2500 g)的风险增加。孕期增重过多导致妊娠糖尿病、巨大儿(出生体重) 4000 g的风险增加，使难产及剖宫产率显著上升，还会导致产后体重滞留和2型糖尿病等代谢性疾病的风险增加。

平衡膳食和适度的身体活动是维持孕期体重适宜增长的基础，身体活动还有利于孕妇保持愉悦的心情和自然分娩。孕期进行适宜的规律运动除了增强身体的适应能力，预防体重过多增长外，还有利于预防妊娠期糖尿病和孕妇以后发生2型糖尿病。身体活动还可增加胎盘的生长及血管分布，从而减少氧化应激和炎性反应。此外，身体活动还有助于愉悦心情：活动和运动使肌肉收缩能力增强，还有利于自然分娩。只要没有医学禁忌，孕期进行常规活动和运动都是安全而且对孕妇和胎儿均有益处。

关键推荐：

(1)孕早期体重变化不大，可每月测量1次，孕中、晚期应每周测量体重。

(2)体重增长不足者，可适当增加能量密度高的食物摄入。

(3)体重增长过多者，应在保证营养素供应的同时注意控制总能量的摄入。

(4)健康的孕妇每天应进行不少于30分钟的中等强度身体活动。

（五）禁烟酒，愉快孕育新生命

烟草、乙醇对胚胎发育的各个阶段都有明显的毒性作用，容易引起流产、早产和胎儿畸形。有吸烟饮酒习惯的妇女必须戒烟禁酒，远离吸烟环境，避免二手烟。

关键推荐：

（1）孕妇应禁烟酒，还有避免被动吸烟和不良空气。

（2）情绪波动时多与家人和朋友沟通、向专业人员咨询。

（3）适当进行户外活动和运动有助于释放压力，愉悦心情。

四、哺乳期妇女营养

哺乳期是母体用乳汁哺育新生儿，使其获得最佳生长发育，并以此奠定一生健康基础的特殊生理阶段。哺乳期妇女（乳母）既要分泌乳汁、哺育婴儿，还需要逐步补充妊娠、分娩时的营养素损耗并促进各器官、系统功能的恢复，因此比非哺乳妇女需要更多的营养。乳母的膳食仍是由多样化食物组成的营养均衡的膳食，除保证哺乳期的营养需要外，还通过乳汁的口感和气味，潜移默化地影响较大婴儿对辅食的接受和后续多样化膳食结构的建立。基于母乳喂养对母亲和子代诸多的益处，世界卫生组织建议婴儿6个月内应纯母乳喂养，并在添加辅食的基础上持续母乳喂养到2岁甚至更长时间。乳母的营养状况是泌乳的基础，如果哺乳期营养不足，将会减少乳汁分泌量，降低乳汁质量，并影响母体健康。此外，产后情绪、心理、睡眠等也会影响乳汁分泌。

五、围绝经期（更年期）妇女营养

围绝经期（更年期）是指45~50岁的妇女停经前后所必定经过的一段生理过程。

（1）由于内分泌的失调，雌激素的减少，许多妇女会出现一系列症状，如月经失调、精神心理的改变、心血管系统发生紊乱，等等。

（2）补充蛋白质。

（3）多吃新鲜蔬菜水果。

（4）尽量少食或不食刺激性食物。

（5）摄取足量含B族维生素的食物。

（6）采用低盐饮食或降压利尿的饮食。

六、老年期妇女营养

老年人的热能需要量相对减少蛋白质的摄入量应量足质优。脂肪的摄入不宜过多，一般脂肪供热占总热能的20%为宜，以富含多不饱和脂肪酸的植物油为主。老年人不宜食用含蔗糖高的食品，以防止血糖升高进而血脂升高。也不宜多食用水果、蜂蜜等含果糖高的食品。应多吃蔬菜增加膳食纤维的摄入，以利于增强肠蠕动，防止便秘。补充钙、铁、硒、维生素C、维生素E等。

第四节　妇女体检与健康管理

预习案例

　　王某，停经 16^{+6} 周，孕期无恶心、呕吐等不适，已于 11 周时行孕早期检查。于今日到门诊就诊。

　　思考：

　　如何对孕妇进行孕中期保健指导？

　　健康体检是指通过医学手段和方法对受检者进行身体检查，了解受检者的健康状态，早期发现疾病线索和健康隐患的诊疗行为。妇女保健工作是我国人民卫生保健事业的重要组成部分。"人人享有卫生保健"是世界卫生组织提出的总体目标，在此基础上，妇女健康的主要目标是以做好生殖调节为首要任务，降低以生殖问题引起的伤残率、发病率和死亡率，保障母婴安全。妇女的健康管理包括孕前、孕期、分娩期及产褥期的全程系列保健服务。

一、孕前保健

　　孕前保健是指为准备妊娠的夫妇提供以健康教育与咨询、孕前医学检查、健康状态评估和健康指导为主要内容的系列保健服务。

二、孕期保健

　　孕期保健是指从确定妊娠之日起至临产前，为孕妇及胎儿提供的系列保健服务。对妊娠应做到早诊断、早检查、早保健。尽早发现妊娠合并症，及早干预，开展出生缺陷的产期筛查和产前诊断。

(一)孕期保健内容

　　孕期保健内容包括健康教育与咨询指导、全身体格检查、产前检查及辅助检查。其中辅助检查包括基本检查项目和建议检查项目。基本检查项目为保证母婴安全基本的、必要的检查项目，建议检查项目根据当地疾病流行状况及医疗保健服务水平等情况确定。

(二)孕期检查次数

　　孕期应当至少检查 5 次。其中孕早期检查至少 1 次，孕中期检查至少 2 次（建议分别为孕 6~20 周，孕 21~24 周各进行一次检查），孕晚期检查至少 2 次（其中至少在孕 36

周后进行一次检查），发现异常者应当酌情增加检查次数。

(三)初诊和复诊内容

根据孕妇到医疗保健机构接收孕期检查的时机，孕期保健分为初诊和复诊。

1. 初诊

(1)确定妊娠和孕周，为每一位孕妇建立孕产期保健卡，将孕妇纳入孕产期保健系统管理。

(2)详细询问孕妇的基本情况、现病史、既往史、月经史、生育史、避孕史、个人史、夫妇双方家族史和遗传病史等。

(3)测量身高、体重及血压，进行全身体格检查。

(4)孕早期进行盆腔检查，孕中期或孕晚期初诊者，应进行阴道检查，同时进行产科检查。

(5)辅助检查

基本检查项目：血常规、血型、尿常规、阴道分泌物、肝功能、肾功能、乙肝表面抗原、梅毒血清学检测、艾滋病病毒抗体检测。

建议检查项目：血糖测定、宫颈脱落细胞学检查、沙眼衣原体及淋球菌检测、心电图等。此外根据病情需要适当增加辅助检查项目。

2. 复诊

(1)询问孕期保健状况，查阅孕期检查记录及辅助检查结果。

(2)进行体格检查、产科检查(体重、血压、宫高、胎心、胎位等)。

(3)每次复诊要进行血常规、尿常规检查，其他在根据病情需要。

(4)进行相应时期的孕期保健。

(四)确定保健重点

根据妊娠不同时期可能发生的危险因素、合并症、并发症及胎儿发育等情况，确定孕期各阶段保健重点。

1. 孕早期(妊娠 12 周前)

(1)按照初诊要求进行问诊和检查。

(2)进行保健指导，包括讲解孕期检查的内容和意义，给予营养、心理、卫生和避免致畸因素的指导，提供疾病预防知识，告知出生缺陷产前筛查和产前诊断的意义及最佳时期等。

(3)筛查孕期危险因素，发现高危孕妇，并进行专家管理。对有合并症、并发症的孕妇及时诊治和转诊，必要时请专科医生会诊，评估是否适合继续妊娠。

2. 孕中期(妊娠 13~27 周)

(1)按照初诊或复诊要求进行相应检查。

(2)了解胎动出现的时间，学会自数胎动，学会判断异常胎动。

(3)筛查胎儿畸形，对需要做产前诊断的孕妇应当及时转到具有资质的医疗保健机构进行检查。

(4)特殊检查项目

1)基本检查项目：妊娠 16~24 周超声筛查胎儿畸形。

2)建议检查项目：妊娠 16~20 周知情选择进行唐氏综合征筛查，妊娠 24~28 周进行妊娠期糖尿病筛查。

(5)进行保健指导，包括提供营养、心理及卫生指导，告知产前筛查及产期诊断的重要性等等，提倡适量运动，预防及纠正贫血。

(6)筛查危险因素，对发现的高危孕妇及高危胎儿应当专案管理，进行监测、治疗妊娠合并症和并发症，必要时转诊。

3. 孕晚期(妊娠 28 周及以后)

(1)按照初诊或复诊要求进行相应检查。

(2)进行骨盆测量，预测分娩方式，指导其选择分娩医疗保健机构。

(3)特殊检查项目

1)基本检查项目：进行一次肝功能、肾功能复查。

2)建议检查项目：妊娠 36 周后进行胎心监护及超声检查等。

(4)进行保健指导，包括孕妇自我监测胎动、纠正贫血提供营养、分娩前心理准备、临产征兆等。

(5)筛查危险因素，发现的高危孕妇应当专案管理，进行监测、治疗妊娠合并症和并发症，必要时转诊。

三、分娩期保健

分娩期应当对孕产妇的健康情况进行全面了解和动态评估，加强对孕产妇与胎儿的全产程监护，积极预防和处理分娩期并发症，及时诊治妊娠合并症。

(一)全面了解孕产妇的情况

1. 接诊

接诊是详细询问孕期情况，既往史和生育史，进行全面体格检查。

2. 产科检查

进行胎位、胎先露、胎心率、骨盆检查、了解宫缩、宫口开大及胎先露下降情况。

3. 辅助检查

(1)全面了解孕妇各项辅助检查结果。

(2)基本检查项目 血常规，尿常规、凝血功能。孕期未查血型、肝功能肾功能、乙肝表面抗原，梅毒血清学检测者，应进行相应检查。

(3)建议检查项目 孕期未查艾滋病病毒检测者，入院后应进行检测，其他根据病情而定。

4. 评估产妇情况

快速评估孕妇健康，胎儿生长发育及宫内安危情况；明确有无妊娠合并症及并发症，综合判断孕妇情况，提供分娩方式选择。

5. 严格观察有无合并症

及早识别和诊治妊娠合并症和并发症，加强对高危产妇的监护，密切监护其生命体征，必要时会诊或转诊。

（二）进行保健指导

（1）产程中应当以产妇及胎儿为中心，提供全程生理及心理支持、陪伴分娩等人性化服务。

（2）鼓励阴道分娩，尽可能减少人为干预。

（三）对孕产妇及胎儿进行全产程监护

（1）及时识别和处理难产。

（2）积极预防产后出血。

（3）积极预防产褥感染。

（4）积极预防产道裂伤及新生儿产伤。

四、产褥期保健

（一）住院期间产妇的保健

（1）正常分娩的产妇至少住院观察24小时，及时发现产后出血。

（2）加强孕产期合并症和并发症的产后病情监测。

（3）做好母乳喂养指导，进行母乳喂养知识和技能的讲授。

（4）指导产后康复评估的运动以及产褥期产妇的保健和新生儿的保健。

（5）产妇出院时需进行全面的健康指导。

（二）新生儿的保健

（1）新生儿出生后30分钟内，行早接触、早吸吮、早开奶。

（2）对新生儿进行全面的体检，及时发现异常，及时处理。

（3）加强对高危儿的监护。

（4）进行新生儿疾病筛查及预防接种。

（5）新生儿出院时需进行全面的评估。

第五节　乳腺保健

预习案例

　　　　曾某，女，25岁。主诉：发热1天，体温39℃，头痛，全身肌肉酸痛。患者无鼻塞、流涕等感冒症状，无腹泻、腹痛等症状，排尿正常。左侧胸部胀痛，右侧的乳房组织相对左侧的乳房组织较硬，乳房触压时疼痛、肿胀、局部皮肤广泛发红，且乳房有持续性的刺痛感，哺乳时有不适的症状。
　　　　思考
　　　　1. 上述案例患者的护理诊断是什么？
　　　　2. 上述案例患者的护理措施有哪些？

　　成年女性的乳房呈现为两个半球形的性征器官，位于胸部肌群中胸大肌的浅表。乳头处于乳房的中间部位，呈现圆柱形，一般平第4肋或第5肋间隙。乳头周围的皮肤呈深色，有皮脂腺分布，此区域称为乳晕。乳晕表面有许多小隆起，深部含有乳腺，可分泌脂性物质润滑乳头。

　　乳房主要分布有15~20个腺体（乳腺）和脂肪组织分布其中。每个腺叶是各自独立的，呈辐射状排列，由输乳管连接。腺体输乳管汇聚于乳晕下方，开口于乳头的顶端。在乳晕部分，输乳管扩大后形成窦，称为输乳窦。输乳窦以下的大导管分支称为小导管，其末端与腺泡相连。

　　乳腺的生理活动受许多内分泌腺体支配和调控，例如垂体、卵巢及肾上腺皮质等分泌的激素的作用。妊娠及哺乳期时，腺体发育最为明显。乳房较之前增大，乳晕扩大，色素加深，向前突出或下垂；乳房皮肤表面肉眼可见静脉扩张。腺管延长，腺泡分泌乳汁。哺乳期结束后，女性乳腺会处于相对静止状态，乳腺萎缩，乳房变小，弹性减弱。受到各种激素水平的影响，在月经周期的不同阶段，乳腺的生理状态会呈现周期性变化。绝经后卵巢功能减退，腺体将会逐渐萎缩，被脂肪组织代替。

一、乳房的解剖生理结构

（一）乳房的解剖结构

　　乳房（breast）是人类及哺乳动物所特有的生理结构。在女性青春期就开始生长发育，但是男性的乳房不发育。

1. 形态和位置

成年女性的乳房皮肤表面紧实而具有弹性，位于胸部前方，在第 3 肋至第 6 肋间隙之间，内侧可达胸骨旁线，外侧达腋中线。乳头其乳头的皮肤较为薄弱，较其他表面皮肤易受损伤，故产妇在哺乳期间应注意防止乳腺感染。在妊娠和哺乳期乳腺明显增生，乳房明显增大。

2. 结构

女性的乳房主要由皮肤、纤维组织、脂肪组织和乳腺构成，乳腺周围由纤维及脂肪组织包围。每个乳腺叶内会有一条排泄管，称为输乳管，向乳头聚集，在近乳头的下方处呈梭形膨大后形成输乳管窦，其末端管径变小，输乳孔开口于乳头。乳腺周围的纤维组织向周围浅面和深面发出许多小的纤维束，并连接于皮肤与胸筋膜处。这些纤维束被称为乳房悬韧带（Cooper 韧带），它们对乳房起到了良好的支持作用（图 5-1、图 5-2）。

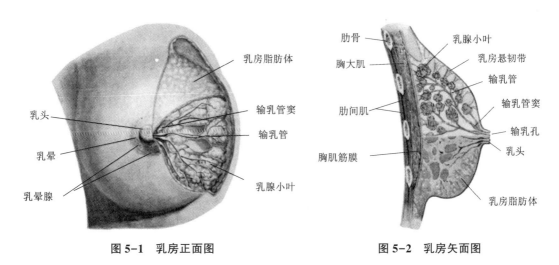

图 5-1　乳房正面图　　　　　图 5-2　乳房矢面图

（二）乳房的生理结构

乳房作为具有女性性别特征的器官，其主要的生理功能为分泌脂质物质，即乳汁。在女性妊娠和哺乳期间，乳汁受各种激素的影响，由腺泡产生，并沿腺管分泌。母乳是产褥期女性哺育婴儿的汁液，其内含有乳铁蛋白、脂肪、蛋白质、糖类（碳水化合物）、维生素、矿物质、脂肪酸和牛磺酸等营养物质，是新生儿初期最主要营养物质的来源。

母乳喂养对新生儿及母亲都存在很多益处。对新生儿而言，母乳营养均衡，符合新生儿生长发育的营养需求，且各成分所占的比例均衡，能够满足新生儿期的营养供应。其中的蛋白质和细幼的脂肪粒，易于新生儿消化和吸收，而牛磺酸则有利于新生儿神经发育。

二、乳房的相关疾病

(一)急性乳腺炎

急性乳腺炎是乳腺的急性化脓性感染,常见于产后的哺乳期妇女,尤以初产妇更为常见。急性乳腺炎在哺乳期的任何时间都可能发生,以产后3~4周最为常见,故又称为产褥期乳腺炎。

1. 病因

(1)乳汁淤积 初产妇对母乳喂养缺乏经验,易使多余的乳汁淤积在乳腺小叶中,造成细菌的生长繁殖。且乳汁中含有较多的脱落上皮细胞,会引起乳腺管堵塞,使乳汁淤积加重。乳汁的进一步淤积会致使急性乳腺炎症的发生;再者,初产妇的乳头上皮很脆弱,如果不经常湿润乳头,小儿的吸吮时间又过长,乳头的表皮容易浸软,发生皲裂。婴儿在吸吮过程中容易引起母亲剧烈疼痛,影响到充分哺乳,乳房不易排空,乳汁也容易淤积;此外,乳头短平、小、内陷或发育不良等,婴儿容易与乳头的衔接不良,乳汁也容易淤积。

(2)细菌入侵 细菌经乳管直接入侵乳房后,因乳汁是细菌繁殖良好的培养基,极易造成乳腺感染;细菌也可以通过乳头裂缝或小创口进入,经淋巴管入侵乳叶间质形成严重的蜂窝织炎;再者,婴儿自身的病原菌(如口咽部感染)若在哺乳时直接沿乳腺管逆行侵入乳腺小叶,易于在淤积的乳汁中生长繁殖而引起乳腺感染。

2. 临床表现

(1)局部症状 乳房肿胀,局部出现红肿热痛,且常伴有腋窝淋巴结的肿大和触痛。

(2)全身症状 随着病情进展,患者可有脉搏加快、寒战、高热、食欲不振等全身症状。

3. 处理原则

控制感染、排空乳汁。脓肿形成前以抗生素治疗为主,脓肿形成后及时切开引流。

(1)非手术治疗 ①局部处理:停止哺乳,排空乳汁,热敷或药物外敷。②抗感染治疗:早期足量地使用抗生素。

(2)手术治疗 当脓肿已经形成后,则应及时作放射状切口切开引流。乳晕周围做弧形切口。当脓肿处于深部时,也可做弧形切口。

4. 护理措施

(1)非手术护理及预防 ①哺乳时切勿让孩子过度牵拉乳头。每次哺乳后,应用手轻轻托起乳房;②哺乳姿势应正确。哺乳时,应先喂患侧乳房,每次喂奶时间不宜过长;③每日用温水清洗乳房,保持乳房的清洁卫生。可以采用花洒喷洒乳房,以提高胸部皮肤张力,促进乳房血液循环。但禁止使用肥皂或酒精擦洗,防止乳头皲裂等对乳房造成的伤害;④保持婴儿口腔卫生,及时治疗婴儿的口腔炎症;⑤纠正乳头内陷。

(2)术后护理 脓肿切开引流后,应保持引流通畅,并注意观察引流液的颜色、性质和量,及时更换伤口敷料。

（二）乳腺癌

乳腺癌是女性恶性肿瘤中最常见的一种疾病，严重威胁患者的健康及生活质量。

1. 病因

乳腺癌的病因目前尚不明确，但易受以下因素所影响：

（1）激素作用 雌酮和雌二醇等激素水平与乳腺癌的发病直接相关。女性在 20 岁前的发病率极低，20 岁以后的发病率逐渐增加，45~50 岁较高，尤其在绝经后的女性乳腺癌的发病率则更高，可能与老年女性的雌酮含量升高有关。

（2）家族史 乳腺癌具有家族聚集的特点，一级亲属中有乳腺癌病史者的人群的发病风险是正常人群的 2~3 倍。

（3）月经婚育史 月经初潮的年龄较早，绝经的年龄较晚，不孕及高龄初产妇的发病风险较高。

（4）其他 肥胖、生活方式的影响或患有乳腺良性肿瘤的人群。

2. 临床表现

（1）乳腺肿块 乳腺癌患者往往多以乳腺肿块而就医。患者常无意中发现乳腺肿块，多为单发，边缘分布不规则，质地较硬，且表面不光滑的无痛性肿块。

（2）乳头溢液 非妊娠期的女性乳头流出乳汁、脓液、血液、浆液等液体，或停止哺乳半年后有乳汁流出者，称为乳头溢液。引起乳头溢液的原因很多，常见的疾病中为乳腺癌。

（3）皮肤改变 乳腺癌引起皮肤改变会出现多种体征。当肿瘤侵犯连接于乳腺皮肤和深层胸肌筋膜起支撑作用的 Cooper 韧带时，韧带缩短并失去弹性，牵拉到相应部位的皮肤，会出现"酒窝征"。若癌细胞阻塞了淋巴管，则会出现"橘皮"样改变，即乳腺皮肤表面出现许多小点状凹陷，类似橘子皮的外观（图 5-3）。乳腺癌晚期，癌细胞可能会侵蚀乳房周围的皮肤，形成散在分布质硬的结节，即所谓"皮肤卫星结节"。

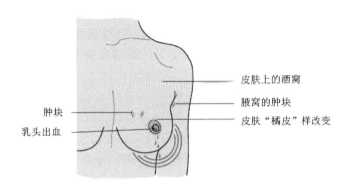

图 5-3 乳腺癌迹象

（4）乳头、乳晕异常 当肿瘤位于或接近乳头时，可引起乳头回缩。若肿瘤距乳头较远，乳腺内的大导管受到癌细胞侵犯时，也可以引起乳头回缩或抬高。

(5)腋窝淋巴结肿大 乳腺癌患者存在癌细胞腋窝淋巴结转移的情况较为常见。在患病初期表现为同侧腋窝淋巴结肿大。肿大的淋巴结质硬、无痛、可以推动。但随着病情发展，淋巴结逐渐融合，将会与皮肤和周围组织粘连、固定。

3. 处理原则

手术治疗为主，化疗、放疗、内分泌治疗、生物治疗、中医药等治疗为辅。

(1)手术治疗 乳腺癌根治术；乳腺癌扩大根治术；乳腺癌改良根治术为目前最为常用的手术方式；全乳房切除术，该术式适宜于原位癌、微小癌、年迈体弱不宜做根治术的患者；保留乳房的乳腺癌切除术，适用于临床Ⅰ期、Ⅱ期的乳腺癌患者，且乳房有适当体积，术后能保持外观效果的患者，但术后必须辅以放疗、化疗等治疗。

(2)化疗 化疗在乳腺癌整体治疗中占有重要的辅助作用。可采用手术的方法去除人体大部分肿瘤，残存的肿瘤细胞则可被化学抗癌药物所杀灭。一般认为辅助化疗应在手术后早期应用，联合化疗的效果优于单独药物化疗。辅助化疗应达到一定的剂量，治疗期不宜过长，以6个月左右最为宜，以能达到杀灭亚临床型转移灶的目的即可。

(3)放疗 放射疗法是乳腺癌局部治疗的手段之一。在保留乳房的乳腺癌手术后，放射治疗是常见的辅助治疗。在肿块局部广泛切除后给予较高剂量放射治疗。单纯乳房切除术后可根据患者的年龄、疾病分期分类等情况，决定是否采用放疗。根治术后应用放疗对Ⅰ期病例无益，对Ⅱ期患者可能降低局部复发率。

(4)其他治疗 内分泌治疗对激素依赖性肿瘤的治疗有效果。生物治疗则对人类表皮生长因子受体2所致的乳腺癌治疗有效。

4. 护理措施

术前护理：

(1)终止妊娠或哺乳 对于妊娠期或哺乳期的乳腺癌患者而言，应立即终止妊娠或在哺乳期间断乳，以减少因体内激素水平活跃而促进癌肿的发展。

(2)预防患侧手臂水肿 术后患者应将患侧上肢使用软枕垫高，并进行上肢远心端的按摩，以促进静脉血液和淋巴回流。禁止在术侧手臂注射、抽血或测量血压，以免加重血液循环障碍，损伤血管通路。

(3)心理护理 向患者解释手术的必要性及过程，缓解焦虑抑郁状态。对于已婚的患者，应同时对其丈夫进行心理疏导，取得丈夫的理解和关心，并接受伴侣个人形象的改变。

术后护理：

(1)体位和伤口护理 术后血压平稳后应取半卧位，以利于切口引流，并使横隔下降，进而改善呼吸。伤口可以采用胸带或绷带加压包扎，使皮瓣或所植皮片与胸壁贴紧，以利于伤口愈合，但应同时观察患肢远端血液供应的情况。如果出现皮温低、皮肤发绀、脉搏扪不清，则提示有血管受压，应及时调整绷带的松紧度，但不应过松，以防止皮下积液、皮瓣的滑动而影响伤口的愈合。

(2)引流管的护理 为防止手术创腔积液，皮瓣坏死等所引起的感染，术后需常放置胸壁负压吸引，及时吸出创面的积液和积血。并每日更换引流瓶，保持有效的负压，观察引流液的颜色、量和性状。术后4~5天创面皮肤贴紧、创腔无积液，则可以拔管。

（3）功能锻炼（图5-4）

术后24小时内：可以活动手部及腕部。

术后1~3日：可进行上肢肌肉的等长收缩。

术后4~7日：应鼓励患者用患侧手洗脸、刷牙、进食等，并做以患侧手触摸对侧肩部及同侧耳朵的锻炼。

术后1~2周：皮瓣基本愈合，可以开始进行肩部活动、手指爬墙运动，同时逐渐递增幅度，直至患者手指能够高举过头、自行梳理头发。

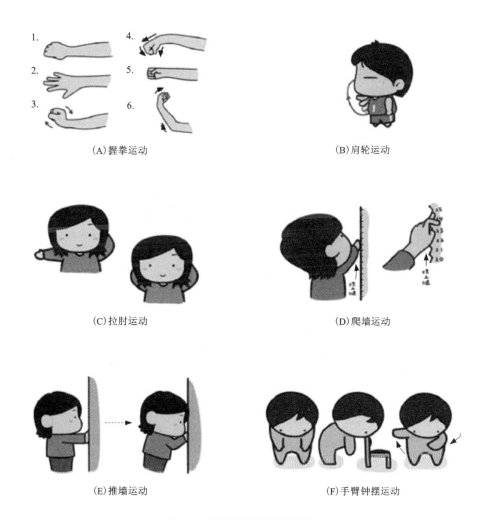

图5-4　乳腺癌术后康复锻炼

三、乳腺保健

(一)乳房的自检

通过乳房的自我检查可以做到早发现、早预防和早治疗。乳腺检查最佳时间是月经来潮后的第 9~11 天(月经正常的妇女),此时雌激素对乳腺的影响较小,可通过"视、触"的方法进行自检(图 5-5)。

视检方法:面对镜子双手下垂,仔细观察乳房的两边是否对称,大小是否一致,有无不正常的突起,皮肤和乳头是否有湿疹或凹陷。

触检方法:左手上提至头部后侧,用右手来检查左乳,并以手指之指腹轻压乳房,来感觉是否有硬块。并由乳头开始做环状顺时针方向检查,逐渐向外(约三四圈),直至全部乳房检查完毕为止。最后,使用同样的方法来检查右边乳房。

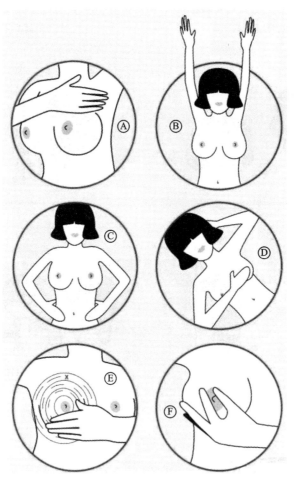

图 5-5　乳房自检图

本节小结

　　乳房是人类与哺乳动物特有的哺乳器官。乳房主要分布有 15~20 个腺体（乳腺）和脂肪组织。腺体呈辐射状排列，其输乳管汇聚于乳晕，开口于乳头。孕妇在哺乳期时，腺体发育最明显，乳房增大，向前突出或下垂；且乳晕扩大，色加深，乳房皮肤表面可见静脉扩张。

　　急性乳腺炎是乳腺的急性化脓性感染，多发生于产后哺乳期的妇女，尤其是初产妇更为多见。急性乳腺炎在哺乳期的任何时间均可发生，但以产后 3~4 周最为常见，故又称为产褥期乳腺炎。

　　乳腺癌是最常见的女性恶性肿瘤之一，严重威胁患者的健康及生活质量。有义献报道，乳腺癌占女性恶性肿瘤的第一位。

　　乳房的自检包括视诊和触诊，通过乳房自检可以早期发现乳房肿块，做到早发现，早治疗。

　　母乳喂养是指母亲通过乳腺分泌的乳汁喂养婴儿。母乳喂养能够增强婴儿的免疫功能、提升智力，并减少儿童期肥胖的发生率，降低罹患过敏性疾病的概率等益处。

第六节　盆底康复

预习案例

　　胡某，28 岁，产后 42 天到医院访视。进行盆底功能筛查后，结果显示，盆底功能恢复不好，肌力差。1 类肌力 1 级，2 类肌力 1 级，阴道松弛，阴道前壁膨出（POPQ1）。医生建议做盆底康复治疗，患者拒绝。1 周后，在同房过程中因疼痛难忍，未成功。冉次回到医院复查，进行盆底康复治疗一个疗程，现症状缓解。

　　思考：针对该患者应如何制定盆底康复治疗的方案？

一、概述

女性盆底功能障碍是指盆底支持结构缺陷、损伤及功能障碍造成的疾患，主要包括压力性尿失禁、盆腔器官脱垂和女性性功能障碍。

盆底功能障碍是一种中老年妇女常见疾病。流行病学调查显示，成年女性患病率在40%以上，且发病率逐年升高，65岁以上老年人高达70%，其患病率超过了高血压、抑郁症和糖尿病，成为威胁妇女健康的5种最常见慢性疾病之一。

女性盆底功能障碍的主要症状包括尿失禁、非尿路感染的尿频尿急、夜尿、尿不尽；子宫脱垂、阴道壁膨出；性冷淡、阴道干涩、性高潮障碍等性功能障碍；后背痛、坐骨神经痛等疼痛；泌尿或生殖系统反复感染；粪失禁、便秘等。其治疗主要是利用物理康复治疗手段施行对盆底支持结构的训练、加强及功能恢复。

二、女性盆底的解剖与生理

（一）盆底肌肉组织学特点

盆底肌肉是指封闭骨盆底的肌肉群。这一肌肉群犹如一张"吊网"紧紧地托住尿道、膀胱、阴道、子宫、直肠等脏器从而维持正常的解剖位置以便行使其正常功能。盆底肌肉的作用包括：①性功能，如性功能障碍、性交疼痛、性冷淡；②括约功能，如控便、控尿；③支持功能，承载支持着盆腔脏器（膀胱、子宫、直肠），协调完成腹部及骨盆生物动力学并维持阴道紧缩度，抵御外来有害菌。

盆底肌肉主要分为深层肌肉与浅层肌肉（图5-6、图5-7）。深层肌肉主要包括耻骨阴道肌、耻骨直肠肌、耻骨尾骨肌、髂骨尾骨肌、坐骨尾骨肌。深层肌肉其中70%是Ⅰ类肌纤维，30%是Ⅱ肌纤维。浅层肌肉有球海绵体肌、会阴深横肌、坐骨海绵肌等。浅层肌肉以Ⅱ类肌纤维为主，Ⅰ类肌纤维为辅，主要用于实施控尿机制。

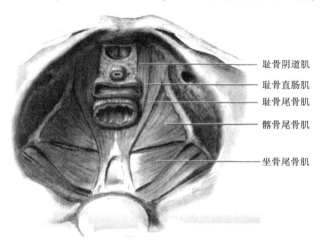

耻骨阴道肌
耻骨直肠肌
耻骨尾骨肌
髂骨尾骨肌
坐骨尾骨肌

图5-6　女性骨盆深层肌肉

Ⅰ类肌纤维(图 5-8)属于盆腹腔支持系统,主要在于维持静息条件下的支持功能。当其肌力下降时主要表现为漏尿、盆底器官脱垂;Ⅱ类肌纤维(图 5-9)属于盆腔运动系统,主要维持动态条件下的盆腔支持功能,当其肌力下降时主要表现为性功能障碍和控尿能力的降低。

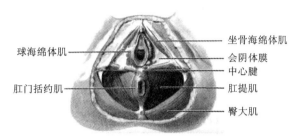

球海绵体肌 —— 坐骨海绵体肌
—— 会阴体膜
—— 中心腱
肛门括约肌 —— —— 肛提肌
—— 臀大肌

图 5-7 女性骨盆浅层肌肉

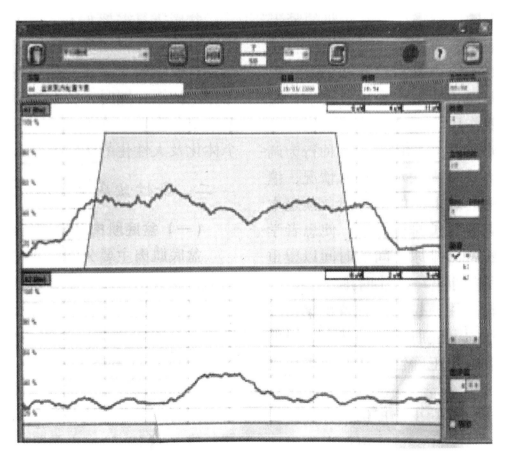

图 5-8 Ⅰ类肌纤维

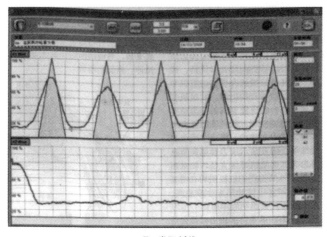

ⅡA类肌纤维

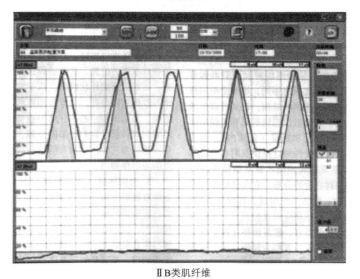

ⅡB类肌纤维

图5-9　Ⅱ类肌纤维

(二)发病机制

近年来,国内外相关研究表明,雌激素水平的下降可能造成女性泌尿生殖道支撑组织的萎缩和张力减退,从而导致盆底功能障碍的发生。同时,患者年龄、孕产期、体重指数及月经期的变化对患者泌尿系统功能也有一定的影响。雌激素受体的表达在全身各个部位都存在。经临床证实,膀胱尿道都是雌激素作用的靶器官,肛提肌成纤维细胞的雌激素和孕激素受体均呈阳性反应,这些能为临床中因雌激素水平低而导致盆底功能障碍的患者提供替代治疗的理论依据。

三、盆底功能的评估

(一)盆底康复治疗前的系统评估

1.病史询问

询问病史时要详细，并重视患者的主诉，把患者症状出现的情况、次数、频率、持续时间及生活行为方式等进行全面评估。也可采用问卷的方式，以便于提高问诊的客观性和准确性。

2.临床体格检查

通过体检、盆底肌电诊断、盆底功能检测等进一步诊断、鉴别诊断并判定严重程度。正常表现为：会阴中心腱张力性好；肛门反射存在；外阴阴毛分部正常；尿道口无红肿；阴道通畅，黏膜红润，白色分泌物量少，阴道口紧闭；宫颈正常大小、光滑，无赘生物；子宫正常大小，无压痛；附件未扪及异常。多采用手测肌力(表5-1)和盆底肌肉测试(表5-2)两种检查方法。

(1)手测肌力

表5-1　盆底肌肉肌力检测

测试值	收缩质量	保持收缩时间(s)	收缩次数(没有疲劳)(次)
0	无	0	0
1	纤维颤动性	1	1
2	完全收缩 没有抗力	2	1
3	完全收缩 具有抗力	5	1
4	完全收缩 具有抗力	5	5
5	完全收缩 具有抗力	5	无数次

(2)盆底肌肉测试(盆底肌肉强度肌电值分级)：

表5-2　盆底肌肉的检查

测试	收缩质量	保持(Ⅰ类纤维)(s)	收缩次数(Ⅱ类纤维)(次)
0	无	0	0
1	颤动	1	1
2	不完全收缩	2	2
3	完全收缩 没有对抗	3	3

续表5-2

测试	收缩质量	保持（Ⅰ类纤维）(s)	收缩次数（Ⅱ类纤维）(次)
4	完全收缩 具有轻微对抗	4	4
5	完全收缩 具有持续对抗	5	>5

四、盆底康复疗法

盆底康复疗法包括手工康复疗法、生物反馈（A3 反射、场景生物反馈等）、电刺激、磁刺激、中医康复疗法及其他行为康复方法。通常使用康复疗法时，多种方法多元化组合联合使用。

（一）手工康复疗法（盆底肌肉训练）

人工康复疗法是根据 1948 年 KEGEL 所推荐的方法来进行盆底肌肉锻炼的。不同的学者或者单独使用，或者同其他技术联合使用。人工康复疗法适用于最初的肌肉锻炼，通常参照如下方法实施：持续收缩盆底肌（即缩肛运动）不少于 3 秒，松弛休息 2~6 秒，连续做 15~30 分钟，每天重复 3 遍；或每天做 150~200 次缩肛运动。持续 3 个月或更长时间。患者应在训练 3 个月后到门诊进行随访，进行主客观治疗效果的评价。具体包括以下阶段：

1. 唤起肌肉知觉

首先，治疗人员将手指按压在患者会阴中心腱（图 5-7），保持一定的压力，观察中心腱的弹性。建议患者在家里进行上述模仿锻炼，使用一个镜子，患者将手指反复按压在会阴中心腱上。然后，医师将中指和示指放在阴道内的后穹隆，后退 1.5 cm 处，在 6 点钟位置，使用手指按压盆底深层肌肉群，促进肌肉收缩和放松，以利于肌肉苏醒。

2. 提高肌肉收缩质量

治疗开始时，要求患者盆底肌单独收缩，治疗人员手触或者肉眼检查腹部或臀部肌肉是否收缩。通过此方法教会患者盆底肌肉收缩时放松腹部或臀部肌肉。

3. 盆底肌肉锻炼

要求患者进行盆底肌肉收缩练习，运用肌肉不疲劳和肌肉对抗的概念，逐步增加肌肉收缩的持续性。当患者盆底肌肉肌力恢复至 4 级以上时，可练习不同腹部压力增加情况下（如跳跃、大笑、咳嗽、按压腹部肌肉等情况下），协调性的收缩患者腹部肌肉和盆底肌肉，以达到患者在腹部增压前和增压中，盆底的肌肉群均能够良好收缩的效果，进而获得肌肉收缩的条件反射。

（二）盆底康复治疗器

盆底康复治疗器是 1985 年 Plevnik 提出的一种加强盆底肌的方法，其具有具体简单、方便、安全、有效、无不良反应等特点，属于初级的生物反馈。盆底康复治疗器是一种可以反复使用的圆锥体,由带有金属内芯的塑料球囊组成。球囊的形状和体积相同,重量从 20~70 g 不等,或重量相同但直径大小不等。使用时将其放置在阴道(图 5-10),尾部有一根细线,方便从阴道取出。盆底康复治疗器可分为 5 个重量级,编号为 1~5,重量会逐步增加。一般情况下,患者的盆底肌力是 1 级,就建议适用 1 号康复器,依此类推。选择适合患者的盆底肌力重量的康复器的标准是:患者收缩其盆底肌肉时,康复器不会从阴道内脱出。

训练时应从最轻或直径最大的球囊开始。患者先要收缩盆底肌肉使康复器在阴道内保持 1 分钟,然后逐渐延长保持的时间,当患者能够保持 10 分钟以上,且在咳嗽、大笑、跑步等情况下仍不脱出后,逐渐增加重量或改换直径较小的球。推荐的训练频次为每次15 分钟,每天 1 次,持续 3 个月。

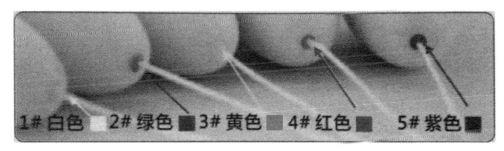

图 5-10　盆底康复治疗器

(三)盆底肌肉生物反馈

生物反馈是指通过专业设备采集盆底肌肉群的肌电信号,同时将这些信号以视觉和听觉的形式(如动画、音乐、游戏等)提高反馈信息,指导患者进行正确的各种盆底肌肉训练,从而达到准确地收缩已经松弛的盆底肌肉群,提高治疗效果的目的。

生物反馈能够有效地控制不良的盆底肌肉收缩,并对这种收缩活动进行改进或纠正,让患者在认识自我的条件下,指导患者增强和控制盆底肌肉的自主能力,促进盆底血液循环和组织代谢,促进肠蠕动,增加盆底肌肌力、耐力,消除炎症,缓解痉挛与疼痛,恢复盆底肌的控尿功能与正常排便。因此,生物反馈不仅仅是一种记录技术,同时,也是一种康复治疗技术。当前,有各种不同类型的生物反馈,最常用的是肌肉生物反馈、A3 反馈和场景生物反馈等(图 5-11~15)。

(四)盆底电刺激

盆底电刺激是一种采用电流对盆底肌肉和神经进行刺激的物理疗法,其原理是通过放置于阴道、直肠或表面的电极给予不同强度的低频电流,从而刺激阴部神经、盆腔神经及肌肉,进而增强盆底肌肉的收缩性和弹性,使盆底肌肉的控制能力和协调性得到改善,恢复受损的肌肉筋膜张力,加强盆底结构的支撑作用。电刺激频率多采用低频率(8~80 Hz),脉宽为 250~320 us,电流的大小以患者感觉盆底肌肉有跳动感而无疼痛为适宜。

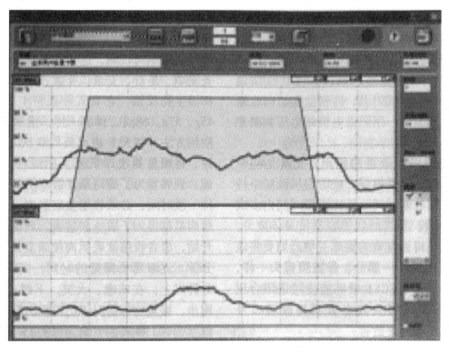

图 5-11　Ⅰ类肌纤维的生物反馈

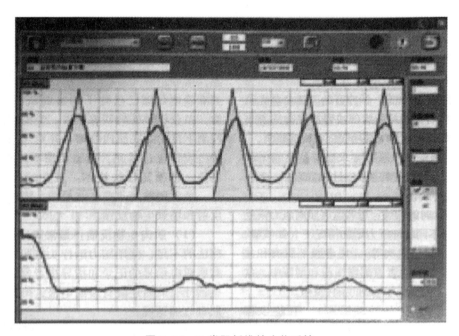

图 5-12　Ⅱ类肌纤维的生物反馈

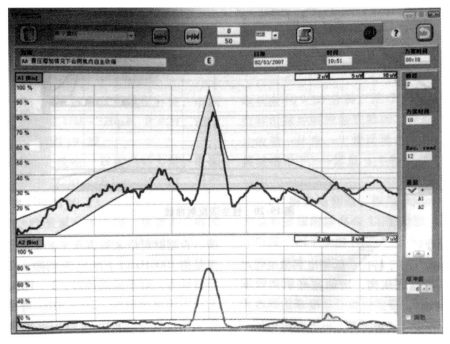

图 5-13　A3 反射

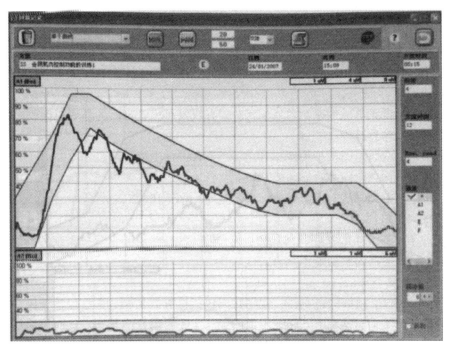

图 5-14　腹压增加反射曲线

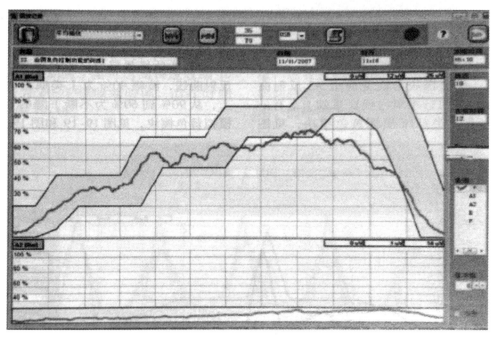

图 5-15 性生活反射曲线

1. 唤起肌肉本体感受器

首先进行盆底肌肉肌力的电诊断，如果盆底肌力是在 0 级，则需要电刺激唤醒肌肉本体感受器，应用 PHENIX 神经肌肉刺激仪器进行电刺激 10~20 分钟。治疗一般分四个阶段循环进行：

第一阶段：低频电脉冲刺激盆底肌肉，伴有或没有患者自己的盆底肌肉收缩。

第二阶段：休息阶段。

第三阶段：在肌电图模拟模块指导之下，患者进行生物反馈自主收缩。

第四阶段：休息阶段。

然后，返回电刺激状态，重复进行上述循环，持续 10~20 分钟。

2. 盆底电刺激的适应证

伴有或不伴有 SUI 的盆底肌薄弱者；压力性、急迫性及混合型尿失禁和膀胱过度刺激征患者；原发性括约肌功能不全者。

3. I 类肌纤维的电刺激

常用 10~33 Hz 频率的电刺激，盆底肌肉包括横纹尿道括约肌，包括 I 类和 II 类肌纤维。在腹压增大时，盆底 I 类纤维肌肉收缩，盆底肌肉张力增强，从而放射性的保护盆底肌肉。

(五) 盆底磁刺激

1998 年，磁刺激第一次作为尿失禁的治疗新方法被美国食品与药物监督管理局

（FDA）提出。1999 年，Galloway 发表了磁刺激治疗尿失禁的第一个成功案例。临床上磁刺激治疗是通过瞬息动态的电磁脉冲刺激盆底神经纤维，进而去极化产生神经冲动，使其所支配的盆底肌肉收缩，通过重复刺激进而增强盆底肌肉力量。磁刺激可引起神经去极化产生感应电流从而产生相应的生理效应，所以磁刺激的调节是神经层面一种神经调控技术。目前国外盆底磁刺激主要应用于压力性尿失禁与急迫性尿失禁的患者，其有效率高于电刺激，且疼痛感更小。磁刺激治疗无痛、无创、无侵入，就可以直达盆底深部刺激，是盆底深处的神经和肌肉得到有效刺激和锻炼，从而达到改善膀胱过度活动症等盆底功能障碍性疾病的目的。但在国内因费用昂贵，目前尚未在临床大规模开展。

（六）中医康复疗法

《黄帝内经》云：“饮入于胃，游溢精气，上输于脾，脾气散精，上归于肺，调通水道，下属膀胱。”《金匮翼·小便失禁》言“脾肺气虚，不能约束水道而病为不禁者”。由此表明，阴道松弛，腹部隆起，尿频等调节机制与盆底功能障碍密切相关。

当前中医康复疗法主要是使用针刺疗法、艾灸疗法、推拿疗法、刮痧疗法、耳穴疗法、中药穴位敷贴、按摩疗法等。近年来，中医疗法趋向于各种方法多元化组合，可以作为盆底康复的补充治疗方法。

（七）行为技术

肥胖、腹压增加、慢性咳嗽、便秘等是盆底功能障碍的危险因素。建立良好的生活习惯，形成良好的排尿习惯及膀胱功能训练，适当的运动，避免便秘，减轻体重，注意饮食等行为技术疗法，也能够达到预防盆底功能障碍的目的。

虽然盆底电刺激与盆底磁刺激的短期效率较高，是一种被动的训练方法，但是无法取代主动训练对盆底肌结构、肌肉耐力的改善。

盆底康复疗法的观念在不断更新，向着整个盆腹整体治疗方向发展。女性骨盆盆底肌肉承托力的变化与盆底-腹部-膈肌间的平衡有一定的关系，因此，应根据患者的具体情况，有针对性地选择是否使用整体康复技术。

客观题测验

主观题测验

参考文献

[1] 国家卫生计生委.关于印发预防接种工作规范(2016年版)的通知:国卫办疾控发〔2016〕51号[A/OL].(2016-12-29).http://www.nhc.gov.cn/jkj/s3581/201701/8033406a995d460f894cb4c0331cb400.shtml.

[2] 国家卫生和计划生育委员会.国家免疫规划疫苗儿童免疫程序及说明[S].2016.

[3] 黎海芪.实用儿童保健学[M].北京:人民卫生出版社.2016.

[4] 孙美平.预防接种知识问答儿童篇[M].北京:北京出版社.2017.

[5] 吴江南,李大金,周勇.替代第二类疫苗对儿童完成国家免疫规划疫苗系列接种影响[J].中国公共卫生,2017,33(6):870-873.

[6] 李芹,刘春容,李静.世界范围内9~26岁女性对HPV的认知现状及预防性HPV疫苗的应用现况[J].中国肿瘤,2017,26(3):161-169.

[7] 何志谦,荫士安,苏宜香.营养科学的实践[C]// 中国营养学会全国营养学术会议.2004.

[8] 中国营养学会.中国居民膳食营养素参考摄入量[M].北京:科学出版社,2014.

[9] 杨月欣,苏宜香,汪之顼,等.中国学龄前儿童膳食指南(2016)[J].中国儿童保健杂志,2017(4).

[10] 中国营养学会.中国居民平衡膳食宝塔[M].北京:人民卫生出版社,2007.

[11] 胡亚美,江载芳.诸福棠实用儿科学[M].8版.北京:人民卫生出版社2015.

[12] 张云婷,马生霞,陈畅,等.中国儿童青少年身体活动指南[J].中国循证儿科杂志,2017,12(6):401-409.

[13] 徐勇灵,高雪峰.科学运动与体制健康促进指导手册[M].广州:广东高等教育出版社,2016.

[14] 张铭.国民体制测定与运动健身指导科普的理论与实践[M].北京:北京体育大学出版社,2015.

[15] 讲载芳,申昆玲,沈颖.诸福棠实用儿科学[M].北京:人民卫生出版社,2015.

[16] 黎海芪.实用儿童保健学[M].北京:人民卫生出版社,2017.

[17] 黛安娜·帕帕拉,萨莉·奥尔兹,露丝·费尔德曼著,李西营等译.发展心理学[M].10版.北京:人民邮电出版社,2017.

[18] 金星明,静进.发育与行为儿科学[M].北京:人民卫生出版社,2017.

[19] 王卫平,毛萌,李廷玉,等.儿科学[M].8版.北京:人民卫生出版社,2017.

[20] 国家卫生和计划生育委员会,国家卫生计生委.关于妇幼健康服务机构标准化建设与规范化管理的指导意见[R].2015.

[21] 国务院.关于印发中国妇女发展纲要和中国儿童发展纲要的通知:国发〔2001〕18号[A/OL].(2001-05-22)[2016-10-24].http://www.gov.cn/zhengce/content/2016-10-24/content_5123533.htm.

[22] 国务院.印发《"健康中国2030"规划纲要》:[A/OL].(2016-10-25).http://www.gov.cn/

zhengce/2016-10/25/content_5124174. htm.

[23]卫生部.关于印发新生儿访视等儿童保健技术规范的通知:卫办妇社发〔2012〕49号〔A/OL〕.
(2012-04-20)〔2012-05-02〕. http://www. gov. cn/zwgk/2012-05/02/content_2128078. htm.

[24]葛立宏.儿童口腔医学:本科口腔含实习教程〔M〕.4版.北京:人民卫生出版社,2012.

[25]胡德渝.口腔预防医学〔M〕.6版.北京:人民卫生出版社,2012.

[26]陈荣华,赵正言,刘湘云.儿童保健学〔M〕.5版.南京:江苏凤凰科学技术出版社,2017.

[27]张亚梅,张天宇.实用小儿耳鼻咽喉科学〔M〕.北京:人民卫生出版社,2011.

[28]国家卫生计生委妇幼健康服务司.关于印发儿童眼及视力保健等儿童保健相关技术规范的通知.2013.

[29]石淑华,戴耀华.儿童保健学〔M〕.北京:人民卫生出版社,2014.

[30]杜青,李晓捷.我国儿童康复的现状与发展〔J〕.中国康复医学杂志,2018.33(5):495-498.

[31]李晓捷.实用儿童康复医学〔M〕.北京:人民卫生出版社,2016.

[32]刘振寰,戴舒凤.儿童运动发育迟缓康复训练图谱〔M〕.北京:北京大学医学出版社,2013.

[33]燕铁斌,尹安春.康复护理学〔M〕.北京:人民卫生出版社,2017.

[34]Nancie R. Finnie.脑瘫儿童家庭康复管理〔M〕.上海:上海科学技术出版社,2008.

[35]苏穗青.围婚期保健〔M〕.北京:中国协和医科大学出版社,2008.

[36]徐达传,钟世镇.系统解剖学〔M〕.3版.北京:高等教育出版社,2012.

[37]李乐之,路潜.外科护理学〔M〕.5版.北京:人民卫生出版社,2012.

[39]徐丹.母乳喂养与乳腺癌关系的病例特点分析〔J〕.临床医药文献电子杂志,2019,6(8),181-181
+184.

[39]李静.母乳喂养好处及120例护理分析〔J〕.大家健康(学术版),2016,10(6),186-187.

[40]http://www. hk-doc. com/xiangmu/aizheng/ruxieai/5862. html.